U0376098

老年

综合

评估

LAONIAN
ZONGHE
PINGGU

郑悦平 常 红 匡雪春 —— 主编

化学工业出版社

·北京·

内 容 简 介

本书主要介绍老年综合评估管理、老年综合评估的沟通技巧、老年躯体功能评估、老年精神和心理评估、常见老年综合征和老年问题的评估、老年社会学评估、老年生活质量评估、老年人居住环境评估，以及高血压、心力衰竭、糖尿病、慢性阻塞性肺疾病、肺癌、脑梗死、阿尔茨海默病、帕金森病、骨关节炎、前列腺增生、结直肠癌、慢性肾衰竭和腹膜透析患者常见老年综合征及其护理策略。附有老年人能力评估标准表等 8 个附表。本书内容通俗易懂，涉及大量评估表，一目了然，力求帮助读者掌握老年综合征的评估方法，提高老年护理服务质量。

本书适合老年科、养老服务机构、医养结合机构工作人员阅读参考。

图书在版编目（CIP）数据

老年综合评估/郑悦平，常红，匡雪春主编. —北京：化学工业出版社，2022.9
ISBN 978-7-122-41511-0

Ⅰ.①老…　Ⅱ.①郑…②常…③匡…　Ⅲ.①老年人-健康状况-评估　Ⅳ.①R161.7

中国版本图书馆 CIP 数据核字（2022）第 091799 号

责任编辑：戴小玲　　　　　　　　　文字编辑：陈立璞
责任校对：宋　玮　　　　　　　　　装帧设计：史利平

出版发行：化学工业出版社（北京市东城区青年湖南街 13 号　邮政编码 100011）
印　　刷：三河市航远印刷有限公司
装　　订：三河市宇新装订厂
710mm×1000mm　1/16　印张 21¾　字数 440 千字　2022 年 8 月北京第 1 版第 1 次印刷

购书咨询：010-64518888　　　　　　　售后服务：010-64518899
网　　址：http://www.cip.com.cn

编写人员名单

主　　编：郑悦平　　常　红　　匡雪春

副主编：胡美玲　　陈彩芳　　何华英

编　　者：郑悦平　　常　红　　匡雪春

　　　　　胡美玲　　陈彩芳　　何华英

　　　　　胡　兰　　胡瑾婵　　刘　灿

　　　　　李　京　　佘桂娥　　唐龙花

　　　　　伍南瑛　　王　玖　　喻　南

　　　　　于露斯　　易春蓉　　杨　沙

　　　　　杨知友　　邹於君　　邹诗雨

主　　审：岳丽青　　李雪兵

前言

老年综合评估（comprehensive geriatric assessment, CGA）是指采用多维度、多学科的方法评估老年人躯体、功能、心理、社会、环境等方面所具有的能力和存在的问题，并以此制订个体化的综合干预措施，且予以实施和评价，以维持和改善老年人的健康和功能状态，最大程度地提高老年人的生活质量。干预措施包括治疗、康复、预防保健、长期照护、安宁疗护及长期随访计划。老年综合评估是现代老年医学的核心技术之一，也是筛查老年综合征的有效手段，充分体现了老年医学的服务宗旨和以人为本的医疗理念——合理利用有限的医疗资源为老人提供有效的医疗、照护服务，促进老人健康。

养老服务机构通过老年综合评估，获取老年人的现有健康状况，可作为为老年人进行健康管理、制订照护计划、转介及出院的依据，也可作为提供生活照料服务和医疗护理服务定性、定量的依据。另外，通过评估，还可获取老年人发生意外风险的概率，采取规避风险的措施，避免意外事件的发生，提高养老服务机构的服务质量。

本书适用于医养结合机构、养老院、社区卫生服务中心、康复中心、颐养保健中心等机构的医师、护士、康复治疗师、营养师、心理咨询师、药师、健康管理师、老年照护人员等，编写时充分考虑了机构的特点和工作人员的需求，涉及内容通俗易懂。为帮助读者熟练掌握老年综合征的评估方法和照护措施，每一个综合征均撰写了一个有代表性的案例，实用性强。

希望本书能够成为医养结合机构、养老服务机构工作人员适用的一本工具书。

本书的顺利出版离不开各位编者的辛勤付出和化学工业出版社的大力支持，在此表示感谢。使用过程中如发现书中有疏漏之处，恳请您提出宝贵意见。

中南大学湘雅医院

郑悦平

2022 年 6 月

目录

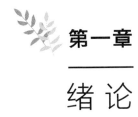

第一章

绪 论

第一节
人口老龄化

一、人口老龄化

老龄化是指总人口中因年轻人口数量减少（人口生育率降低）、年长人口数量增加（人均寿命延长）而导致老年人口比例相应增加的过程。国际上通常的看法是，当一个国家或地区 60 岁以上老年人口占人口总数的 10％，或 65 岁以上老年人口占人口总数的 7％，即认为这个国家或地区的人口处于老龄化社会。我国从 2000 年开始进入老龄化社会（2000 年，我国 65 岁及以上的老年人口占比为 7.1％）。2021 年 5 月，国家统计局发布的第七次全国人口普查公报显示：全国人口中 60 岁及以上人口为 264018766 人，占 18.70％，其中 65 岁及以上人口为 190635280 人，占 13.50％。与 2010 年第六次全国人口普查相比，60 岁及以上人口的比例上升 5.44％，65 岁及以上人口的比例上升 4.63％。预计到 2030 年 65 岁及以上老年人口占总人口的 23.8％，2050 年 65 岁及以上老年人口占总人口的比例高达 27.14％。

二、人口老龄化的影响

我国人口老龄化呈现出老年人口基数大、增长速度快、高龄化趋势明显、地区老龄化程度差异较大、人口老龄化与社会经济发展水平不相适应、空巢独居和失能老年人规模庞大等特点，给我国政治、经济、文化和社会发展诸多方面带来了一系列的影响。

（1）人口老龄化对我国经济发展的影响　人口老龄化会造成劳动年龄人口占总人口的比例下降，导致劳动力短缺，在一定程度上会制约经济发展。另外，老年人口在医疗设施费用、养老金费用、社会保险费用和社会服务费用方面的增加，加重了政府的财政负担。

（2）人口老龄化对社会发展的影响　随着人口老龄化、人口高龄化、家庭少子化，未来中国社会的抚养结构将逐渐以老年抚养负担为主，加之传统的家庭养老功能日趋削弱，养老负担越来越多地依赖于社会，能否解决好老年人口的养老问题关系到整个社会的发展与稳定。

三、积极应对人口老龄化

随着老龄化的加剧，我国失能、失智老年人的数量也在逐年攀升。2016年10月9日，全国老龄办、民政部、财政部在京共同发布了第四次中国城乡老年人生活状况抽样调查结果。调查结果显示：我国失能、半失能老年人大致4063万人，占老年人口的18.3%，照料和护理问题日益突出。2019年11月，中共中央、国务院印发了《国家积极应对人口老龄化中长期规划》（以下简称《规划》）。《规划》明确了我国积极应对人口老龄化的战略目标：到2022年，积极应对人口老龄化的制度框架初步建立；到2035年，积极应对人口老龄化的制度安排更加科学有效；到本世纪中叶，与社会主义现代化强国相适应的应对人口老龄化制度安排成熟完备。《规划》从5个方面部署了应对人口老龄化的具体工作任务：一是夯实应对人口老龄化的社会财富储备。二是改善人口老龄化背景下的劳动力有效供给。三是打造高质量的养老服务和产品供给体系。四是强化应对人口老龄化的科技创新能力。五是构建养老、孝老、敬老的社会环境。要求积极推进健康中国建设，建立和完善包括健康教育、预防保健、疾病诊治、康复护理、长期照护、安宁疗护的综合、连续的老年健康服务体系，健全以居家为基础、社区为依托、机构充分发展、医养有机结合的多层次养老服务体系，多渠道、多领域扩大适老产品和服务供给，提升产品和服务质量。

第二节
老年疾病的特点

一、多病共存

老年人由于机体功能整体衰退、免疫力下降、认知功能减退、活动能力障碍、机体内环境稳定性下降等病理生理特点，导致一体多病，甚至同一脏器出现多种病变。老年人平均患有4～6种疾病，如某老人同时患有脑梗死、血管性痴呆、糖尿病、高血压、高脂血症、前列腺增生等疾病。

二、起病隐匿，临床表现不典型

老年人由于机体形态变化和生理功能减退，反应性减弱，敏感性降低，疾病的临床表现常不典型。如严重肺部感染，无发热、咳嗽等明显症状；急性心肌梗死可无明显心前区疼痛。认知功能障碍老人往往无法表达自己的不适。

三、病情变化快，猝死率高

老年人由于机体器官功能处于衰竭的边缘，免疫功能下降、药物敏感性降低，一旦遭遇应激，病情可能迅速恶化，危及生命。有些老年人外表看上去病情并不严重或呈慢性衰竭状态，但可在数小时内恶化达到极点，经抢救无效死亡。如老年肺炎继发呼吸衰竭、心力衰竭、肾功能不全、消化道出血，病死率高。

四、并发症多

老年人患病时，常容易发生各种并发症。常见的并发症有：肺部感染、水电解质紊乱、压力性损伤、血栓和栓塞、心功能不全、肾功能不全、应激性溃疡等。

五、多重用药和药物不良反应

老年人常常多病共存，因此多重用药和联合用药是非常普遍的。我国老年人平均患有 6 种疾病，治疗中常多药合用，包括与其他药物相互作用风险未知的中成药，平均 9.1 种，多者达 36 种；50% 的老年人同时服用 3 种药物，25% 服用 4~6 种药物。老年人的药物代谢功能减退，药物代谢缓慢，半衰期延长，使药物之间相互作用的风险增加，且药物的不良反应和毒性作用的风险也明显增加。老年人发生药物不良反应的概率通常是正常成年人的 2~3 倍。老年人多药联合治疗带来的严重不良反应包括：消化道或颅内出血、低血糖昏迷、高血压危象、严重低血压、心律失常、呼吸肌麻痹、骨骼肌溶解、严重肝损害等。医生、药师、照护者、老人及其家属均应提高安全用药的认识，最大限度地减少多药联合治疗带来的药源性损害。

第三节
老年综合征概述

一、老年综合征的概念

关于老年综合征（geriatric syndrome，GS）的定义：2015 年杨颖等提出的定义，是指在老年人中出现的一系列严重损害其生活能力、生活质量和显著缩短预期寿命的非特异性症状和体征。2015年刘淼等提出的定义，指的是常见于老年人群发生的、由多种疾病或原因造成的、不便于明确分类为具体疾病的一个或一组症状的描述，这些症状严重影响老年人的生活质量和生活能力。2016年阮清伟等提出的定义，是指由于年龄增加，功能衰退，各种损伤效应累积影响机体多个系统，表现出对外界刺激应激性差、脆弱性明显进而出现一系列临床病象症状的症候群。2019年于普林等提出的定义，是指老年人由于衰老、疾病、心理以及社会环境等多种因素累加，引起其多个系统对应激表现出脆弱性而出现的非特异性的同一临床表现或问题的概括。

关于老年综合征应包含的种类目前尚无统一标准。常见的老年综合征包括跌倒、压力性损伤、疼痛、认知功能障碍、吞咽障碍、营养不良、失禁、便秘、谵妄、睡眠障碍、焦虑、抑郁、衰弱、肌少症、深静脉血栓、多重用药等。

二、老年综合征的危险因素与危害

高龄、认知功能损害、基线生理功能损害和活动能力损害是老年综合征常见的4个风险因素。GS经常与多种危险因素相关，如跌倒与高龄、视力下降、肢体功能下降、药物、环境中的照明度、地面等因素密切相关。某种危险因素可能与多种综合征的发生相关，如卧床与压力性损伤、深静脉血栓、肌少症等密切相关。一种综合征会导致其他综合征的发生或加重，如认知功能障碍导致营养不良、睡眠障碍、抑郁、失禁等。老年人常为多种疾病共存，因此单一的诊断不能显示老人的整体健康状况，而通过全面、系统的评估更能准确反映老人存在的健康问题。

老年综合征严重影响着老年人的日常生活活动能力和生活质量。老年综合征预示着不良的健康后果，显著增加老人门诊就诊和住院次数，增加医疗费用支出及死亡风险，影响老人寿命。

第四节
老年综合评估概述

一、老年综合评估的概念

老年综合评估（comprehensive geriatric assessment，CGA）是指采用多维度、多学科的方法评估老年人躯体、功能、心理、社会、环境等方面所具有的能力和存在的问题，并以此制订个体化的综合干预措施，同时予以实施和评价，以维持和改善老年人的健康和功能状态，最大程度地提高老年人的生活质量。干预措施包括治疗、康复、预防保健、长期照护、安宁疗护及长期随访计划。老年综合评估是现代老年医学的核心技术之一，也是筛查老年综合征的有效手段。

CGA 不同于一般的医学评估。CGA 采用多种标准的评估工具来获得老人躯体、功能、心理、社会、环境等多方面的资料，从而可以对老人进行多维度的评估以发现其潜在或隐匿的问题。评估后由多学科团队采取适当的干预措施改善和促进老人的身心功能，以提高老人的独立生活能力及其生活质量。CGA 不仅仅是一个评估工具，更是一个全面的诊断、治疗、照护的过程。

二、老年综合评估的对象

老年综合评估的对象没有明确的界定范围，适用于 60 岁以上，具有老年共病、老年综合征、多重用药、活动功能不全、精神行为异常、急性疾病导致功能下降、多次住院以及存在社会支持问题（独居、缺乏社会支持、疏于照顾）的老人。对于危急重症、严重痴呆、完全失能、疾病终末期及完全卧床的老人，可酌情开展部分评估工作。

三、老年综合评估的内容

（1）一般情况评估　评估内容包括姓名、性别、年龄、婚姻状况、文化程度、职业、身高、体重、是否吸烟、是否饮酒、业余爱好等一般资料。

（2）一般医学评估　一般医学评估是指常规的疾病诊断过程，包括病史采集、体格检查、实验室检查、影像学检查等，需由专业医务人员完成。通过评估对疾病做出诊断，进行对症的治疗和护理。

（3）躯体功能评估　包括日常生活活动能力、移动与平衡能力、步态、运动功能、视力、听力、吞咽功能、躯体感觉功能等的评估。

（4）精神、心理评估　包括焦虑、抑郁、压力、自我概念等的评估。

（5）常见老年综合征和老年问题的评估　包括跌倒、压力性损伤、失禁、便秘、导管脱出风险、营养不良、疼痛、睡眠障碍、认知功能障碍、老年谵妄、多重用药、衰弱、肌少症、帕金森综合征、骨质疏松、深静脉血栓等的评估。

（6）老年人社会学评估　包括老年人角色、老年人文化与信仰、老年人社会支持系统、照护者负担等的评估。

（7）老年人居住环境评估　包括老年物理环境和老年社会环境的评估。

四、老年综合评估的目的

（1）评估结果仅作为老年人现有健康状况的说明，而非疾病的诊断。

（2）对老人的健康状况做出全面、系统的评价，为制订健康干预和照顾计划提供依据。

（3）为老人提供定性、定量的生活照料服务和医疗护理服务。

（4）评估为老人提供照顾服务中出院意外风险的概率，提供采取规避风险措施的依据。

（5）为老年人提供选择不同类别或不同等级医疗服务机构或养老服务机构的依据。

五、老年综合评估的意义

精确的老年综合评估对干预措施的制订有着至关重要的指导作用。CGA 充分体现了老年医学的服务宗旨和以人为本的医疗理念，合理利用有限的医疗资源为老人提供有效的医疗、照护服务，促进老人健康。

（1）养老服务机构　通过老年综合评估，有助于早期识别老年综合征的发病情况，做到早预防、早诊断、早干预和科学管理，提高老人生存率和生活质量。

根据评估结果获取老人的照护需求等级，根据需求提供对应的照护级别，分级照护、分级收费，提供最佳个性化照护方案。根据评估结果决定老人的转诊、转院，将老人安置在医院、护理院、社区或家庭进行治疗或照料，合理使用医疗费用。

（2）养老机构工作人员　促进诊断的准确性和治疗效果，减少不必要的药物治疗；为老人制订个性化的康复计划；推荐适宜的居住环境与服务设施；推测预后，制订长期照护计划。对发生老年综合征的老人及时进行评估，适时采取措施有效减少导致老年综合征的风险因素，降低老年综合征的发生率。通过开展老年综合征和老年综合评估知识的培训与教育，提高工作人员对这部分工作的认知和重视。

（3）社会保障部门　CGA 是一种低成本项目。将 GS 的评估、管理纳入到养老机构的日常工作中，成为常规化和系统化的工作，有利于合理使用医保费用，根据评估结果提供合适的医疗照护服务，减少不必要的服务项目，避免浪费。

（4）老人　根据评估结果，得到合适的诊治、康复和照护，减少残疾与残废；在重视疾病的基础上加强对老年综合征的关注和管理，提高生活自理能力，全面提高生活质量。

（5）家属　了解老人的健康状况，提供最佳的生活帮助和家庭支持。

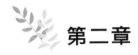

第二章

老年综合评估管理

第一节

老年综合评估室的管理

　　老年综合评估室是用于实施老年综合评估的专门场所。老年综合评估室的规范管理对老年综合评估工作具有重要意义。

一、老年综合评估室的基本要求

　　（1）可以独立设置也可以作为医务室的附属设施，但不能与医务室的服务流程互相影响。

　　（2）评估室按评估功能分区，应设有等候接待区、体位性血压测试区、日常生活活动能力/躯体功能状态等评估区、精神和心理状态及社会功能评估区、其他功能评估区、评估报告区。

　　（3）符合 GB/T 50340—2016 老年人居住建筑设计标准。

　　（4）基本设备参照《医疗机构基本标准（试行）》的相关条款执行。

　　（5）消毒与感染控制按照 DB11/T 220 的相关条款执行。

　　（6）至少有一名专职评估员。

二、老年综合评估室的设施设备管理

　　（1）仪器设备要求

　　① 仪器设备按要求准备齐全，处于备用状态。

　　② 所有仪器设备定位放置，定期维修检查，确保其功能。

　　（2）需要配备的设施设备

① 基本设施：办公系统、计算机、打印机、评估软件及评估量表、纸、笔等。

② 评估设施：评估桌椅、评估床、体温计、听诊器、血压计、手电筒、体重秤、人体成分分析仪、身高体重测量仪、3m 贴纸、脚印贴纸、6m 贴纸、握力器、皮尺、秒表、肱三头肌皮皱厚度测量仪、视力表、听力音叉、一次性纸杯、量杯、一次性勺子、写字板、录音笔、10 级楼梯、屏风等。

③ 辅助设施：助行器械、老花镜、放大镜、助听器、弹力带（保护带）等。

④ 简易急救设备与药品，以应对紧急意外事件。

⑤ 文件及资料：评估制度、岗位职责、评估工作流程、宣传科普手册等。

三、评估员资质要求

具有医学、护理学等专业背景，经国家老年综合评估技能专门培训并考试合格获得老年综合评估技能证书；或为获得相应资质的老年多学科团队成员（包括老年科医师、护师、营养师、康复师、临床药师、精神卫生科医师等），至少配置 1 名专职人员。

四、评估环境要求

采光通风良好，环境安静整洁、温度适宜、室内装饰色调柔和，采用无障碍设计及避免锐利尖角设计；设有卫生间和无障碍通道；地面防滑。

五、文件管理

（1）在评估报告区设立专门存放评估档案的区域，建立老年综合评估数据库及健康信息档案，由专人负责管理维护。评估信息未经患者本人或其授权人书面同意，不得对外传播或泄露。

（2）老年人入住时评估、例行评估、即时评估和离开机构时评估的资料应纳入个人健康档案管理。

（3）其他各种记录归档的时间和范围应按照《医药卫生档案管理暂行办法》第四章的有关条款执行。

（4）老年综合评估文件和记录的保存期不得少于 15 年。

六、评估室质量管理

（1）及时整理和上报老年综合评估的数据。

（2）及时对老年综合评估的各种数据进行分析，并提出持续改进的方案。

（3）不断改进和完善老年综合评估服务，不定时地与被评估的老年人及其家属进行沟通和交流，出现问题及时解决。

（4）养老服务机构应对老年综合评估服务质量的持续改进予以保障和监督管理。

第二节
老年综合评估人员的职责

职责是指所行使的职务和该职务所承担的责任。明确人员职责，有利于明确工作目标、工作内容。

老年综合评估人员的职责包括基本要求和行为规范。

一、老年综合评估人员的基本要求

（1）评估员必须由取得老年综合评估资质的人员担任。

（2）评估员应熟练掌握老年综合评估技术，严格按照老年综合评估技术的标准操作流程进行评估。

（3）评估员应掌握医患沟通技巧、无菌技术、压力性损伤护理等相关医疗护理技术和医疗仪器的使用。

（4）评估内容所涉及的技术标准应参照《内科诊疗常规》《外科诊疗常规》等的相应规定执行。

（5）评估室管理员应熟练掌握老年综合评估相关管理、诊疗规范，指导专职评估员开展工作，并对评估室的全面运行、管理、质控负责。

二、评估员的行为规范

（1）评估员应遵守职业道德，保证评估资料的真实、有效和可靠。

（2）规范着装，佩戴有自己身份标识的证件，态度和蔼，使用礼貌性语言。

（3）评估前应首先表明自己的身份，向老年人及其担保人说明评估的目的、程序，并征得老年人的同意。

（4）评估应使用老年人可以理解的语言，并随时解释和澄清老年人的疑问。

（5）评估结束后应及时告知老年人及其担保人评估结果，并说明该结果将作为照护计划的依据。

（6）评估结束后记录结果并签字负责。不同评估员对同一老年人分阶段进行评估应分别签字负责。

(7）对评估结果保密。

第三节
老年综合评估程序

一、评估时机

建议在入住时评估、常规评估、即时评估和离开机构时评估。

二、评估程序

（1）基本信息 个人身份信息（姓名、居民身份证号、医保类型等）、个人信息（性别、年龄、文化程度、婚姻状况等）、健康史、用药史、经济来源、居住情况、家属/紧急联系人信息等。

（2）躯体功能评估 日常生活活动能力的评估、移动与平衡能力评估、运动功能评估、步态障碍评估、视力障碍评估、听力障碍评估、吞咽障碍评估、躯体感觉功能评估等。

（3）精神、心理评估 老年焦虑的评估、老年抑郁的评估、老年压力的评估和老年自我概念的评估等。

（4）老年综合征和老年问题的评估 包括跌倒、压力性损伤、失禁、便秘、导管脱出风险、营养不良、疼痛、睡眠障碍、认知功能障碍、老年谵妄、多重用药、衰弱、肌少症、帕金森综合征、骨质疏松、深静脉血栓的评估等。

（5）老年社会学评估 老年人角色评估、文化与信仰评估、社会支持系统评估、照护者负担评估等。

三、生成评估报告

老年综合评估报告见表 2-1。

表 2-1 老年综合评估报告

姓名：	居民身份证号：		医保类型：
性别：	年龄：	文化程度：	婚姻状况：
健康史：			
用药史：			
经济来源：		居住情况：	
家属/紧急联系人姓名：	电话：		与老人关系：

一级评估指标	二级评估指标	评估工具	评估得分	结论
躯体功能评估	日常生活活动能力			
	移动与平衡能力			
	运动功能			
	步态障碍			
	视力障碍			
	听力障碍			
	吞咽障碍			
	躯体感觉功能			
精神、心理评估	焦虑			
	抑郁			
	压力			
	自我概念			
常见老年综合征和老年问题的评估	跌倒			
	压力性损伤			
	失禁			
	便秘			
	导管脱出风险			
	营养不良			
	疼痛			
	睡眠障碍			
	认知功能障碍			
	老年谵妄			
	多重用药			
	衰弱			
	肌少症			
	帕金森综合征			
	骨质疏松			
	深静脉血栓			
社会学评估	老年人角色			
	文化与信仰			
	社会支持系统			
	照护者负担			
评估员签名：		评估日期：		
干预与照护措施：				

四、评估流程

老年综合评估流程见图 2-1。

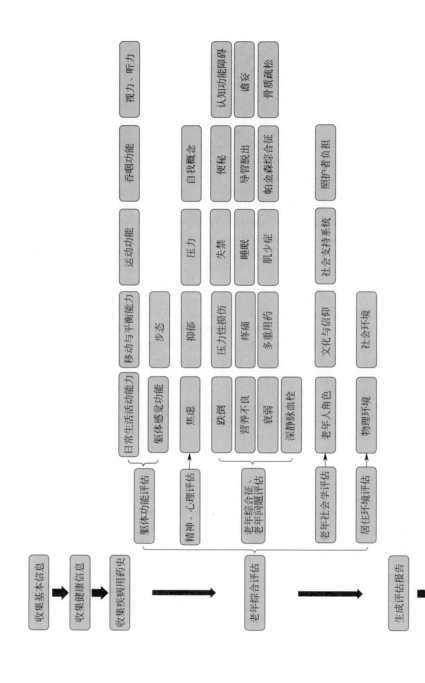

图 2-1　老年综合评估流程

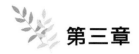

第三章

老年综合评估的沟通技巧

第一节
沟通的定义与要素

　　老年人由于生理和心理的特性，在与外界进行信息交流和情感传递时处于一种弱势的地位，不能表达、不愿表达或者词不达意是一种常见的现象。评估者要熟练掌握与老年人沟通的技巧，善于识别和领悟老年人所表达的内容，使其获得一种认同感、归属感和幸福感，满足其情感需求，提高其生活质量。

一、沟通的定义

　　沟通是指人际间通过全方位的信息交流，建立共识、分享利益并发展关系的过程。沟通的双方或多方为了达成某种共同的目标，从而建立起一种双向或者多向的人际关系。评估者在进行老年护理评估时，沟通是必不可少的途径。与老年人进行沟通的过程中，首先要与其建立信任的关系，这样更容易获得准确、全面的信息。其次是与其进行信息传递与接收反馈的过程中，评估者应能够从中获得其身体心理上的信息，更好地评估其身心状况，为以后照护工作的开展奠定基础。

二、沟通的要素

　　（1）信息背景　是指引发沟通的理由。一个信息的产生，必然是由一系列背景因素促成的，而非仅仅是信息产生本身的表层意义。与老年人沟通评估的内容，取决于其目前的身体状况和日常生活活动能力。例如：对于慢性阻塞性肺疾病的老年人，进行评估的内容是有关呼吸道通畅性的表现（是否存在喘息、咳嗽等）；对于糖尿病老年人，进行评估的内容是有关运动与饮食控制的表现（是否每天有一定的运动量，最近的饮食是否合理等)。两种不同的评估内容是由基础疾病的信息背景决定的。

(2) 发送-接收者　一个人发出信息、表达思想时为发送者,获得其信息的人为接收者。两者之间呈现一种双向的关系,他们的角色随时互换,接收者在接收到信息进行反馈时又变成了发送者,反之亦然。在与老年人沟通评估的过程中,评估者通过对其进行提问的方式,了解其目前的身心状况;同时老年人又对自己身体的不适进行提问,获得更多对健康状况的了解。

(3) 信息　是指沟通者传递给别人的观念、思想和情感的具体内容。信息凭借某种载体在人与人之间进行传递,包括语言性的和非语言性的载体。语言性的载体是指讲话、聊天等的方式;非语言性的载体是指给予老年人一个充满爱的眼神、一个简单的微笑或者一个关心的拥抱等非语言的方式。

(4) 反馈　是指发送-接收者之间互相的反应过程和结果。反馈使得发送者了解接收者对自己所传递信息的认知程度以及是否有必要进行信息的补充和再次说明。比如:评估者告知了偏瘫的老年人穿上衣时先穿患侧后穿健侧后,发现老年人仍不能正确穿衣,通过对反馈的评估,提示评估者需再次对老人进行如何穿衣的健康教育。

(5) 渠道　是指信息由一个人传递到另一个人所经过的路线,是信息传递的手段。沟通的渠道多种多样,评估者可以通过面对面的交谈从而达到评估的目的,通过语言、表情、手势等媒介,也可以通过健康科普视频、宣传手册、收音机等形式将信息传递给老年人。渠道的种类越多样,形式越通俗易懂,得到的效果越好。

(6) 干扰　是指来自参与者自身或者外部的所有妨碍准确解释信息和理解信息的障碍。内部干扰是指发送-接收者自身因素造成的信息传递的不对等。比如:年资较低的评估者与老年人沟通时缺乏沟通技巧,不能得到有效的信息。外部干扰是指周围环境造成的信息传递的不充分。比如:在与老年人沟通评估时,其他老年人的大声喧哗使得信息非有效传递。

(7) 环境　是指沟通发生的环境和周围条件。沟通的环境是进行有效交流的重要环节。比如:当评估内容涉及老年人敏感话题时,将谈话地点安排到一个相对私密的环境,使得老年人安心,放下戒备,从而获得有效信息。

三、沟通的特征

(1) 目的性　在沟通中,沟通双方进行信息传递和情感交流是基于一定的目的和动机,在接收者给予的反馈当中调整自己的沟通策略,使得观点得以充分地表达和目的性的活动顺利地进行。比如:对于抑郁的老年人,评估者以和善、亲切的态度,与其建立信任关系,进行评估时询问最近是否存在令其不开心或者烦心的事情,表达对老人的关心,利于后续照护工作的顺利开展。

(2) 象征性　在沟通中,象征性通常表现在沟通手段具有象征意义。老年人有时存在心情低落、消极沮丧的现象，在进行语言性沟通时，评估者通过介绍病友的康复经历，象征性地给予其积极的心理暗示，更能宽慰老年人；评估者不经意间的非语言性鼓励与暗示的眼神，就可能使得老年人对生活更加充满希望。

（3）动态性　在沟通中，双方或者多方处于一种动态的过程，既是信息发送者也是信息的接收者，并借助多种媒介进行信息的传递与情感的交流。沟通评估时，双方就自己关注的问题进行提问，同时通过语言、表情、肢体动作进行信息传递，从而达到动态的沟通。

（4）关系性　在沟通中，沟通不是单一、独立存在的，而是相互联系的一种关系。比如：评估者与老年人之间关系的沟通、评估者与老年人家属之间关系的沟通和老年人彼此之间关系的沟通等。通过不同关系间的沟通，使得老年人与评估者之间相互了解，获得更多的信息。

（5）习得性　在沟通中，可通过学习对方的沟通方式和技巧，从而达到自身观点有效传递的目的。新入职评估者在进行沟通评估的过程中会遇到沟通困难的问题，通过向资历老的评估者学习，不断提升沟通技巧，从而能够建立和谐的双方关系。

（6）符号共识性　信息发送者和接收者应用统一或者近似的编码系统才能实现有效沟通。人际沟通的双方应该具备共同的语法体系，这样才能达到有效的沟通。在与老年人沟通评估时，由于文化水平等因素的限制，应该使用通俗易懂的语言便于老年人理解，使得沟通更加顺畅。

四、沟通的类型

（1）语言沟通与非语言沟通　根据沟通媒介的不同，可以划分为语言沟通和非语言沟通。

语言沟通是指通过语言、文字、表格、数字等形式进行信息的沟通，也是老年综合评估进行沟通时的常见形式。非语言沟通是指通过动作、表情、手势等语音之外的形式进行沟通，最常见的非语言沟通有手势、表情等。评估者通过语言和非语言的沟通方式，与老年人建立良好的信任关系，利于评估工作的长期开展。比如：评估者直接询问老年人有什么不舒服的地方，就是运用语言沟通；当想要给予其鼓励时，一个加油的手势，就是非语言沟通。

（2）单向沟通与双向沟通　根据沟通有无反馈，可以分为单向沟通与双向沟通。

单向沟通是指在沟通过程中，只有发送者发送信息，接收者接收信息，而接收者不给予发送者任何形式的反馈。评估者对老年人进行健康知识讲座就是其中普遍的形式之一。双向沟通是指在沟通过程中，发送者和接收者经常要互换角色，发送者把信息发送给接收者，接收者接收到信息后，要以发送者的身份反馈信息，直到沟通完成。评估者在单方面地询问老年人有关疾病的信息时，就属于单向沟通；在询问的同时，老年人也提出自己的疑问，并获得评估者的解答时，就属于双向沟通。

（3）正式沟通与非正式沟通　根据沟通组织程度的不同，可以分为正式沟通与非正式沟通。

正式沟通是指通过企业、团体、组织规定的沟通渠道，进行信息传递和交换的方式。例如：项目报告、合同和协议、组织间的往来公函等。正式沟通比较严肃，约束力强，沟通效果好，具有法律效力，常用于重要的沟通和决策。但是速度慢，方式刻板。评估员对老年人进行跌倒评估并要求老人或家属在高危跌倒知情同意书上签字，就是正式沟通的一种形式。非正式沟通是指以个人身份进行沟通的活动。比如：茶余饭后的私聊、拉家常、过节问候等。非正式沟通速度快，畅所欲言，压力小，但是不留证据，信息极易失真。评估员在评估过程中发现老年人的心理情感问题，及时疏导其不良情绪，是非正式沟通的形式之一。

（4）垂直沟通和水平沟通　根据沟通人员属性的不同，可以分为垂直沟通和水平沟通。

垂直沟通分为上行沟通和下行沟通，均属于上下级之间的沟通方式。上行沟通多属于下属向领导反映问题、申请和汇报工作；下行沟通多属于领导布置任务。垂直沟通速度快，信息传递准确，但是可能会出现越级沟通和隐瞒事实的现象。养老机构的管理者向工作人员发布任务时属于下行沟通；工作人员向管理者报告工作时属于上行沟通。水平沟通是指同级别组织、企业、部门、团队成员之间的沟通。水平沟通的主要优点和目的是加强彼此的协作，有利于部门之间的协调。如后勤主管领导与照护部门领导之间的沟通、评估者之间相互交流和探讨老年人的问题等，均属于水平沟通。

五、沟通的作用

（1）综合评估老年人的生理、心理需求，使其获得幸福感　良好的沟通技巧，可以为评估者全面、准确地评估老年人身心状况提供有利的条件，利于建立和谐的人际关系。作为群居生物，沟通的需求从婴儿出生起就是客观存在着的，良好的人际关系，会给自身的生存和发展带来更多的社会资源。人都有爱与被爱的需求，良好的人际关系，会获得亲情、爱情和友情，会在遭受挫折、经历苦难时，得到来自外界的帮助，从而获得信念感、安全感。老年人处于弱势群体，更应该得到关爱与照护，如果评估者能够全面地评估其身心状况，给予其关爱与呵护，将利于老年人在生理和心理上得到慰藉，获得幸福感。

（2）加强有关健康的信息传递，促进老年人康复　由于年龄、文化背景等因素的影响，老年人与评估者存在无效沟通的现象。通过沟通评估了解老年人的文化教育背景、子女赡养等情况，并向老年人传递有关健康的信息，改变老年人处于绝对被动的地位，利于其将有效信息及时反馈给评估者，促进康复。

（3）增进与老年人的情感交流，减少纠纷　沟通是必不可少的环节，是双方进行信息传递、情感交流的方式。在沟通中评估，在评估中沟通，利于与老年人建立和谐、信任的关系，易于取得其理解和配合，减少其抵抗情绪，从而减少纠纷，促进照护工作的顺利开展。

第二节
老年综合评估沟通的过程与方法

沟通是老年综合评估必不可少的环节。沟通的过程，就是对老年人进行评估的过程。要保证评估的准确性、全面性和科学性，就必须运用科学的方法论，制定严谨、高效的沟通评估策略，确保沟通的顺利进行、评估的有效开展。

一、建立关系与信息采集

1. 评估者-老年人的关系类型

（1）主动-被动型　在与老年人进行沟通时，不可一味地表达自己的观点和"满堂灌式"传递照护服务信息；在沟通评估的过程中要善于"察言观色"，倾听老人内心的想法，改变其绝对被动的处境。

（2）指导-合作型　在与老年人沟通评估的过程中，不以"听"这个动作为目的，而是真正对老年人的情感表达进行深入的分析，做出符合其情感需求的照护指导与服务。

（3）共同参与型　评估者在评估时，与老年人平等交谈，共同制订照护方案，才能与其建立和谐的关系。

2. 评估者-老年人的关系影响因素

（1）老年人的因素
① 老年人由于文化背景的限制，缺乏对照护知识的充分认识；
② 老年人的不信任；
③ 老年人对照护工作的心理预期过高。

（2）评估者的因素
① 评估者工作强度和工作压力大，热情和耐心减退；
② 评估者缺乏沟通技巧；
③ 评估者专业知识与技能有限。

3. 和谐双方关系的建立

（1）态度友好和善　评估者在面对老年人时，应该采取谦和、友善和真诚的态度，平等的沟通评估方式，尊重和倾听老年人内心的真实想法。

（2）语言通俗易懂　评估者在与老年人进行沟通评估的过程当中，应根据老年人不同的知识背景，有选择性、针对性地使用通俗易懂的词语，减少沟通的障碍。

（3）取得信任　扎实过硬的专业知识与技术是评估者获得老年人信任的基础。在评估过程中应对老人反馈的健康问题进行专业的分析与指导，时刻关注老人的身体状况，迅速有效地处理老人的突发健康问题，以获得老人的充分信赖。评估者在评估时，对待老年人要热情、真诚、有爱心，关心老人，缩小与老人的心理距离，取得信任。

4. 信息采集的原则

（1）准确性原则　该原则要求收集到的信息要真实可靠。评估者沟通评估时，必须对收集到的信息反复核实，力求把误差减小到最低限度。

（2）全面性原则　该原则要求搜集到的信息要广泛、全面完整。评估时，只有广泛、全面地搜集信息，才能完整地反映有关老年人健康状况的全部信息。

（3）实时性原则　该原则要求信息采集及时。评估者评估时，要时刻观察老年人的病情变化，及时捕捉有效信息，及时向医生、护士反馈，及时进行对症处理，避免不良的结局。

（4）计划性原则　该原则要求收集信息时事先应进行全面的准备工作。评估者事先进行计划，以便有计划、有目的地评估和了解老年人的身体状况，促进照护工作顺利开展。

5. 信息采集的途径及内容

（1）途径

① 询问：评估员仔细、全面地询问老人本人、家属或照顾者，获取老人的身体情况信息。

② 观察：评估员在为老人进行评估时，通过观察老人的面色、神态、动作等肢体语言获取老人的相关信息。

③ 查阅病历：可以从老人以前的住院病历中获取信息。

（2）内容

① 主要包括一般情况（姓名、年龄、职业等）、现病史（当前症状的开始时间、诱因、部位和持续时间等）、既往史、用药史等。

② 老年躯体功能评估：包括日常生活活动能力的评估、移动与平衡能力评估、运动功能评估、步态障碍评估、视力障碍评估、听力障碍评估、吞咽障碍评估、躯体感觉功能评估等。

③ 精神、心理评估：包括老年焦虑、抑郁、压力和自我概念的评估等。

④ 常见老年综合征和老年问题的评估：包括跌倒、压力性损伤、失禁、便秘、导管脱出风险、营养不良、疼痛、睡眠障碍、认知功能障碍、老年谵妄、多重用药、衰弱、肌少症、帕金森综合征、骨质疏松、深静脉血栓的评估等。

⑤ 老年社会学评估：包括老年人角色、文化与信仰、社会支持系统、照护者负担评估等。

⑥ 老年人居住环境评估：包括老年物理环境和社会环境评估等。

6. 信息采集的注意事项

（1）环境适宜　由于老年人听力下降、反应迟缓等原因，沟通评估的环境应该安静、光线柔和、温湿度适宜，减少外界对谈话的干扰。评估者应该与其保持适当的距离，既不让其感觉到压迫感，又不让其感到距离感和陌生感。

（2）控制时间　老年人由于年龄、疾病等原因，不宜长时间谈话，尽量将评估时间缩短到 30min 以内，避免其产生疲劳感。在开始评估之前为其准备温开水，谈话过程中适当饮用，滋润咽喉部，避免引起不适感。

（3）热情介绍　在初次见面时，评估者应该保持语速、语音、语调的平稳和适中，与老年人视线接触，积极主动、热情友善地向老年人做自我介绍，并向其介绍周围的环境和病友，减少陌生感。与老年人沟通评估时，不仅限于语言性沟通，表情、手势等非语言沟通也很重要，恰当的触摸方式可提升与老年人交流的有效性。

（4）巧妙沟通　利用结构化和开放式的问题引导老年人提供重要信息。在评估时，若老年人无法清楚记得自己的疾病史，可以尝试利用生命回顾法来协助健康疾病史的收集，给予其一定的思考时间，切忌不断逼问，咄咄逼人；通过回忆与疾病发生相关的事件，诱导老年人表达出评估者想要采集的疾病信息。

二、沟通信息的计划与传递

1. 告知老年人相关医学知识

评估者应该评估老年人及其家属对疾病的了解程度，并向其讲解与老人疾病相关的医学知识，促进其配合。特别是老年人有如下特点。①解剖特点：随着年龄的增长，老年人的体态、外形轮廓会发生变化，如身高缩短、背部弯曲等，行动会变得不稳和迟缓。②生理特点：老年人记忆力下降，反应迟钝，步履蹒跚，皮肤弹性减弱，眼睑下垂，面部皱纹增多，皮肤色素沉着，牙齿松动、脱落，易患高血压，易发生白内障、青光眼等眼部疾患等。由于老年人各系统器官的老化，免疫力下降，疾病的康复和痊愈周期较长，老年人治疗期和康复期切不可急功近利。

2. 告知老年人健康保健知识

（1）注重保健，定期检查　老年人由于生理和心理的特性，自身免疫力降低，患病的风险增加，应该注重对身体的保健，学习养生知识，经常参加常见病和慢性病的医学知识讲座，增强对疾病的识别能力，一旦发现身体状况异常，及时就医。老年人应该每年定期体检，加强对自身状况的监测。

（2）保持活力，适度运动　由于大部分老年人有基础疾病的存在，应该通过健康的生活方式，增强自身的免疫力。保持充足的睡眠，以微微出汗为宜进行适量的运动，运动过程中加强自身心率和血压的监测，一旦发现异常，立即停止运动。

（3）调整心态，积极乐观　老年人退休之后，尤其是在社会上曾有过重要任职的老人，由于社会活动减少，难免会有悲观、失落的心理，不良情绪的发生会加重疾病的进程。因此，老年人应该积极调整心态，享受慢下来的生活；同时加强对老年人的心理照护，提高老年人的生活质量。

3. 适度告知老年人相关的风险

老年疾病中的急、难、危、重病占相当比例，其风险不言而喻。评估者在沟通评估时，应该用通俗易懂的语言为老年人及其家属进行解释和分析，告知他们有些危害健康状况的因素随时可使老年人发生不良后果的风险增加，从而做好充分的心理准备面对有可能发生的不良结局。

4. 通过沟通引导老年人及其家属配合照护工作

在老年人照护的过程中，由于老年人及其家属对照护的理解程度和所采取的态度对照护效果会产生直接的影响，因此评估者需要对老年人及其家属做好解释工作。用最通俗易懂的语言与非语言交流方式，及时沟通，及时了解老年人的情况，给老人提供专业、有效的照护，从而取得老年人及其家属的理解与配合。

三、双方沟通的完成

1. 沟通学的基本任务

（1）确立新概念　老年人的沟通评估要体现"以人为本"的理念，将照护和社会人文学相结合，实现二者的交叉发展，促进知识融合和繁荣。

（2）构建新机制　老年人的沟通评估要在法律、管理机制、政策制定等层面进行清晰而明确的阐述，使得一切体现着双方共同认知，构建双方平等、公开、有温度的新机制。

（3）实现新模式　老年人的沟通评估要根据不同的个体和不同的疾病，在照护服务体系当中体现有着人性关爱的服务方式。

（4）培养新人才　老年人的沟通评估要培养适应性的专业人才，提高评估者的人文素养和沟通能力。

2. 沟通学开展的教育意义

（1）弥补照护工作者的教育不足　沟通学的兴起和发展，将会弥补照护教育中人文知识结构及实践应用能力培养的不足，填补照护技术与人文实践相结合的课程空白。沟通学的发展，使得评估者在工作当中有了科学理论的指导，沟通变得更加科学和有艺术性，有助于提高对老年人的照护服务质量。

（2）提高人文素养　沟通学的发展，增加人文主义关怀，为评估者在养老服务机构工作中的沟通评估提供清晰的指引和方向。

（3）成为照护者的新目标　照护者应该始终秉持"终身学习"的理念，在沟通评估中学习，在学习中沟通，不断提高自身人性化沟通的新技能，为老年人创造温暖、舒心和愉悦的沟通氛围，促进护理工作顺利开展。

第三节
老年综合评估沟通的基本原则与技巧

一、老年综合评估沟通的基本原则

（1）以老年人身心健康为本　评估者在沟通评估的过程中，应该秉持着"以老人为中心"的服务理念，真正做到"有时去治愈，常常去帮助，总是去安慰"；以一种平等、关爱、有温度的方式，而不是为了工作"机械性"完成所有的流程，时刻关注有关老人身心健康的信息，尽可能满足其在身心上的合理要求。

（2）维护老年人权益　评估者与老年人的有效沟通是进行评估的必要前提，是获取其身体健康状况有效信息的重要途径。因此，评估者应该将维护老年人的合法权益作为重要的职业操守和道德追求。当涉及对老年人隐私话题的评估时要选择适当的场所和时机，而非在大庭广众之下谈论隐私问题，维护其合法合理的权利。

（3）注重诚信　评估者在沟通评估的过程中，应时刻遵守诚实守信和规范作业的原则。当老年人问及有关身体健康状况的信息时，不应遮遮掩掩，要坦诚相告，取得老年人的充分信任，建立良好的关系，使其真正理解并积极配合所有个性化的照护服务，提高其依从性。

（4）尊重科学　评估者在沟通评估的过程当中，要对老年人及其家属进行基于个体健康知识的普及，客观真实地向其传递身体健康状况信息，使其能够全面正确地了解身体健康状况，积极配合养老机构的评估与照护工作。

二、老年综合评估沟通的技巧

下面以沟通类型中的言语沟通与非言语沟通为例进行说明。

1. 言语沟通

语言是沟通的媒介，语言的沟通是人与人之间最重要的事情，是相互了解沟通的桥梁。良好的语言沟通，能够化解矛盾，解除误会，增进感情和信任。评估者在与老年人及其家属会谈时，正确运用语言技巧会使整个会谈轻松融洽，有助于良好关系的建立。

（1）使用得体性称呼　评估者在沟通时要保持平等、尊敬的态度，使用得体的称呼给人平易近人的印象，使得老年人在心理上得到满足，感受到评估者的亲近。因此，要根据老年人及其家属的身份、职业、年龄等具体情况，力求恰当地使用称呼语。比如：使用"您"而非"你"，也可以用尊称或敬语"老大爷""老大妈""老人家"等。

（2）使用简明性语言　评估者进行沟通时，语言表达要清晰、简洁和准确，通俗易懂，多打比方，重点突出地解释老年人的身体健康状况。比如在评估时，不使用"您是否存在慢性阻塞性肺部疾病"，而用"您是否存在气喘"。

（3）使用称赞性语言　由于评估者的专业性，使用赞美性语言可以在一定程度上缓解老年人的消极心理，树立其对生活的信心，有利于身体康复。例如在与老年人进行沟通评估时，发现老年人能够按时按量服药，称赞老人"您真棒"，以示鼓励。

（4）使用模糊性语言　模糊语言，并不是传统意义上的语义模糊不清，缺失专业性，而是要求评估者根据老年人的病情，运用委婉含蓄的语言，给沟通留有一定回旋的余地，保持言语沟通的有利性和灵活性。在评估癌症老年人的心理状态时，发现其情绪低落，对其说"您身体健康状况的好转还是有很大的可能性，您要保持积极乐观的心态。"

（5）使用幽默性语言　幽默常会使人心情愉悦，其特点主要表现为机智、自嘲、调侃、风趣等。幽默性语言有助于消除敌意、缓解摩擦，防止矛盾升级。因此，评估者应该在沟通中，适当地使用幽默性语言，减小与老年人及其家属的距离感，从而增加好感度，增进医患关系。当老年人在院前溜达，气色很好时，对其说"您看起来像二十几岁的年轻小伙，真是越来越有精神呢！"

（6）使用保护性语言　保护性语言是指评估者应该注意自己的措辞，避免谈及老年人的敏感话题，减少对其不良的心理刺激，从而减少其不良情绪的发生。当得知老年人因为丧偶而变得不开心时，避免提及"您的老伴""妻子"等字眼。

（7）使用审慎性语言　评估者不能当着老人和家属的面随意评价其他照护者的工作，否则会导致老年人及其家属对其他照护工作者产生不信任感，甚至引发纠纷。

（8）使用适当的语速、语调　由于老年人听力下降、反应迟缓，在谈话时，评估者应该将语速降低到120～140字/min，尽量与具体服务对象的语速保持一致，适当调高语调，增强交流的效果。

（9）进行巧妙的提问　与老年人交谈时，要尽量避免使用引导性的提问。当询问老年人近来的心情如何时，不要使用"您近来是不是很不开心"而用"您近来的心情如何"。

（10）进行双向沟通　评估者和老年人谈话时，不仅要清晰明了地向其传递健康信息，还应倾听老年人的顾虑和想法；将一部分时间留给老年人，倾听并及时给予反馈，使得沟通有效地进行。

2. 非言语沟通

非言语沟通这种交流方式可以起到普通语言文字无法达到的效果和作用，一个人的动作、表情、语调、眼神等都可以起到语言沟通或传情达意的目的。在与老年人沟通中，非言语沟通的作用是非常重要的。评估者微小的动作变化，都会对老年人的心理和情绪产生微妙的影响。站立的姿势、温暖自信的笑容、眼睛投射出的光芒都在自觉或不自觉中向对方传递着特定的信息，即使是沉默也在传递着一定的信息（如不赞成、感觉乏味或者值得思考）。

（1）面部表情　是指通过眼部肌肉、颜面肌肉和口部肌肉的变化来表现各种情绪状态。面部表情是交流中使用的重要的非语言表达，微笑和目光是其中重要的部分。

① 微笑：在交流的过程当中，评估者应该保持真诚而自然的微笑，给老年人传递一种愉悦和幸福感。老年人在生病期间，是其生理和心理都十分脆弱的时刻，此时评估者如果给予其更多的人文关怀，在沟通评估的过程中时刻保持微笑、保持热情，有利于与老人进行情感上的沟通和照护工作的开展。

② 目光：在工作当中，评估者应该始终将目光投递到老年人身上，以一种关爱、关心和友善的方式，神情专注地表达对老年人的尊重和同情，传递真挚的情感，获得其好感。评估者可以坐（蹲）在老人的床边，投以关注的目光、微笑的表情，保持眼睛和老年人的眼睛在同一水平，表示出对老人的尊重，减轻老年人的不安和焦虑，增加信赖感。

（2）手势　手势也是人们交往时不可缺少的动作，在体态语言中最有表现力。俗话说："心有所思，手有所指。"评估者的手势是十分重要的，当老年人迷茫无助时，给予其安慰性的手势，当老年人意志消沉时，给予其鼓励性的手势，都会给老人带去温暖和爱意，使其能够感受到评估者的亲近感，增进双方之间的感情。如果老年人需要表示指示和引导，展示"请"的意味的手势，应使掌心向上，摊开双手，指尖朝着引导方向，表示真诚、坦率，不带任何威胁性。

（3）倾听　它属于有效沟通的必要部分，以求思想达成一致和感情的通畅。沟通是双向的，向他人传递自己想法的同时，需要学会倾听。与老人沟通时，要掌握倾听的技巧，以获得老年人提供的有关身体健康状况的信息，这对于形成具有针对性的诊疗护理方案具有重大意义。同时有助于与老年人达成一致的治疗意见，取得彼此的信任，建立和谐的关系。

美国巴尔的摩的 COMSORT 机构列出了 10 条倾听技巧：①不要轻易把病人的话打断，让他把话说完；②注意跟踪并探索病人在谈话中流露出的一些可能很有意义的线索；③在病人说话时给予支持性的反馈信号，如"嗯""请讲下去"等；④以开放式的方式对病人发问；⑤运用反应式回答；⑥检查自己的理解准确与否；⑦确定病人的治疗期望；⑧对于病人的感受给予肯定；⑨善用目光与病人沟通；⑩在谈话结束时，问问病人还有没有别的事要说。

（4）提问　提问在沟通中具有重要的作用。在沟通过程中，评估者的提问应该简单明了，易于理解。例如评估者问"您最近有没有便秘呀？"就不如问"您最近有没有大便拉不出呀？"更容易让老人理解。提问可以采用开放式提问和封闭式提问。

①开放式提问：是指沟通者为了获得沟通对象某一方面的信息而提出问题，这种提问只对问题的范围做出宽泛的规定。

开放式提问有以下几种提问方式：

a. 用"为什么"进行提问。例如对一个在床边垂头丧气的老年人，评估者可以问他："您今天为什么没有从前那样爱说爱笑？"

b. 用"是什么"做开放式提问的疑问词。例如评估者想要了解刚入院老年人心绞痛的原因，可能会问"您认为使得自己不舒服的原因是什么？"

c. 用"怎么样"来提问。例如评估者想要了解住院老年人近几天来的身体恢复状况，可能会问"您感觉最近几天身体是怎么样的呢？"

d. 用"如何"作为疑问词进行提问。例如评估者想要调查老年人对照护工作质量的满意度时可以这样提问："您如何看待我们的照护服务？"

对于开放式提问，回答者通常可以对所提的问题进行一系列的描述，而不是简单地回答"是"或"不是"、"好"与"不好"，可以为评估者提供更多的信息，从而更好地服务于老年人。

②封闭式提问：与开放式提问相反的形式就是封闭式提问，即将回答限定在较小的范围，以便得到比较精确的回答。例如"您父亲是否有高血压？"回答的范围限定在"有"或"没有"，只能做二选一的回答。

（5）反馈　是指发送-接收者之间互相的反应过程和结果。没有反馈的沟通是一个不完整的沟通，一个高效的沟通必须具备一个反馈的机制。在沟通的过程当中，积极而有建设性的反馈，可以使评估者判断老年人是否清楚地理解了自己的目的。比如在评估者评估老年人身体状况时，及时倾听老年人对身体健康的反馈，以掌握老年人全面的健康信息。

（6）共情　共情也称为神入、同理心。共情使得评估者能设身处地地理解老年人，从而更准确地收集老人身体健康状况的相关信息。老年人会感到自己被理解、悦纳，从而会感到愉快、满足，促进其进行自我表达、自我思索，从而达到更多的自我了解和医患双方更全面的交流。共情应该在尊重老人的基础上，从老人的角度出发，耐心倾听其想法，体验老人情感。当老年人因为家庭琐事而伤心难过时，评估者应该先放下自己的工作，耐心地倾听老年人的讲话，从老年人的视角看待事情的来龙去脉，理解老年人并给予同情与安慰，同时保证不透露其隐私。

第四节
老年综合评估沟通的影响因素

老年综合评估中的有效沟通，会受到诸如老人、评估者和客观环境等多种因素的影响，了解并掌握影响沟通的因素，有利于进行高效的沟通，促进评估工作的顺利开展。

一、老人

1. 生理特点

（1）听力下降　随着年龄的增大，机体开始老化，耳郭软骨和软骨膜的弹性减退，听神经也会随之退化，因而导致神经性聋。而且高血压、哮喘、脑动脉硬化和贫血等都可能引发听力下降，会直接影响沟通。

（2）视力下降　随着年龄的增长，老人眼睛晶状体硬化和睫状肌衰弱，缺乏伸缩性，致使看近物时不能形成适当的凸度，降低了对入射光线的折射，造成聚焦困难，使视网膜像的清晰度下降，成为远视眼。视觉器官老化或眼疾等原因导致从一定距离分辨物体细节的能力减退，沟通时接收信息的能力卜降，造成沟通困难。

（3）记忆力下降　随着脑血管的退行性变、脑血流量的减少及耗氧量的降低，大脑功能衰退，海马体功能受损，影响老人对信息的记忆和回忆，间接影响沟通。

（4）反应能力下降　因听力、视力、记忆力等的改变，老人接收信息的速度降低，又因为年龄的增长信息处理的速度减低，最终导致沟通困难。

（5）语言表达能力下降　老人思维活动下降、反应能力下降，使得语言表达能力下降，最终影响沟通效果。

2. 心理状态

随着生理的变化，老人的心理也会发生变化。退休后的老人，缺乏社会任职，社交活动减少，社会角色发生转变，社会价值感降低，容易产生心理上的极度不适应感，伴随而来的是孤独寂寞、沉默寡言，会出现不愿表达、不愿沟通的现象。另外，进入陌生环境，加之对健康状况的担心和焦虑的心理状态，情绪消极并十分敏感，可能处于非理性的状态，造成双方沟通障碍，甚至产生攻击行为。

3. 其他

由于老人有着不同文化背景、工作经历和生活阅历，在沟通的过程中，也可能会造成沟通障碍。

二、评估者

（1）职业素养　评估者利用专业性知识，科学地指导老人的生活，会增加信任感，促进沟通的顺利进行。高度应激状态和长时间的工作压力，会影响评估者的工作热情，产生一些消极情绪，导致沟通障碍。评估者应管理好自己的情绪，保持热情的态度和专业的职业素养，促进有效沟通。

（2）沟通技巧　良好的沟通技巧，是沟通顺利进行的重要保证。在与老人进行沟通之前，评估者应该学习基本的沟通技巧，注意区分带有评估性质的沟通与闲聊的区别，为沟通做好充足的准备；在沟通的过程中，要善于运用沟通技巧，化解矛盾和尴尬，获得有关老人身心健康的全面信息。

三、客观环境

（1）安静度　当评估者发出信息后，外界的干扰可能导致信息失真，造成另一方无法接收信息或误解信息含义，从而导致无效沟通。因此，应选择一个相对安静的环境，减少噪声的影响，以增强沟通效果。

（2）舒适度　房间光线昏暗，会使人产生恐惧感；光线过强，会使眼睛不能看清对方。室温过高会使人感到烦躁；室温过低使人感到不适。舒适的环境有利于沟通的顺利进行。

（3）相距度　沟通过程中保持的不同距离，也会形成不同的气氛背景。在较近距离中进行沟通，容易形成融洽合作的气氛。沟通者不能让老人抬头仰视或远距离和你说话，沟通时眼神与老人在同一个高度或比老人低的位置，会让老人感觉到你的亲切和关心，感受到你对他的重视。

因此，在老年综合评估沟通过程中，评估者应充分利用有利因素，尽量避免不利因素，建立双方信任、和谐的关系，获取全面的老人身心健康信息，指导高质量照护工作的顺利开展，提高老人晚年的生活质量和幸福指数。

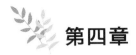

第四章

老年躯体功能评估

第一节
老年人的生理特点

　　衰老是生命不可抗拒的自然规律。随着年龄的增长、生理解剖上的退行性变化，导致老年人在生理上、功能上出现许多障碍和病变。老化的主要特点为机体的各组织、器官及系统功能老化，内环境稳定能力减退，免疫功能也减退，组织损伤的修复能力减退。

一、神经系统改变

　　老年人脑的体积逐渐缩小，重量逐渐减轻。脑部某些功能减退，如体温调节能力变差。神经元的变性或减少，使运动和感觉神经纤维传导速度减慢，老年人容易出现步态不稳或"拖足"现象；同时手的摆动幅度也减小，转身时不稳，容易发生跌倒。脑动脉血管粥样硬化和血脑屏障退化，出现脑血管疾病的风险增加。脑内的蛋白质、核酸、脂类物质、神经递质等逐渐减少，老年人常出现记忆力减退、思维判断能力降低、反应迟钝等现象。另外，老年人的反射易受抑制，如腹壁松弛使腹壁反射迟钝或消失，深反射，如踝反射、膝反射、肱二头肌反射减弱或消失。

二、消化系统改变

　　老年人的消化系统随着年龄的增加也在发生老化，只是其有足够的储备力，所以依然可以保持正常的功能。

　　(1) 口咽部　最主要的改变是神经肌肉的协调功能和咀嚼功能受损，牙齿老化、脱落，大部分老年人食物在进入咽部的过程中会出现滞缓现象，导致吞咽障碍的风险增加，噎食、误吸的风险也增加；咽部唾液腺的基础分泌减少导致老年人常常觉得口干。因上食管括约肌的收缩力下降、松弛，食管体部的收缩幅度减小，下食管括约肌的松弛，在老年人中常有胃食管反流、胸痛、烧心等主诉。

（2）胃功能　胃黏膜腺体萎缩，主细胞和壁细胞减少；胃蠕动减弱，食欲下降。胃黏膜受损的敏感性增加，以及修复能力下降；因基础疾病的增多，受药物的影响使胃黏膜的保护因子减少，老年人出现胃溃疡、萎缩性胃炎等的风险增加。

（3）小肠　微绒毛萎缩，小肠吸收能力下降；肠蠕动减弱。对脂肪的储备能力下降，导致稍多食用就会发生腹泻，维生素D、锌和钙的吸收下降。

（4）结肠　首先，结肠黏膜细胞的生长、分化、代谢和免疫功能均随年龄发生改变，对癌症细胞的敏感性也增加。其次，增龄使得神经肌肉解剖或功能改变，结肠运动缓慢，加之食物纤维摄取减少，粪便排泌发生改变，老年人常出现大便干燥变硬，进而导致腹腔压力增高，疝气、子宫脱垂等疾病的发生风险增加。另外，老年人常有静息时肛门括约肌压力下降、肛门括约肌的纤维脂肪变性和增厚现象，常表现为便秘和大便失禁。

（5）肝和胆道功能　肝的大小、血流和血流灌注随年龄增加有减退的表现，饮食、吸烟、营养状况、伴随疾病等均会增加肝功能对应激的敏感性。胆道的改变主要是，老年人胆囊的收缩能力下降，多有餐后胆囊排空不完全现象，胆汁的沉淀使得胆结石发生的风险增加。

（6）胰腺功能　随着年龄的增加，胰腺分泌消化酶减少，影响脂肪的吸收，易产生脂肪泻。胰腺分泌胰岛素的生物活性下降，导致葡萄糖耐量降低，易发生老年性糖尿病。

三、心血管系统改变

（1）心功能　随着年龄的增长，心脏变小，重量减轻，各瓣膜由于退行性变和钙化等原因出现增厚变硬；心脏顺应性下降，收缩力减弱，心排血量明显降低；由于传导系统中神经细胞减少，自律性下降，房室结及各束支出现纤维化或钙化，易出现心内传导阻滞、心房颤动等心律失常；血管壁弹性纤维减少，动脉血管内膜发生粥样硬化，导致收缩压升高，而舒张压水平降低，造成脉压增大。

（2）血管　心脏血管内膜因纤维组织增生而硬化、增厚，导致血管弹性降低、管腔狭窄，造成收缩压增加（正常老化一般不影响收缩压）。体循环末梢血管的阻力增加，会导致组织灌流减少；回流不佳使静脉曲张的发生率增加。冠状血管及末梢血管的硬化，会造成不同程度的心肌缺氧，当出现休克及血容量变化时，心脏的代偿能力也会降低。

四、呼吸系统改变

（1）胸廓　老年人胸廓最显著的改变是由青年时的扁圆形变为桶形。随着年龄的增加，胸廓骨骼出现改变，椎骨变扁平，椎间隙变窄，肋软骨发生钙化，关节周围的韧带硬化，会使得整个胸廓的活动度受限。呼吸肌纤维的数量也会减少、萎缩，导致呼吸肌肌力下降。老年人的胸膜常因纤维组织增生、增厚而出现壁层和脏层的粘连。

（2）口咽鼻　鼻黏膜变薄，腺体萎缩，分泌减少，鼻软骨弹性减弱使得鼻尖和鼻前孔的形态稍有改变。咽黏膜和咽淋巴组织萎缩，咽腔变宽大，咽喉黏膜感觉、会厌反射功能降低，咽缩肌活动减弱，易产生吞咽障碍，也易使食物及咽喉部寄生菌进入下呼吸道，引起吸入性肺炎。

（3）气管、支气管　气管、支气管黏膜上皮萎缩、增生、鳞状上皮化生、纤毛倒伏、杯状细胞增多，黏膜弹性组织减少，纤维组织增生，导致管腔狭窄。在小气道中，杯状细胞数量增多，分泌亢进，黏液滞留时，容易出现呼吸困难现象以及感染的风险增加。

（4）肺泡管、肺泡囊和肺泡　由于长期吸入的尘粒沉积在肺组织呈灰黑色，弹性纤维减少，致使肺硬度增加，肺组织回缩的速度慢，回缩的程度也变小。肺实质减少，肺泡壁变薄，有的断裂互相融合后，会形成老年性肺气肿，以上结构的改变必然会引起肺功能的降低。

（5）防御作用　在黏液纤毛转运系统中，摆动的次数减少，摆动的力度减弱，效能降低，黏液在呼吸道潴留，导致气道变窄，气道阻力增加，通气功能下降。肺巨噬细胞的吞噬功能随年龄的增加而减弱，降低了呼吸道整体防御能力。

五、泌尿生殖系统改变

（1）肾功能　随着年龄的增加，肾脏的重量在逐渐地减轻，且以肾实质的损伤为主。老年人肾小管间隙增宽，结缔组织增生，纤维变性严重；肾血管均有粥样硬化，动脉内膜增厚及弹力纤维增多。随着肾结构的改变，肾功能也会发生变化。其中肾小球的滤过率会逐渐下降，肌酐的清除率会下降，血尿素氮的水平会增加；肾小管排泄和重吸收的功能减退，因此对急性水、电解质紊乱的适应性和调节能力变差。肾脏对激素的反应能力也在下降，若引起肾素、醛固酮等浓度的变化，肾脏疾病的风险将会增加。

（2）膀胱和尿道　因为有慢性炎症的存在，固有层和肌肉间隔之间的纤维组织会增生，主要表现为夜尿增多、残尿增多、膀胱功能容量缩小和出现不能抑制的膀胱收缩现象。

（3）性器官　组织老化，性生理功能与性激素分泌均有下降。雄激素的减少，对老年男性的骨密度、肌肉组织、造血功能等产生不利影响。雌激素和孕激素的减少，易出现性功能和生殖功能的减退、更年期综合征、骨质疏松等。子宫和阴道萎缩、分泌物减少、乳酸菌减少等易导致老年性阴道炎等的发生。

六、内分泌系统

老化使下丘脑的重量减轻、血液供应减少、细胞形态发生改变，可引起中枢调控失常，导致各方面功能衰退。垂体重量减轻，分泌的生长激素减少，易导致肌肉萎缩、脂肪增多、蛋白质合成减少和骨质疏松等；分泌的抗利尿激素减少，易导致多尿，特别是夜间尿量增多。甲状腺的纤维化改变，细胞的浸润和结节化，导致甲状腺素生成减少，引起蛋白质合成减少，基础代谢率下降，老年人容易出现整体性迟缓、怕冷、毛发脱落及抑郁等现象。胰岛萎缩，导致糖代谢能力下降；细胞膜上胰岛素受体减少，机体对胰岛素的敏感性下降，导致葡萄糖耐量降低，糖尿病的发生风险增加。

七、运动系统

（1）骨骼　骨骼中骨胶原、骨黏蛋白等有机物质含量减少，会导致骨质萎缩、骨量减少，老年人常出现脊柱弯曲、变短，身高降低等骨骼变形表现。骨细胞与其他组织细胞的老化，也会使骨的修复与再生能力减退，骨折后愈合时间延长或不愈合的比例增加。

（2）关节　关节软骨、关节囊、椎间盘及韧带等会发生退行性变化，使关节活动范围缩小，尤其是肩关节的后伸、外旋，肘关节的伸展，前臂的旋后，髋关节的旋转，膝关节的伸展及脊柱的整体运动等明显受限。

（3）肌肉　肌纤维萎缩、弹性下降，肌肉总量减少，肌肉力量减弱，容易出现疲劳、腰酸腿痛等。由于肌肉力量、敏捷度下降，加上老年人脑功能的衰退，活动更加减少，最终导致老年人动作迟缓、笨拙、步态不稳等。

八、感官系统

（1）皮肤　皮肤的老化是最早且最容易观察到的征象。皮肤脂肪减少、弹力纤维减少，使皮肤松弛、弹性差而出现皱纹。皮脂腺萎缩，皮脂分泌减少或成分发生改变，使皮肤表面干燥、粗糙、无光泽并伴有糠秕状脱屑，皮肤的排泄和体温调节功能也下降。皮肤变薄易出现压力性损伤，色素沉着易出现老年斑。毛细血管变稀疏，面部皮肤变苍白，血管脆性增加，容易因出血出现老年性紫癜。

（2）眼和视觉　由于眼部肌肉弹性减弱，眼眶周围脂肪减少，导致眼睑皮肤松弛，上眼睑下垂、下眼睑松弛、脂肪袋状膨出，即眼袋。晶状体调节功能和聚焦功能开始逐渐减退，出现老花；晶状体中非水溶性蛋白逐渐增多而导致其混浊，老年性白内障的发生风险增加；晶状体悬韧带张力降低，影响房水回流导致眼压升高，容易诱发青光眼。玻璃体液化和后脱离可导致视网膜剥离，引起飞蚊症。瞳孔括约肌的张力增强，睫状肌硬化，视野明显缩小。色素上皮层细胞及其细胞内的黑色素减少，脂褐质增多，使视力显著下降，对低色调颜色难以辨认，对光的反应和调适能力降低。

（3）耳及听觉　皮肤弹性减弱、软骨生长，会使耳蜗变大；声波从内耳传至脑部的功能发生退化，听觉高级中枢对音信号的分析减慢，反应迟钝，定位功能减退，出现老年性聋。耳郭表皮皱襞松弛、凹窝变浅，收集声波和辨别声音方向的能力降低。

（4）味、嗅、触觉　味蕾逐渐萎缩，味觉功能减退；口腔黏膜细胞和唾液腺发生萎缩，唾液分泌减少，口腔干燥，味觉功能减退、食欲缺乏。嗅球萎缩，嗅神经数量减少，嗅觉敏感性降低。对温度、压力疼痛等的感受减弱，对需要手眼协调的精细动作不能很好地执行。上述的改变使安全隐患增多。

第二节
日常生活活动能力的评估

日常生活活动能力（activities of daily living，ADL）最早是由美国的 Deaver 医师和 Brown 理疗士提出的，指人们为独立生活而每天必须反复进行的、最基本的、具有共同性的身体动作群，如进行衣、食、住、行、个人卫生等的基本动作和技巧，可直接反映老年人的基本自理程度，间接反映老年人的健康水平。

日常生活活动能力主要包括三方面的内容，即基本日常生活活动能力（basic activity of daily living，BADL）、工具性日常生活活动能力（instrumental activity of daily living，IADL）、高级日常生活活动能力（advanced activity of daily living，AADL）。基本日常生活活动能力主要包括进食、更衣、沐浴、移动、如厕、控制大小便等内容，用来判断老年人各项功能的丧失情况。工具性日常生活活动能力主要包括做家务、洗衣、购物、打电话等内容，用来反映老年人的独立生活程度。高级日常生活活动能力主要包括主动参加社交、娱乐活动、职业工作等内容，用来反映老年人的能动性和社会角色功能。三个日常生活活动能力的丧失具有一定的顺序性，最先丧失的是复杂的功能，即高级日常生活活动能力。

一、影响因素

（1）个体因素　主要包括城乡、性别、年龄、民族、种族、婚姻、文化程度等方面。一般人口特征对老年人的日常生活活动能力有一定的影响；农村老年人口在工具性日常生活活动能力方面较差；女性老年人的功能残障比例要高于男性，但由于所患疾病性别之间的差异，男性老年人的残障程度较高，加之女性预期生命较男性长，相对来说女性日常生活活动能力更差。民族与种族之间的差异，要考虑到自然环境、文化背景、社会经济条件等因素的影响。婚姻是老年人健康的保护因素，有配偶的老年人日常生活活动能力好。文化程度高者健康意识较强，日常生活活动能力较好。

（2）社会经济因素　包括月收入、医疗保险、职业等方面，社会经济地位对日常生活活动能力有影响。高收入为老年人的日常生活保健奠定了坚实的经济基础；优越的医疗保障有利于健康水平的提高。

（3）慢性疾病　是影响日常生活活动能力的主要原因。老年人高血压、心脏病、脑卒中、肿瘤、关节炎、慢性肺部疾病等呈增高趋势，会不同程度地引起老年人运动、认知、感觉、言语等各种功能障碍，导致老年人生活自理能力的下降或丧失。另外，老年人的心理问题如抑郁、焦虑等也是日常生活活动能力丧失的高风险因素，会增加患病的风险。

（4）生活习惯、环境因素　包括吸烟、饮酒、饮食、运动、生活环境等方面，会导致老年人患病的风险增加，继而导致生活能力下降。烟酒史是很多疾病的危险因素，饮食不合理可能会导致消瘦、肥胖等营养不均衡状态，气候多变、空气污染严重等自然环境恶劣的地区会使关节炎、风湿、呼吸系统等相关疾病的发病率增加。

二、评估

1. 评估目的

（1）评估老年人日常生活活动的独立程度。
（2）评估老年人日常生活活动需要协助的具体项目及程度。
（3）分析影响老年人日常生活活动能力的因素。
（4）根据评估结果制订康复目标、康复治疗方案、环境改造方案、照护措施等。
（5）初步判断高级日常生活活动能力的预后。

2. 评估内容

（1）基本日常生活活动能力。
（2）工具性日常生活活动能力。

3. 评估方法

（1）提问法　通过提问的方式来收集资料，包括口头提问和问卷提问两种方式。对于每一个条目的提问内容均需要从宏观到微观仔细询问，同时根据老年人的回答去辨别是客观存在还是主观意志，回答是否真实、准确。可通过询问老年人的家属或陪护者，由其辅助回答进行资料的采集。此方法虽然节省时间和人力，但当评定的目的是为了帮助或指导制订康复治疗计划时，不推荐使用。

（2）观察法　评估者通过直接观察老年人日常生活活动能力的实际完成情况来进行评价，包括家庭观察法和实验室观察法两种方式。社区康复评定时常使用家庭观察法，在实际环境中观察老年人的完成情况。入住机构老年人的评定常使用实验室观察法，在模拟的家庭或工作环境中进行，与在实际环境中的评估结果存在一定的偏差，在评估时要将此因素考虑在内。此方法能够克服或弥补提问评定法中存在的主观性强、可能与实际表现不符的缺陷。

（3）量表检查法　通过标准化设计，信效度和灵敏度检验，形成统一的评价标准，其评价结果可以在不同老年人、不同疗法以及不同的医疗机构之间进行比较。目前的研究主要集中在 BADL 和 IADL 两方面。

① 基本日常生活活动能力评定量表：Barthel 指数、Katz 指数、修订的 Kenny 自理评定等。

a. 其中最常用的是 Barthel 指数量表（表 4-1）。该量表于 1965 年由美国物理治疗师 Barthel 等研制，包括进食、洗澡、修饰、穿衣、控制大便、控制小便、如厕、床椅转移、平地行走、上下楼梯共 10 个条目。总分 100 分，≤40 分，全部需他人照护；41~60 分，大部分需他人照护；61~99 分，小部分需他人照护；100 分，无需他人照护。该量表可由医生、护士、家属或老年人本人进行评定。居家老年人在需要时随时进行评估，入住机构老年人在入院、病情变化、定期和出院时进行评估。该量表可自评也可他评，可通过与被测试者或家属交流或被测试者自填问卷完成。该工具信度、效度良好，广泛用于国内外老年人医疗康复和养老服务领域。

表 4-1　Barthel 指数评定量表

项目	评分标准/分				得分/分
	完全独立	需部分帮助	需极大帮助	完全依赖	
进食	10	5	0	—	
洗澡	5	0	—	—	
修饰	5	0	—	—	
穿衣	10	5	0	—	
控制大便	10	5	0	—	
控制小便	10	5	0	—	
如厕	10	5	0	—	

项目	评分标准/分				得分/分
	完全独立	需部分帮助	需极大帮助	完全依赖	
床椅移动	15	10	5	0	
平地行走	15	10	5	0	
上下楼梯	10	5	0	—	

Barthel 指数总分：_____ 分

b. 评定细则。

● 进食：用合适的餐具将食物由容器送到口中，包括用筷子、勺子或叉子取食物，对碗或碟的把持，咀嚼、吞咽等过程。食物可由其他人做或端来。食物可做成细碎状或糊状。面食不作为评定对象。

完全独立：指的是在合理时间内能独立进食准备好的各种食物，不需要帮助。主要包括：如把食物放到手能够到的地方，能吃到；约 10s 吃一口，在 30min 内完成吃饭；能穿脱辅助工具、自助具等；进食过程中自己能收拾洒或漏出的食物。

需部分帮助：进食过程无需他人帮助（持、取、进、嚼、吞），但切熟食、抹酱料、夹菜、盛饭等某个步骤需要一定帮助。主要包括：辅助工具、自助具的穿脱，就餐时碗或碟的挪动，开瓶盖等均需辅助；吃饭活动在诱导下完成；剩饭、洒饭在 30％以上，且在他人监护下才能完成；不能收拾洒或漏出的食物；不能用勺，只能用手抓着吃。

需极大帮助：以上情况需完全辅助或留置胃管；吃饭在 30min 内不能完成且需要辅助。老人需要合适的座椅或靠背支撑，将食物放置于老人伸手可及的桌子上。

● 洗澡：准备好洗澡水，老年人独立完成洗澡（包括洗头）的过程，不包括更衣及移动等准备过程。

完全独立：在具备洗澡环境条件下，使用盆浴或浴缸、淋浴、抹身、桶或盆、冲凉椅或浴床均可，无指导能进出浴室并自理洗澡，完成洗澡过程（冲洗、擦、浴室内移动），不需要他人备水至床旁或协助某过程。

需他人帮助：在洗澡过程中需要部分或完全辅助；需要照看或给予口头指令。

● 修饰：包括洗脸、刷牙、梳头、刮脸、化妆等，指 24～48h 的情况。修饰场所、移动、剪指甲等不考虑在内。

完全独立：在床边、洗漱盆旁边或洗手间内，能洗手、洗脸；能梳头发；能打开牙膏盖，涂上牙膏刷牙；能刮胡子（与剃须刀种类无关）；能化妆。

需他人帮助：以上情况均需要部分或完全辅助完成。

● 穿衣：包括穿/脱衣服、系扣、拉拉链、穿/脱鞋袜、系鞋带等。即使是穿脱被改造过的衣服，如在袜子或裤子上系有环或圈等，只要能完成就不影响得分。

完全独立：应能自行穿衣服、袜子，会系鞋带，能穿紧身衣及能穿脱支具，穿衣后将纽扣扣上或拉链拉上，穿鞋后把鞋带系好。

需部分帮助：自己能完成一半以上穿脱衣服的行为，需要在他人诱导或照护下，帮助整理衣物、系扣子、拉拉链、系鞋带等；能在 20min 内穿换完毕。

● 控制大便：指一周内的情况。

完全独立：可控制大便；造口老年人自行更换造口袋。

需部分帮助：有时大便失禁（由于腹压失禁，去厕所途中失禁），每周<1 次，或需他人提示；造口老年人部分依赖护士更换造口袋。

需极大帮助：经常大便失禁或需全辅助。失禁或昏迷的老年人每个月中有超过一半的时间出现失禁；造口老年人完全依赖护士更换造口袋。老年人长期便秘，需要别人定时帮助如厕的情况应视作大便失禁。

● 控制小便：指 24～48h 的情况。

完全独立：可控制小便，无论白天还是晚上均无尿失禁。

需部分帮助：偶尔失控，<1 次/24h，>1 次/周，或需他人提示。

需极大帮助：完全失禁或留置导尿管。

● 如厕：包括去卫生间、解开衣裤、便后擦净、整理衣裤、冲水、洗手等过程。与厕所种类无关。

完成独立：能穿脱裤子；能使用手纸；能自行排便；能自行刺激排便；能自行便后处理。

需部分帮助：需体力的支持如搀扶，帮助穿脱裤子、便后处理等；使用药物等刺激排便时需辅助；常常弄翻尿盆或便盆。

需极大帮助或完全依赖他人：以上情况均需要全辅助。

● 床椅移动：老人从床上到轮椅上然后回到床上的体位改变活动，包括仰卧、起坐、移动、坐下全过程，其间距离在 110cm 以上。

完全独立：可独立完成翻身、起坐、从床到轮椅及轮椅到床的移乘；能坐轮椅；行为无安全顾虑。

需部分帮助：需 1 人搀扶或使用拐杖；上述动作小部分需帮助或使用拐杖，或少量帮助，有安全的顾虑。

需极大帮助：需 2 人搀扶和帮助，较大程度上依赖他人；能翻身、起坐，但移乘需要辅助。

完全依赖他人：翻身、起坐、移乘均不能完成，或需 2 人协助方可移动。

● 平地行走：在院内、屋内或在病房及其周围活动，不包括走远路，可以借助辅助工具，可独立在平地上行走 45m。

完全独立：可独立在平地上行走超过 45m，指的是在病房周围的平地行走的行为，不包括走远路；可使用支具或拐杖等辅助器行走，并且能自行穿脱支具；行走时不需要他人的辅助或照护。

需部分帮助：穿脱支具或步行需要他人辅助、照护或诱导；使用轮椅时，能够转换方向且能到床、桌子等处；只需 1 人帮助或进行语言指导。

需极大帮助：行走时较大程度上依赖他人搀扶，或能使用步行器、驱动轮椅（包括电动轮椅）等少量辅助器自行在平地上移动45m以上。

完全依赖他人：不能动（不能驱动轮椅45m；使用电动轮椅但平衡不好，需要照护）。

● 上下楼梯：老年人可步行且能连续上下10~15个台阶。

完全独立：老年人能连续上下10~15个台阶。

需部分帮助：需扶楼梯、他人搀扶（1人）或使用拐杖等。

需极大帮助或完全依赖他人（2人）。

② 工具性日常生活活动能力的评定量表包括Lawton日常生活活动能力评定量表、功能活动问卷（the functional activities questionary，FAQ）、快速残疾评定量表（rapid disability rating scale，RDRS）等。其中Lawton日常生活活动能力评定量表最为常用（表4-2），于1969年由Lawton等制订，用于评估社区独立生活所需的较高级技能，包括购物、做家务、理财、准备食物、外出乘车、使用电话、洗衣、服药8个条目，总分24分。该量表可由医生、护士、家属或本人进行评定。评估所需的时间大约5min。可通过被试者自填问卷，或与被试者、家属、护士等知情人交流完成。在实施评估时，让老年人挑选最符合自身最近一个月实际情况的答案，总分相加计分，分数越高，工具性日常生活活动能力越好。

表4-2　Lawton-Brody工具性日常生活活动功能评估表

	项目	评分/分	得分/分
购物	独立完成所有购物需求	3	
	独立购买日常生活用品	2	
	每一次上街购物都需要人陪伴	1	
	完全不上街购物	0	
做家务	能做比较繁重的家务,如搬动沙发、擦地板、擦窗户	4	
	能做比较简单的家务,如洗碗、铺床、叠被子	3	
	能做家务,但不能达到可被接受的整洁程度	2	
	所有家务都需要别人协助	1	
	完全不能做家务	0	
理财	可独立处理财务	2	
	可以处理日常的购物,但需要别人协助处理与银行的往来事务	1	
	不能处理财务	0	
准备食物	能独立计划、烹煮和摆设一顿适当的饭菜	3	
	如果准备好一切的佐料,会做一顿适当的饭菜	2	
	会将已做好的饭菜加热	1	
	需要他人把饭菜做好、摆好	0	
外出乘车	能自己搭乘大众交通工具或自己开车、骑车	4	
	可搭乘出租车或大众交通工具	3	
	能自己搭乘出租车但不会搭乘大众交通工具	2	
	当有人陪伴时可搭乘出租车或大众交通工具	1	
	完全不能出门	0	

项目		评分/分	得分/分
使用电话	可独立使用电话,含查电话簿、拨号等	3	
	仅可拨熟悉的电话号码	2	
	仅会接电话,不会拨电话	1	
	完全不会使用电话或不适用	0	
洗衣	自己清洗所有衣物	2	
	只清洗小件衣物	1	
	完全依赖他人洗衣服	0	
服药	能自己负责在正确时间用正确的药物	3	
	需要提醒或少许协助	2	
	如果事先准备好服用的药物分量,可自行服用	1	
	不能自己服药	0	

总分:＿＿＿＿＿＿＿＿＿分

4. 注意事项

(1) 评定前告知老年人评定的目的,取得理解与合作。

(2) 尽量在评定室或老年人熟悉的实际环境中进行评定,应注重其实际操作能力。

(3) 掌握合适的时间,如早晨可评定其穿衣、进餐时评定进餐情况,项目由易到难,注意保护老年人隐私(如厕、修饰等)。

(4) 为避免疲劳影响评定结果,必要时分次完成评价。重复进行评定时应尽量在同一条件或环境下。

(5) 评定前必须了解老年人的基本病情,如肌力、关节活动范围和平衡功能等,还应考虑老年人生活的社会环境、反应性和依赖性等。

(6) 在分析评定结果时应考虑有关的影响因素,如老年人的生活习惯、职业、文化素养、社会环境、评定时的心理状态和合作程度等。

三、案例

1. 案例基本情况

老人,周某,女性,82 岁,脑梗死后遗症期,神态清楚,双上肢肌力 4+ 级,左下肢肌力 4 级,右下肢肌力 3 级,能自行吃饭、穿衣、刷牙,在家人协助下能完成洗澡,在家人搀扶及步行器协助下能步行约 30m,从沙发或床上坐起时需要家人协助,上厕所坐下时需要家人扶助,基本不能上下楼梯。

既往史:既往有高血压、冠心病、慢性胃炎、脑梗死病史。无手术史,无药物过敏史。

婚育史:已婚,育有 2 女,配偶及女儿体健。

个人史：无吸烟及饮酒史。

家族史：无家族性遗传病，无传染病史。

体格检查：体温36.3℃，脉搏80次/min，呼吸18次/min，血压130/75mmHg。发育正常，体型肥胖，大小便正常，听力明显下降，需要大声说话才能听清。

2. 日常生活活动能力评估

（1）Barthel指数评定量表　进食完全独立（10分）、洗澡需要家人协助（0分）、修饰可以自行完成（5分）、穿衣需部分帮助（5分）、控制大便（10分）、控制小便（10分）、如厕需要帮助（5分）、床椅移动需要帮助（10分）、平地行走需要极大的帮助（5分）、上下楼梯不能完成（0分）。

（2）Barthel指数评定量表评估得分　10+0+5+5+10+10+5+10+5+0=60（分）。

（3）老人日常生活活动能力评定等级　大部分需要他人照护。

3. 照护措施

（1）饮食照护　为患者提供低盐、低脂、高蛋白、高维生素饮食，进食过程注意：①创造良好的就餐环境。②提供合适的餐具。③尽量坐位进餐。④提供围兜保护衣物。⑤看护老人进餐过程，必要时予以协助。

（2）指导并协助老人完成自我修饰　①评估老人的穿衣能力。②鼓励老人参与衣物的选择。③协助老人备好合适的衣裤、鞋子。④检查老人皮肤的清洁度。

（3）沐浴照护　①确定需协助的程度。②选择合适的沐浴方式。③协助调节水温或备好洗澡水，避免老人烫伤。

（4）如厕照护　①配备牢固且高度适中的坐厕，以利于老人坐起时借力。②配置手杖、室内或走道扶手等必要的辅助设施。③提供合适的如厕环境，在老人需要时予以协助。④注意保护老人的隐私。⑤协助排泄后清洁。

（5）安全照护　①评估老人的肌力及活动能力。②提供适合老人的移动辅助装置。③加强宣教，提高老人的防跌倒意识。

（6）康复指导　指导老人每日进行步行活动训练及肌力训练，训练应循序渐进，以老人不感到疲劳为宜。训练时注意保护老人，避免跌倒等意外发生。

第三节
移动与平衡能力评估

移动能力（mobility）是指一个人在有或没有帮助的情况下从一个地方移动到另一个地方的能力，多指"生活空间"内的移动，即在有或没有帮助的情况下可以离开家或旅行的距离。许多的日常活动如从床上移动到椅子上、上下楼梯、走路、驾驶、社交活动、旅行等，都与移动能力相关。平衡功能（balance）是指当人体重心垂线偏离稳定的支撑面时，能立即通过主动的或反射性的活动，使重心垂线返回到稳定的支撑面内的能力。移动和平衡能力是维持人们日常生活必需的一项基本能力，是决定老年人独立生活和健康照护需求的最重要因素。

一、影响因素

（1）个体因素　年龄、性别、社会经济地位、文化水平、激励因素（如自我性格、自我效能感）和生活方式（如久坐、吸烟、肥胖）等。

（2）其他　社会家庭因素；方便活动的室内环境、邻近的公园、当地的服务设施等生态环境因素；前庭、视觉、本体感受器提供的外周感觉信息异常或中枢神经系统（脊髓、前庭核、脑干网状结构、小脑及大脑皮层）等疾病因素。

二、评估

1. 评估目的

（1）判别是否存在移动和平衡能力受损情况，确定障碍的程度。
（2）通过评估结果预测跌倒风险。
（3）确定导致移动和平衡能力损伤的潜在原因。
（4）根据评估结果制订康复计划、康复治疗方案、照护措施等。

2. 评估内容

（1）移动能力的评估　内容主要有步行速度、上下楼梯、生活空间移动距离、社交活动情况、驾驶状况及平衡能力等。

（2）平衡能力的评估　主要是从静止状态（坐位的睁眼和闭眼、站立的睁眼和闭眼、双足并行站立、足跟触碰足尖站立、单足交替站立等）、运动状态（坐和站立时移动身体保持平衡；在不同条件下走动，如足跟接着足趾走直线，越过标记物；侧向走，倒退走等）、支撑面、姿势反射时的稳态平衡、主动性平衡、反应性平衡及四肢肌力等方面进行评估。

3. 评估方法

（1）临床观察法　通过观察老年人在不同条件下的平衡表现得出印象，作出评定。如通过观察老年人的步行速度评定老年人的移动能力，观察其在 3min 或 6min 内可以行走的距离，或观察老年人的爬楼梯情况。该方法应用简单，无需借助仪器，由经过培训的评估者实施评估。但是评估方法具有不确定性，缺乏评定标准，过于主观，导致不同医生的评估结果可能出现差异。

（2）仪器定量测量法　仪器测试法是一类借助仪器对移动和平衡能力客观地定量测试方法，从生理学、运动学、动力学等角度定量测量表征移动和平衡能力的客观参数。对于平衡能力的测量来说，可以精确测量人体重心位置、移动面积和形态，客观记录到量表不易发现的细小姿势摇摆。静态测试系统主要是通过压力平板感应老年人睁眼和闭眼静态站立时的足底压力变化，描述和分析静立时重心在水平面连续变化的轨迹，以此来测定人体平衡功能。动态测试系统主要是在老年人无意识或防备的状态下，支撑面移动（如前后、水平方向，前上、后上倾斜），或显示器及其支架突然摇动，测试上述情况下老年人的平衡功能，了解机体感觉和运动器官对外界环境变化的反应能力及大脑感知觉的综合能力等。也有通过可穿戴设备进行研究，将先进的传感技术和软件通信技术相结合，将人体活动检测仪和运动检测仪联系起来，用手表、手环、腰带或胸带的形式佩戴。

（3）量表评估法　提供了确切的评价方法，保证了评价方法的一致性，并且对移动和平衡能力的评估结果进行了分级量化。由经过培训的评估人员实施评估。常使用的量表主要有以下几种：

① 起立-步行计时测试：该量表（timed up and go test，TUGT）是在 1986 年由 Mathias 等教授提出的，通过使用有靠背有扶手的椅子（椅子座高约 45 cm，扶手高 20 cm）和 1 个秒表进行评定。只适用于可以行走的老年人，且只能测量动态平衡。

评定时老年人着平常穿的鞋，坐在有扶手的靠背椅上，身体靠在椅背上，双手放在扶手上。如果使用助行器（如手杖、助行架），则将助行器握在手中。在离座椅 3m 远的地面上贴一条彩条或划一条可见的粗线或放一个明显的标记物。当测试者发出"开始"的指令后，老年人从靠背椅上站起；站稳后，按照平时走路的步态，向前走 3m，过粗线或标记物处后转身；然后走回到椅子前，再转身坐下，靠到椅背上。测试过程中不能给予任何躯体的帮助。测试者记录老年人背部离开椅背到再次坐下（靠到椅背）所用的时间（以秒为单位）。如果老人无法完成测试，需记录无法完成测试的原因。正式测试前，允许老年人练习 1～2 次，以确保老年人理解整个测试过程。

② Tinetti 平衡与步态量表（表 4-3）：该量表（Tinetti performance oriented mobility assessment，Tinetti POMA）由 Tinetti 等教授在 1986 年提出，包括平衡和步态测试两部分，偏重于评估运动控制功能。平衡测试部分有 9 个项目，满分16 分。得分越高，提示平衡能力越好，可作为老年人跌倒风险和神经系统疾病评估的工具。

表 4-3　Tinetti 平衡与步态量表（平衡测试）

项目	评分标准	得分/分
1. 坐位平衡	0 分＝斜靠或从椅子上滑下 1 分＝稳定	
2. 起身	0 分＝没有帮助就无法完成 1 分＝用胳膊帮助才能完成 2 分＝不用胳膊就能完成	
3. 试图起身	0 分＝没有帮助就无法完成 1 分＝需要尝试 1 次以上才能完成 2 分＝1 次尝试就能完成	
4. 立即站起来时平衡功能(站起的头 5s)	0 分＝不稳(摇晃,移动脚步,明显躯干摆动) 1 分＝稳定,但是需要助行器或手杖,或抓住其他物体支撑 2 分＝稳定,不需要助行器或手杖,或抓住其他物体支撑	
5. 坐下时平衡	0 分＝不稳 1 分＝稳定,但是两脚距离较宽(足跟中点间距离大于 4in,1in＝2.54cm),或使用手杖,助行器或其他支撑 2 分＝稳定,两脚距离较窄,且不需要支撑	
6. 轻推(老年人双脚尽可能靠拢站立,用手轻推 3 次)	0 分＝开始就会摔倒 1 分＝摇晃并要抓东西,但是只抓自己 2 分＝稳定	
7. 闭眼(同第 6 姿势)	0 分＝不稳 1 分＝稳定	
8. 转身 360°	0 分＝步伐不连续 1 分＝步伐连续 0 分＝不稳(摇摆、抓物) 1 分＝稳定	
9. 坐下	0 分＝不安全(距离判断失误,跌进椅子) 1 分－用胳膊或动作不连贯 2 分＝安全且动作连贯	

总分：_____分

注：评估时要求老年人坐在没有扶手的硬椅子上。

③ Fugl-Meyer 平衡量表（表 4-4）：主要适用于偏瘫老年人的平衡功能评定。具体方法为对偏瘫老年人进行七个项目的检查，每个检查项目都分为 0～2 分三个级别，总分最高 14 分，最低 0 分。低于 14 分，说明平衡功能有障碍，评分越低，表示平衡功能障碍越严重。

表 4-4　Fugl-Meyer 平衡量表

项目	评分标准	得分/分
1. 无支撑坐位	0 分＝不能保持坐位 1 分＝能坐,但少于 5min 2 分＝能坚持坐 5min 以上	
2. 健侧展翅反应	0 分＝肩部无外展或肘关节无伸展 1 分＝反应减弱 2 分＝反应正常	

项目	评分标准	得分/分
3. 患侧展翅反应	0分=肩部无外展或肘关节无伸展 1分=反应减弱 2分=反应正常	
4. 支撑下站立	0分=不能站立 1分=在他人的最大支撑下可站立 2分=由他人稍给支撑即能站立1min	
5. 无支撑站立	0分=不能站立 1分=不能站立1min以上 2分=能平衡站立1min以上	
6. 健侧站立	0分=不能维持1~2s 1分=平衡站稳4~9s 2分=平衡站立超过10s	
7. 患侧站立	0分=不能维持1~2s 1分=平衡站稳4~9s 2分=平衡站立超过10s	

总分：_____分

④ Berg平衡量表（表4-5）：该量表（Berg balance scale，BBS）于1989年由Katherine Berg首先报道。随后，国外学者经过大量的信度和效度研究后，对BBS予以了充分的肯定，并因此而得到广泛的应用。测试时使用秒表、软尺、台阶和2把椅子（有无扶手的各一把）进行评估，包括站起、坐下、独立站立、闭眼站立、上臂前伸、转身一周、双足交替踏台阶、单腿站立等14个项目。一次测评大约耗时20min，每个项目得分为0~4分，满分为56分。得分越高，提示平衡功能越好，是预测老年人跌倒风险的重要评估工具。

表4-5 Berg平衡量表

项目	评分标准	得分/分
1. 由坐到站 体位：老年人坐于治疗床上 指令：请站起来。尝试不用手支撑	4分—不用手帮助即能够站起且能够保持稳定 3分—用手帮助能够自己站起来 2分—用手帮助经过几次努力后能够站起来 1分—需要较小的帮助才能站起来或保持平衡 0分—需要中度或较大的帮助才能站起来	
2. 无支持站立 体位：站立位 指令：请尽量站稳 注：如果受试者能够独立站立2min，则第3项独立坐得满分，继续进行第4项评定	4分—能够安全站立2min 3分—能够在监护下站立2min 2分—能够独立站立30s 1分—经过几次努力后能独立站立30s 0分—没有帮助不能站立30s	
3. 无支持坐位 体位：坐在椅子上，双足平放在地上，背部要离开椅背 指令：请将上肢交叉抱在胸前并尽量坐稳	4分—能安全地坐2min 3分—能在监护下坐2min 2分—能够坐30s 1分—能够坐10s 0分—没有支撑则不能坐10s	

项目	评分标准	得分/分
4. 由站到坐 体位:站立位 指令:请坐下	4 分—用手稍微帮助即能安全地坐下 3 分—需要用手帮助来控制身体重心下移 2 分—要用双腿后侧抵住椅子来控制身体重心下移 1 分—能独立坐在椅子上但不能控制身体重心下移 0 分—需要帮助才能坐下	
5. 床-椅转移 　准备:先在治疗床旁边准备一张有扶手和一张无扶手的椅子 　体位:坐于治疗床上,双足平放于地上 　指令:请坐到有扶手的椅子上来,再坐回床上;然后再坐到无扶手的椅子上,再坐回床上	4 分—用手稍微帮助即能安全转移 3 分—必须用手帮助才能安全转移 2 分—需要监护或言语提示才能完成转移 1 分—需要一个人帮助才能完成转移 0 分—需要两个人帮助或监护才能完成转移	
6. 无支持闭眼站立 体位:站立位 指令:请闭上眼睛,尽量站稳	4 分—能够安全站立 10s 3 分—能够在监护下站立 10s 2 分—能够站立 3s 1 分—闭眼不能站立 3s,但睁眼站立能保持稳定 0 分—需要帮助以避免跌倒	
7. 双足并拢站立 体位:站立位 指令:请将双脚并拢并且尽量站稳	4 分—能独立将双脚并拢并独立站立 1min 3 分—能独立将双脚并拢并在监护下站立 1min 2 分—能独立将双脚并拢但不能站立 30s 1 分—需要帮助才能将双脚并拢且能站立 15s 0 分—需要帮助才能将双脚并拢且双脚并拢后不能站立 15s	
8. 站立位上肢前伸 体位:站立位 指令:将手臂抬高 90°,伸直手指并尽力向前伸,请注意双脚不要移动 注意:进行此项测试时,要先将一根皮尺横向固定在墙壁上。受试者上肢前伸时,测量手指起始位和终末位对应于皮尺上的刻度,两者之差为老年人上肢前伸的距离。如果可能的话,为了避免躯干旋转受试者要两臂同时前伸	4 分—能够前伸超过 25cm 3 分—能够安全前伸超过 12cm 2 分—能够前伸超过 5cm 1 分—在监护的情况下能够前伸 0 分—在试图前伸时失去平衡	
9. 站立位从地拾物 体位:站立位 指令:请把您双脚前面的拖鞋捡起来	4 分—能安全而轻易地捡起拖鞋 3 分—能在监护下捡起拖鞋 2 分—不能捡起但能到达距离拖鞋 2～5cm 的位置并且独立保持平衡 1 分—不能捡起并且当试图努力时需要监护 0 分—不能尝试此项活动或需要帮助以避免失去平衡或跌倒	

项目	评分标准	得分/分
10. 转身向后看 体位:站立位 指令:双脚不要动,先向左侧转身向后看,然后再向右侧转身向后看 注意:评定者可以站在受试者身后手拿一个受试者可以看到的物体以鼓励其更好地转身	4分—能从两侧向后看且重心转移良好 3分—只能从一侧向后看,另一侧重心转移较差 2分—只能向侧方转身但能够保持平衡 1分—当转身时需要监护 0分—需要帮助及避免失去平衡或跌倒	
11. 转身一周 体位:站立位 指令:请转一圈,暂停,然后再向另一个方向转一圈	4分—能在两个方向用4s或更短时间安全转一圈 3分—能在一个方向用4s或更短时间安全转一圈 2分—能安全地转一圈但用时超过4s 1分—转身时需要密切监护或言语提示 0分—转身时需要帮助	
12. 双足交替踏 准备:先在受试者前面放一个台阶或一只高度与台阶相当的小凳子 体位:站立位 指令:请将左、右脚交替放到台阶、凳子上,直到每只脚都踏过4次台阶或凳子	4分—能独立安全站立且在20s内完成8个动作 3分—能独立站立,但完成8个动作的时间超过20s 2分—在监护下不需要帮助能完成4个动作 1分—需要较小帮助才能完成2个或2个以上的动作 0分—需要帮助以避免跌倒或不能尝试此项活动	
13. 双足前后站 体位:站立位 指令:(示范给受试者)将一只脚放在另一只脚的正前方并尽量站稳。如果不行,就将一只放在另一只前面尽量远的地方,这样,前脚后跟就在后脚脚趾之前 注意:要得到3分,步长要超过另一只脚的长度且双脚支撑的宽度应接近受试者正常的支撑宽度	4分—能独立地将一只脚放在另一只脚的正前方(无间距)且保持30s 3分—能独立地将一只脚放在另一只脚的前方(有间距)且保持30s 2分—能独立地将一只脚向前迈一小步且能保持30s 1分—需要帮助才能向前迈步但能保持15s 0分—当迈步或站立时失去平衡	
14. 单腿站立 体位:站立位 指令:请单腿站立尽可能长的时间	4分—能独立抬起一条腿且保持10s以上 3分—能独立抬起一条腿且保持5~10s 2分—能独立抬起一条腿且保持3~5s 1分—经过努力能抬起一条腿,保持时间不足3s,站立平衡 0分—不能尝试此项活动或需要帮助以避免跌倒	

总分:_____ 分

4. 注意事项

(1) 应由接受过培训的评估人员进行评估。

(2) 测试者必须熟悉操作步骤,严格按照步骤操作。

（3）评定中注意老年人的安全，避免发生意外。

（4）老年人应使用惯用的助行器进行评定。

三、案例

1. 案例基本情况

老人，刘爷爷，男性，79岁，行动迟缓、肢体抖动8年余，诊断为帕金森病，一直服用抗帕金森病药物治疗。目前留置胃管，日常生活需有专人照护。

既往史：冠心病支架植入术，长期服用氯吡格雷。有糖尿病史，目前未服用药物。对磺胺过敏，表现为皮肤疱疹。

个人史：出生于原籍，有吸烟史，不饮酒，低盐、低糖饮食。

婚育史：老人配偶健康，育有一儿一女，子女均体健。

家族史：无家族性遗传疾病，无传染病史。家庭成员无类似病史。

体格检查：体温36.3℃，脉搏72次/min，呼吸19次/min，血压126/65mmHg。发育正常，神志清楚，语言表达欠流畅，定向力、记忆力、理解力下降，睡眠可，大小便正常，四肢肌张力均增高。

2. 评估

评估员利用Tinetti平衡量表对刘爷爷进行评估，评分为2分，为移动平衡能力严重障碍。老人为高危跌倒风险（跌倒评估详见第六章第一节）。

3. 照护措施

（1）遵医嘱按时按量服用药物，如帕金森病症状加重时，应在医生指导下调整药物。

（2）建立良好的生活习惯，低盐低脂适量蛋白质饮食，控制好血糖，保证均衡营养。鼓励家属多陪伴老人，给予心理支持。

（3）留置胃管需注意：胃管应妥善固定，避免胃管牵拉、脱出。鼻饲前需确认胃管在胃内后才能喂食。每次喂食不超过200ml，每日6～7次，间隔时间不少于2h，每日总量1500～2000ml，适宜温度为38℃左右，以不烫手背为宜；一般早上7时左右开始喂食，晚上10时后不再喂食。每次喂食前后均应用温开水20ml冲洗胃管，保持胃管通畅。胃潴留大于150ml时，暂缓喂食。

（4）指导并协助老人进行康复锻炼，包括肌力训练、平衡训练、步行训练。

肌力训练：可以用物理疗法强化臀大肌、臀中肌、股四头肌、胫骨前肌等，利用重物或弹力带进行适量抗阻运动。

平衡训练包括静态平衡训练，如睁眼/闭眼站在不同表面上、单脚/双脚的脚尖/

脚跟抬起等；动态平衡训练，如足尖接足跟行走、曲线行走、横向步行或者戴墨镜障碍走等。

（5）日常生活活动能力训练

① 坐椅动作训练：指导老人坐下时要动作缓慢，以免向后跌倒引起枕部撞击；从椅子上站起来时，要用手扶住椅子两侧，以免跌倒。

② 鼓励刘爷爷做力所能及的事，如独立完成洗脸、刷牙、穿衣等，提高生活自理能力。

③ 根据刘爷爷的恢复情况可适当增加力量训练，如屈膝下蹲、爬楼梯。

④ 康复锻炼应循序渐进，锻炼过程中要保证老人安全，预防老人跌倒。

第四节
运动功能评估

运动（movement）是指骨骼肌的活动，包括随意运动（voluntary movement）和不随意运动（involuntary movement）。

一、影响因素

（1）老化　老年人骨骼肌发生变化、骨关节退化、感觉功能下降、运动功能失调、心血管系统改变等，比较容易出现运动功能障碍。

（2）疾病因素　由于退行性变、血管病变、中毒、药物、感染、精神心理等多种因素引起的病变所致，如肝豆状核变性、帕金森病、帕金森综合征、酒精中毒、手足徐动症、抽动秽语综合征、亨廷顿病、小舞蹈症、精神分裂症、抑郁症等。

二、评估

1. 评估目的

（1）评估老年人运动障碍的部位、程度及影响因素。
（2）对老年人的运动能力进行分析和量化。
（3）根据评估结果为老年人制订康复计划、照护措施。
（4）评价康复治疗的效果。

2. 评估内容

（1）肌力。
（2）肌张力。

（3）关节活动度。

3. 评估方法

（1）肌力　肌力是肌肉主动运动时的最大收缩力。

① 一般方法：观察肢体主动运动时力量的强弱，两侧对比有无差异。嘱老人依次做各关节、各方向的运动，并在运动方向上给予一定阻力以评估其肌力大小。

② 手部肌力评估：嘱老人握拳，评估者把持其拳向该手的腹侧旋转，老人用力阻抗；老人用力握评估者的手掌，评估者用力抽拔；老人用力伸开五指，评估者以拇指和中指测试各指间的展力；老人五个手指的指尖握持评估者的拇指，评估者用力抽拔。

③ 上肢肌力评估：老人屈曲上肢，评估者向相反方向拉动其前臂，评估上肢屈肌的力量；或相反让老人伸直上肢，评估者蜷曲其前臂，以评估上肢伸肌的肌力。

④ 下肢肌力评估：老人仰卧，将下肢抬离床面，评估者用适当力量下压老人下肢，评估下肢伸肌的肌力；或老人仰卧，用力屈髋屈膝，评估者向上拉动老人小腿，评估下肢屈肌的肌力。

⑤ 精细评估个别肌肉的肌力，可做以下轻瘫试验。①对指试验：嘱老人以拇指按序迅速地分别与其余四指对合，观察对合的速度和精确度。②巴利试验（Barres试验）：嘱老人向前平举双上肢，掌心向下，保持此姿势，则瘫痪侧上肢逐渐表现为旋前、掌心向外并下垂，也称为上肢 Barres 试验；另嘱老人俯卧，双侧小腿平行屈曲成直角，保持此姿势，则瘫痪侧肢体逐渐缓缓下坠，称下肢 Barres 试验。③麦卡兹尼试验（Magzini 试验）：嘱老人仰卧抬腿，屈髋成直角，瘫痪侧下肢逐渐下垂或摇摆不稳。

⑥ 肌力的记录：Lovett 肌力分级法（表 4-6）。采用 0～5 级分级法。

表 4-6　Lovett 肌力分级法

分级	临床表现
0 级	肌肉无任何收缩(完全瘫痪)
1 级	肌肉可轻微收缩,但无肢体活动
2 级	肢体能在床面上移动,但不能抬起
3 级	肢体能抬离床面,但不能对抗阻力
4 级	肢体能做抗阻力动作,但未达到正常
5 级	正常肌力

⑦ 器械测定：在肌力超过 3 级时，为了做更细致的定量评估，可用专门的器械

进行肌力测评。根据肌肉的不同收缩方式有不同的测评方式，包括等长肌力检查、等张肌力检查及等速肌力检查。

（2）肌张力　肌张力是肌肉松弛状态的紧张度和被动运动时遇到的阻力。肌张力是维持身体各种姿势及正常运动的基础。检查时嘱老人肌肉放松，通过触摸感受肌肉的硬度及被动屈伸肢体感知阻力来进行判断。肌张力异常包括肌张力增高和肌张力减退。

① 肌张力增高：表现为肌肉较硬，被动运动时阻力增加，关节活动范围缩小。

有以下两种表现。a. 痉挛性：被动运动开始时阻力大，结束时变小，称为折刀样肌张力增高。见于锥体系病变。b. 强直性：表现为强直性肌张力增高，伸肌与屈肌张力均增高，向各方向被动运动时阻力均匀，也称为铅管样强直。如同时伴有震颤，则可出现齿轮样肌张力增高，称为齿轮样强直。见于锥体外系病变。评估肌张力增强的程度可使用改良 Ashworth 量表（modified Ashworth scale，MAS），见表 4-7。

表 4-7　改良 Ashworth 量表

等级	肌张力	评定标准
0 级	肌张力不增加	被动活动患侧肢体在整个范围内都无阻力
1⁻ 级	肌张力轻度增加	被动活动患侧肢体在终末端有轻微阻力
1⁺ 级	肌张力轻度增加	被动活动患侧肢体时，在前 1/2 ROM 中有轻微的"卡住"感觉，在后 1/2 ROM 中有轻微阻力
2 级	肌张力较明显增加	被动活动患侧肢体在大部分 ROM 内均有阻力，但受累部分仍能较容易地活动
3 级	肌张力严重增加	被动活动患侧肢体在整个 ROM 内均有阻力，活动比较困难
4 级	肌张力高度增加	患侧肢体僵硬，阻力很大，受累部分不能屈伸，被动活动十分困难

注：ROM 指关节活动度（range of motion）。

② 肌张力减退：表现为肌肉松弛柔软，被动运动阻力减弱或消失，关节活动范围扩大。见于周围神经疾病、小脑病变、脑卒中软瘫期等。

（3）关节活动度评估　关节活动度又称关节活动范围，是指关节运动时所通过的运动弧度或转动的角度。关节活动度分为主动关节活动度和被动关节活动度。主动关节活动度（active range of motion，AROM）是指关节运动时通过人体自身的主动随意运动而产生。被动关节活动度（passive range of motion，PROM）是指关节运动时通过外力而产生。当关节的解剖结构、肌肉力量或关节周围软组织的性质发生病理改变如关节水肿、疼痛，肌肉痉挛、短缩，关节囊及周围组织的炎症及粘连、皮肤瘢痕等发生时，关节活动范围即受到影响。

① Fugl-Meyer 关节活动度评估（表 4-8）。

表 4-8　Fugl-Meyer 关节活动度评估

项目		活动度			疼痛		
		活动度只有几度(0分)	被动关节活动受限(1分)	被动关节活动度正常(2分)	在关节活动范围内或整个活动过程中疼痛(0分)	有些疼痛(1分)	无疼痛(2分)
肩关节	屈曲						
	外展90°						
	外旋						
	内旋						
肘关节	屈曲						
	伸展						
腕关节	屈曲						
	伸展						
指关节	屈曲						
	伸展						
前臂	旋前						
	旋后						
髋关节	屈曲						
	外展						
	外旋						
	内旋						
膝关节	屈曲						
	伸展						
踝关节	背屈						
	跖屈						
足	外翻						
	内翻						

②仪器测量：常使用量角器、皮尺等进行测量，必要时可用X线或摄像机拍摄后进行计算分析。

4. 注意事项

（1）由经过培训的评估人员实施评估。

（2）评价过程中要穿着舒适的衣物和鞋子，避免影响关节的活动。

（3）有关节疼痛时，需按疼痛评估规范评估并作记录，评估时需动作轻柔。

（4）做好跌倒、坠床等意外事件的防护措施。

（5）作适当的动员，使受试者积极合作，并处于适当的兴奋状态，可作简单的准备活动。

（6）规定适当的测试时机，在锻炼后、疲劳时或饱餐后不作评定。

（7）评估者要熟悉关节的解剖位、中立位和关节的运动方向。

三、案例

1. 案例基本情况

老人，陈某某，男性，73 岁，半个月前因突发言语含糊、右侧肢体无力入院。入院诊断：脑出血、高血压病、高脂血症。经积极治疗、康复，病情好转拟转社区养老机构，现仍有言语含糊、右侧肢体偏瘫，可在辅助下步行。

既往史：有高血压病史 30 余年，使用硝苯地平控释片治疗，血压控制欠佳；高脂血症 5 年，未规律服药；无手术史，无药物、食物过敏史。

个人史：有吸烟史，每天 2 包；有饮酒史，已戒 10 年；低盐、低脂饮食。

婚育史：老人丧偶，育有 2 子，儿子体健。

家族史：父亲有高血压病史，因脑出血去世，无传染病史。

体格检查：体温 36.5℃，脉搏 71 次/min，呼吸 18 次/min，血压 141/83mmHg，神志清楚，语言表达欠佳，定向力、记忆力、理解力正常，右上肢肌力 3 级，右下肢肌力 4 级。睡眠可，大小便正常。

2. 评估

（1）肌力　左侧肢体肌力正常，右上肢肌力 3 级，右下肢肌力 4 级。
（2）肌张力　右侧肢体 1^+ 级。
（3）关节活动度　正常。

3. 照顾措施

（1）告知老人运动功能障碍出现的原因及康复方法，给予老人支持和鼓励，增进康复的信心。

（2）协助老人遵医嘱服用改善循环、营养神经、降血压等的药物，预防脑出血再发，促进肌力恢复。

（3）指导老人采取正确的卧姿，偏瘫侧肢体置于功能位。

（4）积极进行右侧偏瘫肢体康复训练，包括关节活动度训练、肌肉牵伸训练、肌力训练、转移训练、步态训练等，提高站立位平衡和步行能力。

（5）指导老人进行力所能及的日常生活活动能力训练。如穿衣先穿患侧，再穿健侧；脱衣先脱健侧，再脱患侧。

（6）保持老人活动区域地面清洁、干燥，清除障碍物，提供安全的活动环境；训练过程中注意安全，预防跌倒风险。

第五节
步态障碍评估

步态是指走路时所表现的姿态。正常步态的形成需要中枢及周围神经系统、肌肉骨骼系统、心血管系统、视觉系统等多系统的共同参与，步态异常是不同系统或不同疾病的共同结果。步态障碍易导致跌倒、外伤，产生抑郁等心理问题，严重影响患者的生活质量和社会功能。

步态的重要指标：

（1）步行周期　是指人在行走时，以一侧足跟着地到该侧足跟再次着地为止所用的时间。包括支撑相（60％）和摆动相（40％）。

（2）步长　行走时一侧足跟着地到紧接着的对侧足跟着地之间的距离，正常为50～80cm。

（3）跨步长　同侧足跟（或足尖）着地到该侧足跟（或足尖）再次着地之间的距离，又称步幅，正常为100～160cm。

（4）步宽　行走中两足跟中点之间的平行距离，正常为（8±3.5）cm。

（5）步频　单位时间内行走的步数，正常人平均自然步频为95～125步/min左右。

（6）步速　单位时间内行走的距离，正常人平均自然步速为1.2m/s。

因目前尚无大数据的关于老年人步行周期、步长、步速等的研究，上述结果为正常成年人的数据，老年人在此基础上均有所减少。

一、影响因素

关节畸形、足或踝内翻、足或踝外翻、拇趾背伸等骨关节因素；肌力异常、平衡能力异常、协调能力及肌张力异常、感觉功能及空间认知功能异常、中枢控制异常等神经肌肉因素；还包括疼痛和关节松弛等其他因素。

二、评估

1. 评估目的

（1）评估老年人是否存在异常步态以及步态异常的性质和程度。

（2）为分析异常步态原因和矫正异常步态，制定治疗方案、照护措施提供相应的依据。

（3）评估康复治疗的效果。

（4）评估老年人跌倒、坠床等的发生风险。

2. 评估内容

评估和观察的要点主要是步行的周期（时相、左右对称性、行进稳定和流畅性）、步行的节奏（匀称、速率）、肩/臂（塌陷或抬高、活动度）、躯干（前屈或侧屈、扭转、摆动）、骨盆（倾斜、扭转）、膝关节（屈曲、伸直、关节稳定性）、踝关节（背屈、跖屈、下垂、内翻、外翻、关节稳定性）、足（着地情况、两足间距）等影响关节活动的因素。

3. 评估方法

（1）临床观察　对步态的描述性评价，根据老年人行走时的步态表现进行简单的判断。如正常步态、偏瘫步态、截瘫步态、帕金森样步态（小碎步、慌张步态、冻结步态等）、共济失调步态（感觉性共济失调步态、小脑性共济失调步态）、小心步态、肌张力障碍步态、舞蹈步态、跨阈步态、鸭步、减痛步态、精神障碍性步态、卧床或轮椅等。

（2）量表评估

① Tinetti 平衡与步态量表（表 4-9）：该量表（Tinetti performance oriented mobility assessment，Tinetti POMA）中的步态测试部分有 8 个项目，满分 12 分。得分越高，提示步态越好，可作为老年人跌倒风险和神经系统疾病评估的工具。

表 4-9　Tinetti 平衡与步态量表（步态测试）

评估项目		评分标准	得分/分
1. 起始步态(指令后立即开始)		0 分＝有迟疑，或须尝试多次方能启动	
		1 分＝正常启动	
2. 抬脚高度	a. 左脚跨步	0 分＝脚拖地，或抬高大于 1～2in	
		1 分＝脚完全离地，但不超过 1～2in	
	b. 右脚跨步	0 分＝脚拖地，或抬高大于 1～2in	
		1 分＝脚完全离地，但不超过 1～2in	
3. 步长	a. 左脚跨步	0 分＝跨步的脚未超过站立的对侧脚	
		1 分＝有超过站立的对侧脚	
	b. 右脚跨步	0 分＝跨步的脚未超过站立的对侧脚	
		1 分＝有超过站立的对侧脚	
4. 步态对称性		0 分＝两脚步长不等	
		1 分＝两脚步长相等	
5. 步伐连续性		0 分＝步伐与步伐之间不连续或中断	
		1 分＝步伐连续	
6. 走路路径(行走大约 3m 长)		0 分＝明显偏移到某一边	
		1 分＝轻微/中度偏移或使用步行辅具	
		2 分＝走直线，且不需辅具	
7. 躯干稳定		0 分＝身体有明显摇晃或需使用步行辅具	
		1 分＝身体不晃，但需屈膝或有背部弯曲或张开双臂以维持平衡	
		2 分＝身体不晃，无屈膝，不需张开双臂或使用辅具	

评估项目	评分标准	得分/分
8. 步宽(脚跟距离)	0＝走路时两脚足跟几乎相碰 1＝两脚跟分开	
总分：＿＿＿＿＿＿分		

② 其他量表：Tinetti 运动试验（Tinetti mobility test，TMT），能够反映个体静态、动态的平衡能力和步态功能。共济失调等级量表（scale for the assessment and rating of ataxia，SARA）内容涵盖步态评估、站姿评估、坐姿评估、构音不良、手指追踪试验、指鼻试验、快速轮替试验以及跟-膝-胫试验共 8 个测试项目。Berg 平衡量表、统一帕金森病评定量表（unified Parkinson′s disease rating scale，UPDRS）等专病评估量表。

（3）仪器测量　包括简易的人工测量和步态分析仪测量。简易的人工测量主要是通过无障碍物的步道和计时器测量步速。步态分析仪可利用电子角度计、肌电图、高速摄影、三维动作捕捉、压力测试等设备，通过运动学参数、动力学参数、电生理学参数进行客观、细致的步态特征描述。

4. 注意事项

（1）由经过培训的评估人员实施评估。

（2）熟练掌握各方法的具体操作步骤，如是否可以使用助步器。

（3）如可使用助步器，需要根据老年人的习惯进行提供。

（4）评估过程中要注意防护，防止跌倒等意外发生。

三、案例

1. 案例基本情况

老人，赵某某，男性，69 岁，确诊帕金森病 10 年。近半月来，出现夜间不能自主翻身，早晨无法独自起床，肢体活动不灵便，行动较缓慢，双上肢摆臂运动较少。自诉经常越走越快，止不住步。

既往史：有糖尿病病史 20 年，现予胰岛素注射控制血糖，自诉血糖控制不佳；有胆囊炎、前列腺增生病史，无手术史，无药物、食物过敏史。

个人史：生于原籍，有吸烟史 30 年，每天 1 包，已戒 10 年。

婚育史：已婚，育有 1 子 2 女，子女体健。

家族史：无家族性遗传病病史，否认传染病史。

体格检查：体温 36.6℃，脉搏 68 次/min，呼吸 18 次/min，血压 101/67mmHg；神清语利，睡眠可，定向力、记忆力、理解力可，大小便正常，四肢肌力正常。

2. 评估

临床观察：老人行走时躯体不自主前倾，为了保持重心在两脚之间出现快速且细小的步伐，为慌张步态。

Tinetti 平衡与步态量表评估得 4 分，存在步态障碍。

3. 照顾措施

（1）协助老人遵医嘱按时按量服药，控制症状进展。

（2）指导老人进行康复训练，训练过程中注意安全，预防跌倒风险。

① 放松训练：如深呼吸或想象放松法，进行有节奏的躯干旋转和按摩可缓解僵硬的肌群。

② 姿势训练：重点为躯干屈曲姿势的矫正，可借助姿势镜进行抗重力伸展训练。

③ 平衡训练：包括坐位和站立位平衡训练等。

a. 坐位平衡训练：

一级平衡训练：老人坐位，手置于身体两侧或大腿上，通过协调躯干肌肉保持身体直立。

二级平衡训练：老人保持坐位，独立完成身体重心转移、躯干屈伸、左右侧屈及旋转运动。

三级平衡训练：老人坐位，胸前双手抱肘，训练者施加外力破坏老人坐位的稳定，诱发头部或躯干向身体中线的调整反应。

b. 站立位平衡训练：

一级平衡训练：老人下肢支撑体重保持站立位，必要时训练者用双膝控制患者下肢；开始时两足间距较大，以增加稳定性，独立站立后逐步缩小两足间距，减少支撑面。

二级平衡训练：老人保持站立，独立完成身体重心转移、躯干屈伸、左右侧屈及旋转运动，并保持平衡。

三级平衡训练：老人在站立姿势下，训练者施加外力推拉，让老人保持身体平衡。

④ 步态训练：重点在不矫正躯干前倾姿势，改善由于追赶重心所致的慌张步态。行走时抬头挺胸，足跟先着地，可借助姿势镜进行原地高抬腿踏步和双上肢摆臂训练。

（3）保持老人活动区域地面清洁、干燥，清除障碍物，提供安全的活动环境。

（4）告知老人步态障碍出现的原因，给予老人支持和鼓励，增进康复的信心。

第六节
视力障碍评估

视力障碍是指因年老视觉器官老化或眼疾等原因，视觉功能受到一定程度的损害，在一定距离分辨物体细节能力减退的现象，丧失了部分视力，种类包括视觉敏锐度降低及视野受损。视力障碍是眼科最主要的症状，严重影响老年人的生活质量。

一、影响因素

导致视力损害继而出现视力障碍的病因较多，在不同的年龄段中，导致视力损害的原因也有所不同。

（1）由于眼部急性缺血引起组织损伤，常见于视网膜脱离、玻璃体积血、黄斑病变、缺血性视神经病变等，可引起无痛性视力突然下降。

（2）由于眼部活动性炎症或外伤引起，常见于眼外伤、角膜炎、结膜炎、急性闭角型青光眼、虹膜睫状体炎等，可引起急性疼痛视力下降。

（3）不伴有疼痛，由于视力逐渐下降长达数周、数月至数年，常见于白内障、屈光不正、玻璃体混浊等，可引起慢性视力下降。

（4）视力下降，眼底正常，多见于球后视神经炎等。

（5）一过性视力下降，多见于体位性低血压、视网膜中央动静脉痉挛等。

（6）其他。如强烈的日光照射、严重的腹泻、营养不良、吸烟、服用类固醇或阿司匹林药物以及遗传等因素。

二、评估

1. 评估目的

（1）评估老人是否存在视力障碍和视功能障碍以及障碍的程度，是否需要进一步的眼科专科检查。

（2）判断视力障碍导致跌倒等的发生风险。

（3）为制订照护措施提供依据。

2. 评估内容

（1）视力、视功能。

（2）观察眼睑、结膜、角膜外观是否正常；瞳孔对光反应是否灵敏。

（3）询问和评估老年人有无青光眼、白内障、黄斑变性、视网膜病变等既往史和现病史。

3. 评估方法

（1）视力表检查　Snellen 视力表是最常用的视力损害筛查方法，嘱老年人佩戴眼镜（若有配备）进行筛查。若不能辨别大于 20/40 的字母则建议进一步进行眼科检查。或直接嘱其在特定距离（35.56cm）处观看 Jeager 或 Rosenbaum 视力卡进行筛查。

（2）读报视力评估　参照《中华人民共和国民政行业标准》的"老年人能力评估"。若老人平日戴老花镜或近视镜，应在佩戴眼镜的情况下评估。

0 分，能看清书报上的标准字体。

1 分，能看清楚大字体，但看不清书报上的标准字体。

2 分，视力有限，看不清报纸大标题，但能辨认物体。

3 分，辨认物体有困难，但眼睛能跟随物体移动，只能看到光、颜色和形状。

4 分，没有视力，眼睛不能跟随物体移动。

评价标准：0 分，视力正常；1 分，低视力；2～3 分，盲；4 分，完全失明。

（3）视觉功能评估（表 4-10）。

表 4-10　视觉功能评估方法

序号	问题	评分标准		得分/分
		否	是	
1.	你走路、看东西、阅读、看电视有困难吗（即使佩戴眼镜）	1 分	0 分	
2.	看东西时觉得有东西遮挡或视物有缺损	1 分	0 分	
3.	看东西时实物变形、扭曲	1 分	0 分	

总分：＿＿＿＿＿＿分

评价标准：总分为 3 分。≤1 分：视功能差；2 分：视功能较差；3 分：视功能良好。如第一题回答"是"，说明视力有问题，应考虑是否有白内障等病变；如第二题回答"是"，说明视力、视野有问题，应考虑是否有白内障、青光眼等病变；如第三题回答"是"，应考虑是否有黄斑变性、视网膜病变。

（4）Amsler（阿姆斯勒）方格表检查　阿姆斯勒表（Amsler grid）是马克·阿姆斯勒（Marc Amsler）在 1950 年发表的检测和跟踪黄斑病变的表格。该表格 10cm×10cm，包含 400 个方格，较为常用的两种分别是原始的白线黑背景表格和黑线白背景表格，中间点作为注视目标。步骤：①把方格表放在视平线 30cm 的距离，光线要清晰及均匀；②如果有老花或者是近视人士，需要佩戴原有眼镜进行测试；③用手盖着左眼，右眼凝视方格表中心白点；④重复步骤①～③检查左眼。检查时可以根据表 4-11 来发现中心视野的异常。检查时用单眼看图，如方格有变形、缺失等变化则考虑有黄斑病变的可能，但确诊疾病还需要眼科医生借助眼科的其他检查手段。

表 4-11 Amsler 检查问题

问　　题	评定标准		得分/分
	有	无	
1. 能看见格子中央的白点(或黑点)吗			
2. 能看见表格四周的角吗或能看见整个表格吗			
3. 能看见所有小方格吗或有些小方格前面有纱幕吗			
4. 所有格子都是正方形吗? 大小一样吗			
5. 在注视点(中央黑/白点)和缺损之间留有多少个小方格			
6. 线条有震动、变色、闪光吗			

（5）专科检查　眼科远近视力检查，眼压检查，眼科裂隙灯、前置镜检查，眼底检查，以及使用验光、眼底彩像等眼科仪器检查。

4. 注意事项

（1）评估前向老年人及其家属说明目的和步骤，取得理解和配合。

（2）检查室光线要适度，以偏暗为宜。

（3）当使用视力表时，应避免光源出现在老年人视野内。

（4）选择合适的时机进行评定，避免在老年人心情不佳、感冒、发热等情况下评估。

三、案例

1. 案例基本情况

老人，女性，72 岁，有 10 多年糖尿病史。自述近一年来左眼视力下降、视物模糊，眼前有暗影，原来佩戴合适的眼镜变得看不清楚了，看电视也觉得非常吃力。发病后左眼无红、肿、胀、痛，无头痛、恶心、呕吐等症状。老人认为是老花眼，未予重视，自行到路边摊买了老花镜。但是近期老人左眼视物模糊症状加重，看东西时总觉得被眼前固定不动的暗影挡住了，遂来眼科就诊。眼科检查：VOD，4.7；VOS，指数/1m。完善眼科检查后以"左眼白内障"收治入院，入院后在局麻下行"左眼白内障囊外摘除＋人工晶体植入术"。

2. 视觉功能评估

患者视觉功能评估见表 4-12。

表 4-12 患者视觉功能评估

序号	问题	评分标准		得分/分
		是	否	
1.	你走路、看东西、阅读、看电视有困难吗(即使佩戴眼镜)	0 分	1 分	0
2.	看东西时觉得有东西遮挡或视物有缺损	0 分	1 分	0
3.	看东西时实物变形、扭曲	0 分	1 分	1

总分：1

评估结果：1分，视功能差。说明老人视力、视野有问题。

3. 照护措施

（1）在生活中要关注老人的视力变化，一旦发现老人出现视力下降、视物模糊等情况，需及时就诊，进行规范治疗。

（2）老人佩戴老花镜需到正规的机构验光配镜。

（3）积极治疗内科疾病如糖尿病，避免导致眼部并发症。

（4）帮助老人克服心理上的恐惧，及时进行手术治疗，改善视觉质量，提高生活质量。

（5）术后保持眼部清洁，毛巾要与家人分开使用，做好日常杀菌和消毒处理。术后三周内洗脸、洗头切勿让脏水溅入眼内（糖尿病患者时间适当延长），不要用力揉眼睛，避免眼球感染。

（6）告知老人注意合理用眼，防止眼睛干涩，避免长时间在昏暗的环境中阅读和工作，减少电子产品的使用时间，避免用眼疲劳。

（7）合理膳食，避免辛辣刺激，多吃对眼睛有益的食物，如富含维生素、蛋白质的食物，保持大便通畅。

（8）适当锻炼身体，避免过度劳累。老人应选择白天进行适当活动，以方便周围人群对其保护及关照。户外运动应避免强光的刺激，外出时可以佩戴眼镜。

（9）增强体质，预防感冒、上呼吸道感染，避免用力咳嗽。

（10）为老人提供一个安全及舒适的生活空间，在室内及室外提供适当的照明，预防老人跌倒及眼外伤。

（11）对老年低视力患者进行康复训练时，多给予鼓励，树立老人疾病恢复的信心。

（12）遵医嘱点眼药和服药，按时复查。如果出现视力突然降低或者眼睛红肿疼痛等症状时，要尽早到眼科就诊。

第七节
听力障碍评估

听力障碍（dysaudia）是指听觉系统中的传音、感音以及对声音进行综合分析的各级神经中枢发生器质性或功能性异常，而导致听力出现不同程度的减退。只有听力严重减退才称为聋，其表现为老年人双耳均不能听到任何言语；而听力损失未达到此严重程度者，则称为听力减退。老年性聋（elderly presbycusis）是指由年龄的增长而引起听觉器官的衰老和退变导致的听力下降、高频音的听觉困难和语言分辨能力差的感应性聋。其中需排除噪声、耳毒性药物和耳部器质性疾病等原因，进展程度受内在基因和外在环境等多种因素的共同影响。听力损失是老年人身体功能衰退的常见表现之一，不仅会导致听觉言语交流障碍，还能引发虚弱感、孤独感、猜疑感、焦虑、抑郁等精神心理问题和社会隔离现象。

一、影响因素

（1）遗传因素　老年性聋的发病年龄、发展速度及进展形式等方面存在个体差异，很大程度上取决于遗传因素，即遗传易感性。遗传易感性的存在使得易感者对环境危险因素敏感，如噪声、耳毒性药物等，接触同样环境因素，可产生老年性聋年龄提前、听力下降程度加重等表现。

（2）疾病影响因素　神经精神因素、认知功能障碍、内分泌及代谢性疾病、心脑血管疾病等，听力障碍轻重与动脉硬化程度呈正相关。

（3）药物因素　链霉素、庆大霉素、卡那霉素等氨基糖苷类抗生素、抗肿瘤药物、髓袢利尿药、水杨酸盐类等具有一定耳毒性的药物。

（4）其他　遗传、噪声、环境污染、精神创伤、缺少锌元素等，其中60岁以上老年人耳蜗内锌的含量偏低，影响耳蜗的功能，进而导致听力减退。

二、评估

1. 评估目的

（1）评估老人听力障碍的程度。

（2）根据听力障碍程度为老人制订个体化的照护措施。

2. 评估内容

（1）自我评定。

（2）简易筛查方法。

（3）老年听力障碍筛查表。

3. 评估方法

（1）自我评定　请老年人根据日常生活中的经验对自身听力状态进行评价，以初步判断是否存在听力损失。筛查的问题详见表4-13。肯定或模棱两可的回答都被视为听力损失阳性。

表 4-13　听力障碍筛查表

问题	评分标准			得分/分
	是	否	不清楚	
1. 您觉得自己听力有问题吗	1分	0分	1分	
2. 您觉得自己有听力下降吗	1分	0分	1分	
3. 您在安静的房间里听谈话有困难吗	1分	0分	1分	

由于听力下降为渐进性发展，有时老年人并未意识到听力障碍，因此即使回答阴性也不能完全排除听力障碍问题。此筛查表具有较好的参考价值，可用于做快速听力判断。

（2）简易筛查方法　轻声耳语、手指摩擦以及手表嘀嗒声都可以作为听力筛查手段，但老年人有时能"听到"却不能"理解"声音，因此轻声耳语试验被推荐为简单有效的听力筛查方法。检查前排除耳垢阻塞或中耳炎，检查者可分别在老年人无法注视到的每个耳侧 15～30cm 处轻声说出 3～6 个数字让其辨别；若不能回答半数以上的数字就被认为存在听力障碍，可进一步进行专科检查并评估使用助听器的必要性。

（3）老年听力障碍筛查表（hearing handicap inventory for the elderly-screening version，HHIE-S）　该量表用于评价听力障碍对老年人情绪和社会功能的影响情况（表 4-14），共包含 10 个问题，其中 5 个问题与情绪有关，5 个问题与社会功能有关。总分为 40 分，得分越高表明听力障碍的影响越大；0～8 分为听力正常，>10 分建议专科就诊。该量表在体现生活质量上更具有优势。

表 4-14　老年听力障碍筛查表

问题	评分标准/分			得分/分
	A. 是	B. 否	C. 有时	
1. 当你遇见陌生人时,听力问题会使你觉得难堪吗	4	0	2	
2. 和家人谈话时,听力问题使你觉得难受吗	4	0	2	
3. 如果有人悄声和你说话,听起来困难吗	4	0	2	
4. 听力问题给你带来一定残疾吗	4	0	2	
5. 当你访问亲友时,听力问题会给你带来不便吗	4	0	2	
6. 因听力问题,你经常不愿意参加公众聚会吗	4	0	2	
7. 有因听不清楚使您与您的家人吵架吗	4	0	2	
8. 当看电视和听收音机时,听力问题使你有聆听困难吗	4	0	2	
9. 听力问题是否影响、限制和阻挠你的社会活动和生活	4	0	2	
10. 在餐馆和亲朋吃饭时,听力问题让你感到困惑吗	4	0	2	

（4）其他评估方法　如音叉试验、纯音听力计检查法、耳声发射检查法或使用手机测听软件筛查等新型家庭式的听力筛查方式记录老年人听力的变化情况。

4. 注意事项

（1）在进行听力评估前向老年人及其家属认真讲解听力筛查的意义和方法。

（2）评估的环境应保持安静，避免交谈，关闭一切通信设备，避免出现噪声。

（3）听力损失高危者，要定期进行体检和治疗。

三、案例

1. 案例基本情况

老人，男性，77 岁，身体一向硬朗，与子女居住，家庭幸福美满，有 30 多年吸烟史。近 4 年来老人双侧耳朵听力越来越差，与家人的交谈逐渐感到困难，遇到不熟悉的人和老人轻声谈话，老人听起来觉得非常吃力，有时也倍感难堪。现在与家人沟通基本上需要看嘴型和用写字板写字。老人觉得自己给家人带来了很多麻烦，最近也越来越不爱说话了，总是喜欢一个人待在房间里，不愿意外出活动，也不愿意参加家庭聚会，因为老人觉得与人交谈很不方便。家属陪老人到医院就诊，医生仔细询问病史，进行了详细的听力学检查后，发现老人的病是与年龄相关的感音神经性聋，简称老年性聋，双耳听力达到 65dB 左右。医生建议佩戴助听器。

2. 评估

（1）老年听力障碍筛查（HHIE-S） 见表 4-15。

表 4-15　患者老年听力障碍筛查（HHIE-S）

问题	评分标准/分			得分/分
	A. 是	B. 否	C. 有时	
1. 当你遇见陌生人时,听力问题会使你觉得难堪吗	4	0	2	2
2. 和家人谈话时,听力问题使你觉得难受吗	4	0	2	2
3. 如果有人悄声和你说话,听起来困难吗	4	0	2	4
4. 听力问题给你带来一定残疾吗	4	0	2	0
5. 当你访问亲友时,听力问题会给你带来不便吗	4	0	2	4
6. 因听力问题,你经常不愿意参加公众聚会吗	4	0	2	4
7. 有因听不清楚使您与您的家人吵架吗	4	0	2	0
8. 当看电视和听收音机时,听力问题使你有聆听困难吗	4	0	2	4
9. 听力问题是否影响、限制和阻挠你的社会活动和生活	4	0	2	4
10. 在餐馆和亲朋吃饭时,听力问题让你感到困惑吗	4	0	2	4

（2）老人的听力障碍筛查得分 　2＋2＋4＋4＋4＋4＋4＋4＝28(分)。

3. 照护措施

（1）教会老人使用助听器。开始时，用小音量，先在安静的地方使用，待习惯后，再移到轻度噪声处使用。可让老人先听自己的声音，再听别人的声音。

（2）训练说话。教会老人大声、清晰、慢慢地讲话，交谈不清时，可用笔交谈。

（3）控制谈话环境，尽量在安静的环境中谈话，缩短谈话距离。交谈前先正面进入老年人的视线，轻拍老年人引起注意。跟老人交谈时说话要清楚，语速要慢，不高声喊叫，使用短句表达意思。

（4）保持饮食均衡，减少高脂饮食的摄入。

（5）重视老人的用药情况，要慎重使用损害听神经的药物。

（6）鼓励老人适当锻炼。通过锻炼，改善全身血液循环，以改善内耳的营养供应。

（7）为老人创造安静舒适的生活环境，远离噪声。长期处于噪声环境，会让听力明显下降。

（8）避免老年人用耳勺、火柴棒等挖耳朵，谨防耳道损伤、感染。耳道奇痒难忍时，照顾者使用棉签浸入少许酒精或甘油，轻拭耳道。

（9）帮助老人戒除烟瘾。烟中的尼古丁，可直接损害听骨、听细胞及神经中枢。

（10）经常与老人沟通，给予老人更多的关爱，帮助老人保持轻松愉快的良好心境。

第八节
吞咽障碍评估

吞咽为食物经口摄入并经咽腔和食管传送入胃的全过程。正常的吞咽过程包括 4 期：口腔准备期、口腔期、咽期和食管期。每期都需要相关器官协调配合，任何环节出现障碍均会导致吞咽困难。狭义的吞咽障碍指多种原因所致口咽部及食管结构与功能异常而造成的，不包括认知及精神心理因素所致行为异常引起的摄食吞咽障碍。吞咽障碍的发生会增加老年人误吸、肺部感染、营养不良、再次脑卒中及死亡的发生率，严重影响患者的生存质量，增加家庭及社会负担。

一、影响因素

老年人吞咽障碍与多种因素相关，多数与神经系统老化及疾病相关。

（1）神经系统疾病　老年人吞咽障碍常由脑卒中、帕金森病和老年性痴呆症等神经系统疾病引起。

（2）类风湿性疾病　如硬皮病、干燥病等，也可能因为内脏器官硬化及萎缩、唾液分泌减少等影响吞咽。

（3）梗阻性病变　咽、喉、食管腔内的炎性肿胀、较大异物、灼伤致瘢痕性狭窄，口腔、咽、喉、食管肿瘤等以及口腔周围的肿块等压迫影响吞咽功能。

（4）其他　精神性疾病老年人治疗用药，可引起锥体外系反应等不良反应，出现肌张力障碍，影响口腔吞咽协调；抗组胺药、抗胆碱能药等可能通过影响口腔唾液分泌而影响吞咽；侵入性治疗措施如气管切开、气管插管、头颈部手术；头颈部意外事故、颈部化疗或放疗也可使住院老年人吞咽障碍的发生率增加；虚弱、过量饮酒等也可能影响老年人吞咽。

二、评估

1. 评估目的

（1）评估老人吞咽障碍的程度。

（2）判断老人的误吸风险。

（3）确定是否需要选择其他营养途径支持。

（4）为制订康复治疗方案和照护措施提供依据。

2. 评估内容

主要是通过摄入水、蜂蜜和糖浆等不同黏度的液体，在进食的过程中观察老年人的精神意识状态、呼吸状况、口腔内控制食物情况、吞咽动作协调性、进食前后音质变化、咳嗽情况、进食姿势选择、食物质地选择及代偿方法等。

3. 评估方法

（1）临床观察　通过观察老年人的全身状况如生命体征、营养及皮肤情况等，以及口腔卫生状况，意识水平，脑的高级功能（记忆、智力、语言、情感、知觉、运用、注意力），对口腔器官、咽、喉及食管结构、运动、感觉和反射等的体格检查结果判断是否存在吞咽障碍的风险。

（2）仪器评估　床旁评估有一定局限性。仪器评估不仅更客观，而且还能帮助临床进一步明确诊断。

① 电视透视下吞咽功能检查：是评价和诊断吞咽障碍的"金标准"。通过 X 线透视观察，服用不同浓度的钡剂，观察其经过口腔期、咽期及食管期的异常征象；能记录全过程，评估吞咽障碍的性质和严重程度，为治疗方案提供科学依据。缺点是因辐射较大，不能进行床旁评估，且需要专业人员操作。

② 纤维内镜下吞咽功能检查：老年人在局麻下吞咽不同黏度的适量食物，通过光纤内镜观察舌、软腭、咽、喉的结构和吞咽功能（食物残留或误吸情况等）。缺点是不能记录全过程，无法观察到口腔期、舌骨喉复合体的协调性运动和食管期食物经过时的变化。

③ 超声检查：利用超声对舌骨运动进行定量测量，通过评估舌骨的运动判断吞咽功能。在观察吞咽相关器官协调性运动动态方面较好。

④ 其他类型检查：脉冲血氧定量法是以饮水后 2min 内动脉血氧饱和度水平下降≥2％作为评判标准。测压检查是使用带有环周压力感应器的测压导管，定量分析咽部和食管压力来判断。表面肌电图是通过监测吞咽相关肌肉运动时的肌电活动信息进行判定。

（3）量表评估

① 洼田饮水试验（表 4-16）：是日本学者洼田俊夫提出的，主要是嘱老年人端坐位饮 30ml 水，观察有无呛咳、所需时间及饮水状况等，将吞咽障碍分为 5 级。缺点是只能反映液体误吸，适用于显性误吸的老年人，且过度依赖主观感受。做饮水试验时，不要告诉病人，以免病人紧张，影响试验分级。

表 4-16　洼田饮水试验

分级	评分标准	处理
Ⅰ级	无呛咳一次喝完	无需处理
Ⅱ级	无呛咳两次以上喝完	无需处理
Ⅲ级	一次喝完,但有呛咳	指导自行吞咽功能训练
Ⅳ级	两次以上喝完,有呛咳	吞咽功能训练及指导自行吞咽功能训练
Ⅴ级	呛咳不断,难以全部喝完	留置胃管

② 进食评估问卷调查工具-10（表 4-17）：该量表（the eating assessment tool-10，EAT-10）是由 Belafsky 等提出来的，主要包括吞咽障碍症状、临床特点、心理状况和社交影响这四个方面内容。该量表使用方便，护士和老年人容易掌握，老年人进行自评也具有可行性，一般可在 2min 内完成。除吞咽障碍的筛查之外，还可用来评价老年人的治疗和恢复情况。总分 40 分，如果 EAT-10 的每项评分均超过 3 分，该老年人可能在吞咽的效率和安全方面存在问题，建议作进一步的吞咽检查和/或治疗。

表 4-17　进食评估问卷调查工具-10

项目	评分标准/分					得分/分
	没有	轻度	中度	重度	严重	
1. 我的吞咽问题已经使我的体质量减轻	0	1	2	3	4	
2. 我的吞咽问题影响到我在外就餐	0	1	2	3	4	
3. 吞咽液体费力	0	1	2	3	4	
4. 吞咽固体食物费力	0	1	2	3	4	
5. 吞咽药片(丸)费力	0	1	2	3	4	
6. 吞咽时疼痛	0	1	2	3	4	
7. 我的吞咽问题影响我享用食物时的感觉	0	1	2	3	4	
8. 我吞咽时有食物卡在喉咙里的感觉	0	1	2	3	4	
9. 我吃东西时会咳嗽	0	1	2	3	4	
10. 我吞咽时感到紧张	0	1	2	3	4	

总分：＿＿＿＿＿＿＿＿分

③ 反复唾液吞咽测试：是日本的才藤荣一教授于 1996 年提出来的。老年人端坐位后，检查者将示指、中指、环指分别放在患者的舌骨、喉结、气管处，然后让其尽量快速反复吞咽，观察 30s 内甲状软骨向前上方运动越过手指的次数；顺利越过即为一次吞咽，30s 内吞咽次数少于 3 次即为吞咽功能异常。此方法虽然操作过程简单、便利、无创，但不适感强烈，易造成假阳性结果。

④ 吞咽障碍 7 级评价法（表 4-18）：是日本学者才藤荣一于 1999 年在上述基础上提出来的。将吞咽困难的症状与相应的治疗方法相结合，在评定的同时可以为患者提供康复指导，不需要复杂的检查手段。

表 4-18　吞咽障碍 7 级评价法

分级	评分标准
1 级	唾液的误吸,需要持续静脉营养支持;不适合直接康复训练
2 级	食物的误吸,营养需要经脉或胃造瘘供给;必须积极配合吞咽训练
3 级	水的误吸,改变食物性状有效,但摄取的能量不足,需要其他营养途径支持;应接受吞咽训练
4 级	机会误吸,通过一口量控制、进食姿势调整和吞咽代偿手法等可有效预防误吸;需要配合吞咽训练
5 级	口腔的问题,必须对食物形态进行加工,进食时需他人指导和监督;应加强吞咽康复训练
6 级	轻度问题,可将食物制成软食,酌情进行康复训练
7 级	正常范围,不需要康复治疗

吞咽障碍 1～3 级者:指导老年人或家属学习间歇性经口放置胃管的操作。首先由护士讲解间歇性置管的操作流程并示范,然后指导老年人自行置管(不能自行置管者由家属协助置管),通过实际操作的指导,对照宣教手册进行培训;确认老年人与家属能够配合完成操作及掌握重点步骤后,才允许老年人及其家属自行置管。

吞咽障碍 4～6 级者:给予摄食指导,包括环境,餐具,食物的温度、口感、性状、质地、黏度、营养,进食体位等,需严密注意老年人摄食过程中进食的速度、耐力,有无呛咳发生及呼吸和发音的变化。指导老年人使用凝固粉,使水或果汁改变成蜂蜜样或果冻状,保障饮水的安全性;也可指导老年人利用间歇性置胃管的方法进行水分的补充。

吞咽障碍 7 级,能正常经口进食者:需使用营养筛查量表进行营养评定,根据结果进行相应的饮食指导及干预。

4. 注意事项

(1) 筛查与评估不只是筛查有无吞咽障碍,更重要的是评估吞咽安全性和有效性方面存在的风险及其程度。

(2) 在选择评估方法时要首先了解适应证和禁忌证。

(3) 应在老年人病情相对稳定的情况下进行评估。

(4) 进行吞咽功能的评定之前,应向老年人或家属说明评定的目的及主要内容,以获得全面的理解和配合,尤其是评估过程中可能出现的特殊情况(洼田饮水实验时,不告诉病人,以免影响分级结果)。

三、案例

1. 案例基本情况

老人周某某,男性,73 岁,2021 年××月××日下午在田地劳作时突发头晕、言语含糊、饮水呛咳、左侧肢体无力紧急就医。急诊头部 MRI 示脑桥急性梗死。血常规示：白细胞计数 6.7×10^9/L，中性粒细胞百分比 77.3%，肝肾功能、电解质、血糖、输血前四项、尿常规、粪常规基本正常。

既往史：既往有高血压病史 10 年，现服用"氨氯地平"控制血压，坚持规律监测血压；无外伤史；无手术史；无血制品输注史；无药物过敏史。

个人史：出生于原籍，有吸烟史，已戒烟 10 年，无饮酒史，饮食习惯正常。

婚育史：老人已婚，育有一子三女，家庭和睦，配偶、子女均体健。

家族史：父母去世，无家族性遗传疾病，无传染病史。家庭成员无类似病史。

体格检查：体温 36.5℃，脉搏 67 次/min，呼吸 18 次/min，血压 142/87mmHg，老人神志清楚，情绪稳定，定向力、计算力、记忆力、理解力正常。检查合作，张口幅度稍差，下颌运动正常，唇运动、舌活动欠灵活，无舌肌萎缩及舌体震颤，鼓腮无漏气，发音稍含糊不清，咽反射迟钝，悬雍垂居中，双侧软腭上抬无力，能自主咳嗽及自主清嗓。左上肢近端肌力 3 级，远端肌力 3 级，左下肢近端肌力 4 级，远端肌力 4 级，右侧肢体肌力正常，肌张力正常。发育正常，营养中等。

2. 评估

评估员利用改良洼田饮水试验对周爷爷进行评估：让周爷爷尽量取端坐位，取中立位，头前倾，微低头，第一步先嘱其做空吞咽，观察是否有吞咽动作；观察无异常则进行第二步，评估员从老人健侧用小勺喂 1～2ml 温开水，嘱其吞下；观察无异常则进行第三步，嘱周爷爷自己拿杯子一口喝下 30ml 温开水，观察周爷爷的吞咽情况。结果为：需两次以上喝完，有呛咳。吞咽功能评定为Ⅳ级。

3. 照护措施

（1）吞咽-摄食管理

① 摄食前的管理：

a. 在摄食前清洁口腔并告知老人准备进食，让老人对进食有心理准备期。

b. 提供一个安静、舒适、光线明亮的就餐环境。

c. 准备合适的食具，如小而浅的勺子，避免用吸管饮水等。

d. 根据吞咽障碍恢复的情况对液体稠度、食物质地等进行调整。先选择蛋羹、豆腐等质地均匀、不易松散的食物；然后选择稠粥、肉糜等不需要反复咀嚼的糊状食物；接下来可选择馄饨、蒸糕等需要反复咀嚼的软食；最后过渡到碎状食物或正常饮食。

e. 针对单纯饮水呛咳的老人，可以使用增稠剂改变饮品的性状，达到减少呛咳、安全进食的目的。

② 摄食时的管理：

a. 进食时，最佳姿势为坐位；不能坐位者，至少抬高床头 60°，保持颈部前屈，微低头，偏瘫侧肩部垫起。

b. 可自行进食的老人注意餐桌保持合适的高度，尽量自己使用餐具进食。

c. 喂食者应在老人的健侧进行，不要扭头，不要与其交谈，或看电视、听广播等可能干扰进食的行为；遇上咳嗽时，应立即停止喂食，把剩余在口腔内的食物取出，休息片刻。

d. 协助患者将食物放在口腔健侧，食物应放至舌中后部用匙背轻压舌部，以刺激患者吞咽；每次喂食量一般从小剂量（1～4ml）开始，逐步增加至适合的一口量；每次吞咽食物后，反复做几次空吞咽，确认完全咽下后再吃第2口；每次进食吞咽后饮极少量水（1～2ml）或漱口，有利于诱发吞咽反射，并且能去除咽部残留食物；指导老人在吞咽时颈部尽量前屈，状似点头，可避免食物溢漏入喉前庭，有利于保护气道。

e. 整个进食时间持续30～40min为宜，需细嚼慢咽，速度不宜过快。

③ 摄食后的管理：

a. 每次进食后均要进行口腔清洁；

b. 观察老人每次进食前后呼吸音、呼吸形态和疲劳程度的变化，记录进食表现及进食量，有异常情况要及时查找原因并进行相应处理；

c. 进食后30min内保持舒适的坐位姿势，不宜翻身、拍背、吸痰等操作。

（2）吞咽康复训练

① 舌的训练：指导老人用舌舔上下唇、左右嘴角，卷舌，口腔内环形运动等，每天1～2次，每次重复5～10组；若老人不能主动完成，可改为用纱布包住舌头，向前后、左右、上下各个方向进行牵拉运动。

② 脸、唇及下颌的训练：指导老人每日进行微笑、皱眉、鼓腮、伸舌训练和双侧面部的按摩；指导缩唇吹气球、吹纸条等动作；颊部可以选择冰块、牙刷等进行刺激。

③ 发音训练：指导老人发"啊""衣""乌"等音，或重复讲"爸""打""啦"等字。

④ 门德尔松手法：喉部可上抬时，先嘱其干吞咽数个，再指导老人吞咽时舌抵硬腭，屏住呼吸，将甲状软骨抬起数秒。喉上抬无力时，按摩老人的颈部，轻捏上推喉部固定5s，以促进吞咽。

⑤ 冷刺激：用棉棒蘸取少许冰水，轻轻刺激软腭、舌根及咽壁，然后嘱咐老人做空吞咽动作。冷刺激能有效强化吞咽反射，如果发生呛咳、恶心则停止刺激。

（3）心理护理

① 耐心倾听老人的诉说，伴有言语不清症状时，应鼓励其充分表达，给予支持和理解。

② 指导老人的亲人、朋友采用劝导、鼓励、支持等方法，稳定其情绪，帮助老人树立战胜疾病的信心，积极主动配合吞咽功能训练。

③ 向老人解释疾病的转归和预后，纠正错误认知，树立疾病恢复的信心，缓解老人焦虑抑郁的情绪。

④ 当其吞咽功能有改善和进步时，及时给予正性强化和鼓励，提高老人的自信心。

（4）风险事件处理

① 当发现老人发生误吸/窒息时，应立即将老人的头偏向一侧，使头前屈，给予拍背；根据误吸的食物性质进行应急处理。如果出现流质误吸，可通过刺激咳嗽、负压吸引等方法促进排出；若食物是固体且停留在咽喉壁时，可用手掏出，或利用呕吐反射将食物吐出；若固体食物已进入咽喉下，可采取海姆立克法，施救者站在患者背后双臂环抱患者，一手握拳，使拇指掌关节突出点顶住患者腹部正中线脐上部位，另一只手的手掌压在拳头上，连续快速向内、向上推压冲击 6～10 次（注意勿伤及肋骨），利用气流冲击使阻塞气管的食物排出。特殊情况需经口气管插管或气管切开。

② 发生吸入性肺炎时，需密切观察老人的生命体征、意识状态、呼吸、咳嗽反射、痰鸣音等情况，配合给予负压吸痰、体位排痰、药物治疗等。

第九节
躯体感觉功能评估

人体的感觉分为躯体感觉和内脏感觉两大类，其中躯体感觉是康复评价中最重要的部分，与老年人的日常生活活动能力密切相关。根据感受器对于刺激的反应或感受器所在的部位不同，躯体感觉又分为浅感觉、深感觉和复合感觉。浅感觉是指人体对于外界直接加于机体组织的各种刺激的主观反应，感受器在皮肤和黏膜。深感觉（因位置较深），又称本体感觉，是指肢体在不同状态（运动或静止）时产生的感觉，感受器在肌肉、肌腱、骨膜、关节。复合感觉是对各种感觉刺激整合的结果。躯体感觉的异常会增加老年人烫伤、压力性损伤等意外事件的发生率。

一、影响因素

（1）老化　老年人对于温度、压力、疼痛等的感觉减退，随着年龄的增加，对一些危险环境如过热的水、电热器具等的感知度降低，安全隐患的发生风险高。

（2）疾病因素　脑血管意外、脊髓损伤或病变等中枢神经系统病变，导致老年人出现感觉减退，严重者表现为感觉消失；臂丛神经麻痹、坐骨神经损害等周围神经病变；切割伤、压砸伤、撕裂伤、烧伤等外伤；糖尿病、雷诺病、多发性神经炎等缺血或营养代谢障碍。

（3）精神心理因素　精神障碍性疾病以及焦虑、抑郁等心理障碍疾病也会导致老年人出现感觉障碍。

二、评估

1. 评估目的

（1）评估老年人感觉障碍的类型、部位和范围。

（2）通过对评估结果的分析，判断引起老人躯体感觉异常的原因。

（3）评估躯体感觉障碍对老年人日常生活、功能活动及使用辅助具的影响及程度。

（4）评估老年人烫伤、压力性损伤等的发生风险。

（5）为制订康复治疗计划和照护措施提供依据。

2. 评估内容

（1）感觉障碍的类型

① 浅感觉：触觉、痛觉和温度觉。

② 深感觉：位置觉、运动觉和振动觉。

③ 复合感觉：实体觉、两点辨别觉、定位觉、体表图形觉等。

（2）感觉障碍的表现

① 感觉异常：指无外界刺激而出现自发的感觉，如麻木感、针刺感、温热感、触电感等，而客观检查无感觉障碍。

② 感觉倒错：指对刺激产生的错误感觉，如对触觉刺激感觉疼痛、对温热刺激感觉寒冷。

③ 感觉过敏：指对在正常人中不会引起不适觉或仅有轻微感觉的刺激产生非常强烈、甚至难以忍受的感觉。

④ 其他感觉障碍：如感觉迟钝、感觉减退及感觉缺失等。

3. 评估方法

（1）临床简易评估

① 可使用棉棒、铅笔等轻微触碰皮肤观察触觉。

② 使用测试针、大头针等的尖端和钝端刺激皮肤观察痛觉。

③ 使用温和冷的试管或水等刺激皮肤观察温度觉。

④ 位置觉的评估：嘱老人闭目，检查者将其肢体摆放成某种姿势，让老人说出所放的位置或用对侧相应肢体仿效。

⑤ 运动觉是将部分躯体在不同的空间被动移动，嘱老年人判断发生了怎样的位移。振动觉是通过击打音叉，贴于老年人肢体让其感受双侧感觉是否一致或有无不同（大小、轻重、麻木等）。

⑥ 皮肤定位觉：在老年人闭目后，用手轻触其皮肤，让其描述或用手指出被触及的部位。

⑦ 两点分辨觉：老人闭目，用分开的两脚规刺激两点皮肤，若老人有两点感觉，再缩小两脚规的距离，直到老人感觉为一点，测出两点间最小的距离。正常上臂及大腿两点最小距离为 75mm，背部为 40～50mm，前胸为 40mm，手背、足背为 30mm，手掌、足底为 15～20mm，指尖最敏感，为 3～6mm。

⑧ 图形觉：老人闭目，用铅笔或火柴棒在其皮肤上写数字或画图形（圆形、方形、三角形等），询问老人能否辨别。

⑨ 实体觉：在老年人闭目后，将日常生活中熟悉的物品放置于患者手中让其回答该物的名称、大小及形状等。

⑩ 重量觉：要求老年人将手中重量与前一重量比较或双手进行比较后说出比较轻或重的一个。

⑪ 材质辨识觉：将棉花、羊毛、丝绸等放在患者手中，让其触摸后回答材料的名称或质地。

（2）量表评估 量表在测试时需要认真区分老年人的真实情况，避免评估不够客观。另外，大多数量表不能体现老年人细微的变化。

① Fugl-Meyer 量表中的感觉功能评估（表 4-19）：包括轻触觉和本体感觉。

表 4-19　Fugl-Meyer 感觉功能评定（四肢感觉功能评定）

感觉测试	部位	初期评估	中期评估	末期评估
1. 轻触觉 评分标准： 　0分：麻木，无感觉 　1分：感觉过敏或感觉减退 　2分：正常	A 上臂			
	B 手掌			
	C 股部			
	D 足底			
2. 本体感觉 评分标准： 　0分：没感觉 　1分：4 次回答中有 3 次是正确的，但与健侧比仍有相当的差别 　2分：所有问题正确，两侧无差别	A 肩部			
	B 肘部			
	C 腕部			
	D 拇指			
	E 髋关节			
	F 膝关节			
	G 踝关节			
	H 趾关节			

注：最大感觉积分 24 分。

② 其他量表：Nottingham 感觉评估量表包括触觉、本体感觉、实体觉和两点辨别觉共四个部分，根据动作执行情况、方向、关节位置进行评估。Rivermead 躯体感觉评估量表包括区分动作有无及动作方向两个方面。

（3）神经电生理评估 主要有体感诱发电位和运动诱发电位。评估感觉传导通路以及感觉运动整合中枢的完整情况。

4. 注意事项

（1）向老年人介绍检查目的和方法，以取得其充分配合。

（2）必须在老年人意识清醒和精神状态正常时进行评估，如意识欠佳又必须检查时，则只粗略地观察其对刺激的反应，以评估感觉功能的状态，如呻吟、面部出现痛苦表情或回缩受刺激的肢体。

（3）选择一个相对安静、最少被打扰的环境进行评估。

（4）检查时注意两侧对称部位和远近端进行比较。

（5）评估时禁止使用暗示性语言，必要时可多次检查。

（6）确保老年人能够作出准确回答，当言语功能受限时，可以修改一下评估反馈的方式，如使用手势代替语言反馈。

（7）避免在皮肤增厚、有硬结处评估。

三、案例

1. 案例基本情况

老人，李××，男性，70岁，2年前患脑出血。现神志清楚，偏瘫，右上肢肌力Ⅱ级，右下肢肌力Ⅲ级，感觉减退，左侧肢体肌力正常。老人既往有高血压病史10年，糖尿病病史9年，现口服厄贝沙坦片降血压治疗，规律注射胰岛素控制血糖，血压血糖控制可，无手术史，无药物过敏史。老人出生于原籍，丧偶，育有一子一女，子女均体健。

2. 评估

使用Fugl-Meyer感觉功能评定量表对老人右侧肢体进行四肢感觉功能评定，结果为15分。老人右侧肢体感觉减退。

3. 照护措施

（1）老人的日常生活活动需有专人陪伴，鼓励老人做力所能及的事情。

（2）预防烫伤。洗澡、洗脚时先调试好水温，以防烫伤；尽量不使用热水袋，如需使用时水温不超过50℃，并用厚毛巾包裹热水袋，避免在同一部位放置时间太长。

（3）避免局部长时间受压，防止压力性损伤的发生。

（4）穿舒适、合脚、防滑的鞋，衣服应柔软宽松以减少对皮肤的刺激。

（5）告知老人跌倒的危险因素及危害，加强防跌倒知识和技能的学习，选择适当的辅助用具，并指导正确的使用方法，防止跌倒的发生。

（6）指导老人进行个体化的日常生活活动能力训练，训练过程中做好安全防护。

（7）高血压、糖尿病知识指导。

（8）关心陪伴老人，鼓励老人保持良好的情绪。

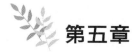

第五章

老年精神和心理评估

老年人的精神、心理特点

老年人精神、心理评估是老年综合评估的重要组成部分。老年人各种生理功能逐渐进入衰退阶段，从而导致精神、心理功能衰退并产生相应的行为表现。基于内外条件的差异，不同年龄阶段的精神、心理变化有着各自的特点。老年人的主要特点如下。

一、感知觉的变化

感知觉是人们通过感觉器官对内外界信息觉察、感觉、注意、知觉的一系列过程，是进行正常心理活动的基础，也是人与外界沟通的重要环节。感知觉是个体发展最早，同时也是衰退最早的心理功能，其衰退的主要表现是渐进性的感觉阈值升高。老年人由于相应的感知器官老化、功能衰退，从而引起行为反应迟缓、注意力不集中、易跌倒等改变。

（1）视觉　随着年龄增长，视力开始减退。主要表现为晶状体的调节能力下降，光的感受性降低，暗适应减弱，辨色能力减退等。视力减退易导致老年人生活不便，使他们不能有效地与外界沟通，容易产生人际关系敏感、焦虑、抑郁和恐惧等心理反应。

（2）听觉　主要表现为听力减退，约60岁以后出现。特点是以对高频声波的接受能力减弱为主，早期常于静息时出现，对声音的分辨能力下降。由于听觉的功能减退，可直接影响到老年人的生活，使之局限于家庭内部，与外界交往减少，容易产生焦虑、抑郁和多疑等不良的心理反应，从而影响心理健康。当听觉功能严重降低时，还容易出现猜忌、怀疑甚至偏执现象。

（3）味觉与嗅觉　味觉感受性减退，感受阈值升高，因咸味觉减退，饭菜容易偏咸；病理学上表现为味觉细胞减少、味蕾退行性改变和舌乳头上皮角化。老年人的嗅觉在 60 岁后减退，80 岁后受损显著。病理学可见神经细胞消失、星形细胞增生及大量类淀粉物沉着，表现为不能感觉食物的香味，做饭时有煳味也不易闻到。味觉和嗅觉功能的减退，会直接影响到老年人的食欲和对食物的消化吸收，故老年人食品应色香味俱全，调配适当。

（4）一般感觉功能　包括触觉、痛觉、温度觉、位置觉、平衡觉、振动觉、内脏感觉等的部分或全面减退。老年人的触觉和温度觉有所减退，常易碰伤或烫伤；痛阈增高，痛觉迟钝，易造成外伤；平衡觉降低，易发生跌倒。一旦发生意外伤害，老年人更易产生焦虑、抑郁和恐惧等不良的心理反应，故老年人的居家及活动场所应加强防护措施，确保安全。

（5）注意力　比年轻人迟钝，并且较难持久。老年人注意力有一种黏滞和惰性现象，即不容易把注意力转移出来，遇事容易耿耿于怀。所以应多培养老年人的兴趣和爱好，不断开阔眼界、丰富知识，把注意力引向更宽广的世界。

二、认知功能的变化

1. 记忆

记忆是一种重要的心理活动过程，是人们对感知、体验或操作过的事物的映像在人脑中形成、巩固及恢复的过程，故大脑是记忆的载体。记忆可分为识记、保持、再认与回忆四部分。老年人因感觉器官的衰退和记忆细胞的萎缩，不能有效地接受和储存信息，某些疾病对记忆也会产生影响，故老年人记忆的特点如下。

（1）初级记忆较好，次级记忆较差　初级记忆，即老年人对于刚听过看过、在大脑里留有印象的事物记忆较好，是记忆减退较慢的一类记忆。初级记忆随年龄增长变化很少。次级记忆是对已听过看过一段时间的事物，经过编码储存在记忆仓库，需要时可以提取出的记忆，其减退程度大于初级记忆。老年人记忆活动的差异主要表现在次级记忆方面，主要是由于大多数老年人对信息进行加工、编码、储存的能力较差。

（2）回忆能力衰退明显，再认能力保持良好　老年人对看过、听过或学过的事物再次出现在眼前时能辨认的记忆能力（即再认）基本正常。而对刺激物不在眼前，要求将此物再现出来的记忆能力（即回忆）明显减退，表现为命名性遗忘，即记不起或叫不出以往熟悉的人或物的名字或名称。

（3）有意记忆处于主导地位，无意记忆能力变差　有意记忆，指事先有明确识记目的并经过努力、运用一定的方法进行识记，而无意记忆则相反。老年人无意记忆能力下降，因此，老年人在记忆时应集中注意力，有意识地进行记忆，以减少遗忘。

（4）机械性记忆较差，逻辑性记忆较好　老年人对与过去经历和生活有关的事物或有逻辑联系的事物记忆较好，而对生疏的或需要机械性记忆的事物记忆较差。老年人速记和强记虽然不如年轻人，但理解性记忆和逻辑性记忆并不逊色。

（5）远事记忆良好，近事记忆衰退　老年人对往事记忆准确生动，而近期记忆的能力衰退。故表现为喜欢追忆往事，而对近期的人和事却常常遗忘，表现为丢三落四。老年人记忆减退的出现有早有晚，程度也有轻有重，个体差异很大，故老年人应注重自我保健，坚持适当的脑力锻炼，保持良好的心态，延缓记忆衰退。

2. 思维

思维是人以已有的知识经验为中介，对客观现实概括的和间接的反映，是人类认知过程的最高形式，是更为复杂的心理过程。思维主要包括概括、类比、推理和问题解决方面的能力。思维随着年龄增长衰退较晚，特别是与自己熟悉的领域有关的思维能力在年老时仍能保持良好。但是，老年人由于感知力和记忆力的减退，在概念形成、创造性思维和逻辑推理等方面都会受到影响，尤其是思维的敏捷性、流畅性、创造性较差。另外，老年人的思维转换较困难，易造成固有的思维定式。但老年人思维能力的弱化在个体上差异很大，有些高龄的人思维仍很清晰，应鼓励老年人以积极的态度对待生活，以恢复和提高其良好的思维能力。

3. 智力

智力是指生物一般性的精神能力，是人认识、理解客观事物并运用知识、经验等解决问题的能力，主要包括注意、记忆、想象、思维、观察、实践操作和环境适应等方面。智力会随年老而发生变化，但并非全面减退。智力可分为液态智力（fluid intelligence）和晶态智力（crystallized intelligence）两类。老年人智力变化的特点是液态智力衰退较早、较快，而晶态智力衰退较晚、较慢。液态智力是指获得新观念，洞察复杂关系的能力，如类比演绎能力、知觉整合能力、思维敏捷度及与注意力和反应速度等有关的能力，主要与人的神经系统的生理结构和功能有关，相对不受教育文化的影响而取决于个人的禀赋。液态智力随年龄增长而减退较早，老年期下降更为明显。晶态智力与后天的知识、文化及经验积累有关，如语言词汇、理解力和常识等。健康成年人的晶态智力并不随年龄的增长而减退，有的甚至还有所提高；直到70岁、80岁以后才出现减退，且减退速度较缓慢。

三、情绪与情感的变化

情绪和情感是人对客观外界事物的态度的主观体验和相应的行为反应，它反映的是主观需要和客观外界事物间的关系，是伴随着认识活动而产生的一种心理活动过程。老年人易产生消极的情绪体验和反应，随着生理功能的逐渐衰退、疾病的出现、社会角色与地位的改变、社会交往的减少，以及丧偶、子女离家等负性生活事件的冲击，老年人易体验到强烈的孤独感、自卑感、衰老感等，严重者会出现情感障碍，影响身心健康。老年人情绪表达更为含蓄，随着年龄增长，性格会由外向向内向转变。老年人有比较稳定的价值观和较强的自控能力，情感活动是相对稳定的，若遭遇不良情绪的困扰，很难短时间内从困扰中走出来。老年人情感体验相对敏感，注重自身内心体验和人际关系，注重细节，易因小事影响情绪，容易产生猜忌、嫉妒心理。

四、人格的变化

人格也称为个性，是以人的性格为核心，包括先天素质，同时受家庭、学校教育、社会环境等心理的、社会的影响，并逐步形成的气质、能力、情绪、需要、动机、兴趣、态度、价值观和性格等心理特征的总和。人格具有独特性、稳定性、统合性、持久性的特点，其心理特征主要指气质、能力和性格。其中以性格为核心，影响着一个人的言行举止。

（1）气质　是表现在心理活动的强度、速度、灵活性与指向性等方面的一种典型而稳定的个性心理特性。心理学家把气质分为多血质、胆汁质、黏液质、抑郁质4种类型。我们应了解每个老年人的气质特征，尤其应注意老年人不同的气质类型在心理活动中的影响。

（2）能力　是完成一项目标或者任务所体现出来的综合素质，包括一般能力和特殊能力。一般能力即智力，是个体在认识活动中必须具备的各种能力。特殊能力是指人在某项专业活动中必备的能力，如音乐、绘画、运动能力等。进入老年后，大脑细胞逐渐萎缩，老年人的记忆力、注意力有所下降，但其知识广度、实际判断力、解决困难的能力并不减退。

（3）性格　即个体在其生活过程中所形成的对现实稳固的态度和与之相适应的行为方式。老年人性格变化的共同点包括以自我为中心、性格内向、适应能力下降、缺乏灵活性、好猜疑、办事谨小慎微等。

老年人的人格类型按照人格与适应情况可分为下列五种。

① 成熟型：具有这种人格特性的老人热爱生活，顺应社会进步，从而能够平稳地进入老年期，对于退休和老化能够理智接受，情绪愉快，有独立见解，富有创造力。

② 安乐型：这类老人属于依赖型的人，能够较好地顺应退休后的角色变化，乐于安享晚年，依赖性比较重，情绪稳定，知足常乐，但懒于思考，对社会获得缺乏兴趣。

③ 防卫型：这类老人防卫心很强，固执刻板，不服老，退休后比较不能适应晚年生活，独立性强，有自制力，经常处于紧张戒备的情绪状态，期望通过忙碌的工

作保持活力，消除对衰老的恐惧。

④ 愤怒型：这种人格类型的老人通常对社会的一切变化和新生事物都看不惯，经常将自己的失败归咎于客观因素，以自我为中心，常牢骚满腹，愤世嫉俗，和别人发生冲突，人际关系紧张。情绪方面的失衡又会导致这类老人在生理方面的病症，最为影响健康和寿命。

⑤ 颓废型：这种类型的老人和愤怒型的老人相比，相同之处在于年轻的时候境遇不尽人意，人生时常不顺利或不得志。两者不同之处在于愤怒型的老人常把自己的不得志都归罪于别人，而颓废型的老人则只埋怨自己，认为都是自己不努力或者没能力才虚度此生，因此，心里郁闷、沮丧、消沉、怀有负罪感和自责感，胆小怕事，情绪上郁郁寡欢，萎靡不振，消极悲观。

五、意志行为的变化

人们根据自己个人的需要或社会需要而形成动机和目的，不断在实施过程中以此来支配和调整个人的行为，使收到预期效果的这种心理过程，称为意志。意志和行为常联系在一起。由于精力、体力逐渐衰退，大部分老年人的意志不如青壮年人。老年期人的意志力有两极化的倾向，这与原先的意志过程有关。一极是性格强化，原来刚强的老年人，变得格外自尊心强、固执、急躁。另一极是性格弱化，原来懦弱的老年人，变得更加缺乏自信、主动性和进取性。因此，老年人的行为与年轻时相比，显得谨慎、固执、刻板、缺乏创新性。

第二节
老年焦虑的评估

一、概述

1. 定义

焦虑（anxiety）是担心发生威胁自身安全和其他不良后果的心境，多伴有自主神经功能紊乱和疑病观念。老年人由于机体功能减退、社会角色变化、多病共存的特点容易产生焦虑，最常见的是广泛性焦虑障碍。老年焦虑常表现为头晕、胸闷、心悸、呼吸困难、尿频、尿急和运动不安等。国外的流行病学研究显示，老年人焦虑的患病率为 2.9%～18.8%；我国的调查显示，老年人焦虑的患病率为 6.79%，焦虑症状的发生率为 22.11%。尽管在老年人群中焦虑的患病率较高，但焦虑的老年人多主诉躯体症状，容易误诊和漏诊，从而极大地影响老年人的生存质量。

2. 原因

(1) 遗传因素 焦虑存在家族遗传性,但非遗传因素对本病的发生也有重要意义。

(2) 生化因素

① 乳酸盐:焦虑发作可能与乳酸盐的含量有关。

② 神经递质:急性焦虑可能与去甲肾上腺素、多巴胺、5-羟色胺和 γ-氨基丁酸四种神经递质有关。

(3) 生理因素 脑干和边缘叶与急性焦虑的发病机制相关。慢性躯体疾病如脑卒中、高血压、心肌梗死、糖尿病是老年焦虑抑郁的主要诱因。

(4) 心理因素 精神分析理论认为焦虑是对未知危险的一种反应,而行为主义理论认为焦虑是恐惧刺激形成的条件反射。

二、评估

1. 评估目的

(1) 评估老人是否存在焦虑及焦虑的程度。

(2) 根据评估结果制订干预措施和照护计划。

2. 评估内容

(1) 躯体性焦虑。

(2) 精神性焦虑。

3. 评估方法

(1) 说明 在评估前向老人解释评估的目的,以取得老人的配合,获取老人真实的心理状态。评估结束后要针对老人所担心的问题给予相应的解释和安慰,减轻老人的心理压力。汉密尔顿焦虑量表(HAMA)为焦虑他评量表,由专业人员进行评估。通过与老人或家属交谈和观察法获得老人近一周内的身心症状,包括焦虑心境、紧张、害怕、失眠、认知功能、抑郁心境、肌肉系统、感觉系统、心血管、呼吸系统、胃肠道症状、生殖泌尿系统、自主神经系统症状以及交谈时的行为表现,来对老人进行综合性的评估;交谈过程中语言宜通俗易懂或举例说明,以获取准确的评估资料。贝克焦虑量表(BAI)为焦虑自评量表,适用于具有焦虑症状的成年人。其项目简明、容易理解。

(2) 评估工具

① 汉密尔顿焦虑量表(表5-1) 为他评量表。汉密尔顿焦虑量表由 Hamilton 于1959年编制而成,包括 14 个项目,是焦虑症的重要诊断工具。临床上常将其用于焦

虑症的诊断及程度划分的依据。HAMA 应由 2 名评估员进行联合评估，一般采用交谈和观察的方法，待检查结束后，2 名评定员独立评分。HAMA 的所有项目均采用 0~4 分的 5 级评分法，各级的标准为：0 分，无症状；1 分，轻；2 分，中等；3 分，重；4 分，极重。

表 5-1　汉密尔顿焦虑量表（HAMA） 单位：分

内容	无	轻	中	重	极重
1. 焦虑心境：担心、担忧，感到最坏的事情要发生，容易激惹	0	1	2	3	4
2. 紧张感：紧张感、易疲劳、不能放松，情绪反应，易哭、颤抖，感到不安	0	1	2	3	4
3. 害怕：害怕黑暗、陌生人、一人独处、动物、乘车或旅行及人多的场合	0	1	2	3	4
4. 失眠：难以入睡、易醒、睡不深、多梦、夜惊、醒后感疲劳	0	1	2	3	4
5. 认知功能：记忆、注意力不能集中，记忆力差	0	1	2	3	4
6. 抑郁心境：丧失兴趣、对以往爱好缺乏快感、抑郁、早醒、昼重夜轻	0	1	2	3	4
7. 躯体性焦虑(肌肉系统)：肌肉酸痛、活动不灵活、肌肉抽动、肢体抽动、牙齿打颤、声音发抖	0	1	2	3	4
8. 躯体性焦虑(感觉系统)：视物模糊、发冷发热、软弱无力感、浑身刺痛	0	1	2	3	4
9. 心血管系统症状：心动过速、心悸、胸痛、血管跳动感、昏倒感、心搏脱漏	0	1	2	3	4
10. 呼吸系统症状：胸闷、窒息感、叹息、呼吸困难	0	1	2	3	4
11. 胃肠道症状：吞咽困难、嗳气、消化不良(进食后腹痛、腹胀、恶心、胃部饱胀)、肠动感、肠鸣、腹泻、体重减轻、便秘	0	1	2	3	4
12. 生殖泌尿系统症状：尿意频数、尿急、性冷淡、早泄、阳痿	0	1	2	3	4
13. 自主神经系统症状：口干、潮红、苍白、易出汗、起鸡皮疙瘩、紧张性头痛、毛发竖起	0	1	2	3	4
14. 会谈时行为表现： (1)一般表现　紧张、不能松弛、忐忑不安、咬手指、紧紧握拳、摸弄手帕、面肌抽动、不宁顿足、手发抖、皱眉、表情僵硬、肌张力高、叹息样呼吸、面色苍白 (2)生理表现　吞咽、打嗝、安静时心率快、呼吸快(20 次/min 以上)、腱反射亢进、瞳孔放大、眼睑跳动、易出汗、眼球突出	0	1	2	3	4

总分：_____ 分

评估时间：

评估者：

注：1. 精神性焦虑因子：1~6、14。

2. 躯体性焦虑因子：7~13。

②贝克焦虑量表（表 5-2）　贝克焦虑量表（Beck anxiety inventory）由美国的 Aaron T. Beck 等于 1985 年编制，是一个含有 21 个项目的焦虑自评量表。该量表主要评定受试者被多种焦虑症状烦扰的程度，采用 4 级评分方法。其标准为"1 分"表示无；"2 分"表示轻度，无多大烦扰；"3 分"表示中度，感到不适但尚能忍受；"4 分"表示重度，只能勉强忍受。

表 5-2　贝克焦虑量表（BAI）　　　　　　　　　　　　　　　　　　　单位：分

序号	评估内容	评估选项				得分
1	麻木或刺痛	1	2	3	4	
2	感到发热	1	2	3	4	
3	腿部颤抖	1	2	3	4	
4	不能放松	1	2	3	4	
5	害怕发生不好的事情	1	2	3	4	
6	头晕	1	2	3	4	
7	心悸或心率加快	1	2	3	4	
8	心神不定	1	2	3	4	
9	惊吓	1	2	3	4	
10	紧张	1	2	3	4	
11	窒息感	1	2	3	4	
12	手发抖	1	2	3	4	
13	摇晃	1	2	3	4	
14	害怕失控	1	2	3	4	
15	呼吸困难	1	2	3	4	
16	害怕快要死去	1	2	3	4	
17	恐慌	1	2	3	4	
18	消化不良或腹部不适	1	2	3	4	
19	晕厥	1	2	3	4	
20	脸发红	1	2	3	4	
21	出汗(不是因暑热冒汗)	1	2	3	4	

总分：_____分

评估者：

（3）注意事项

① 汉密尔顿焦虑量表（HAMA）：

a. 主要用于评定神经症及其他病人焦虑症状的严重程度，但不大适宜估计各种精神病时的焦虑状态。

b. 对于 HAMA，评估时应由经过训练的 2 名评定员对被评估者进行联合检查。一般采用交谈和观察的方法，待检查结束后，2 名评定员独立评分。在评估心理或药物干预前后焦虑症状的改善情况时，首先在入组时评定当时或入组前一周的情况，2～6 周后再次评定。

c. 进行 HAMA 评估时，须由专业人员进行评估，并适时进行耐心、通俗的专业解释或举例，尽量保证受测者答案客观，不受评估者的主观影响。

d. 对待所有受测者应一视同仁。

② 贝克焦虑量表（BAI）：

a. 量表应由评定对象自行填写。在填表之前应向老人交代清楚填写方法和每题的涵义，要求老人独立完成自我评定。

b. 评定时间范围应是"现在"或"最近一周"内的自我体验。

c. 应仔细检查老人的自评结果，不要漏项或重复评定。

4. 评估结论

（1）HAMA 总分≥29 分，可能为严重焦虑；≥21 分，有明显焦虑；≥14 分，肯定有焦虑；超过 7 分，可能有焦虑；如小于 7 分，没有焦虑症状。

（2）BAI 分析方法简单，首先把自评完成后的量表中 21 个项目多项分数相加，得到粗分，再通过公式 $Y=\mathrm{int}\,(1.19x)$ 取整数后转换成标准分。一般将 BAI≥45 分作为焦虑阳性的判断标准。

三、案例

1. 案例基本情况

老人，女性，72 岁，主因"反复心悸 1 年，失眠、乏力、食欲减退 7 个月"入院。1 年前，老人因心悸于门诊行心电图检查，提示"ST-T 改变"。老人听朋友说可能会有冠心病，且有猝死可能，遂要求行冠脉造影检查，未见冠脉狭窄，予健康宣教及调整药物治疗，但老人仍担心自己患有未被发现的疾病，不断搜集相关资料并自行购买药物服用。7 个月前，老人开始出现失眠，诉夜间难以入睡、白天坐立不安、疲乏无力，对外界事物兴趣降低，不思饮食，对生活中的事及未来充满担忧，但又无法控制，害怕将来无人照顾自己，害怕家里发生不幸的事，害怕外出受伤。家属诉老人变得烦躁、不能控制自己的情绪，常为琐事与亲属争吵，但尚能坚持工作和操持家务。2 个月前，老人出现阵发性呼吸急促、胸闷、心悸、多汗等全身多处不适症状，但又无法具体指出是何种不适，到医院就诊，检查结果均不能解释其症状，生活明显受影响。

2. HAMA 评估

患者的 HAMA 评估见表 5-3。

表 5-3　患者的 HAMA 评估　　　　　　　　　　　　　　　单位：分

内容	无	轻	中	重	极重
1. 焦虑心境:担心、担忧,感到最坏的事情要发生,容易激惹	0	1	2	3√	4
2. 紧张感:紧张感、易疲劳、不能放松,情绪反应,易哭、颤抖、感到不安	0	1	2√	3	4
3. 害怕:害怕黑暗、陌生人、一人独处、动物、乘车或旅行及人多的场合	0	1	2√	3	4
4. 失眠:难以入睡、易醒、睡不深、多梦、夜惊、醒后感疲劳	0	1	2	3√	4
5. 认知功能:记忆、注意力不能集中,记忆力差	0√	1	2	3	4
6. 抑郁心境:丧失兴趣、对以往爱好缺乏快感、抑郁、早醒、昼重夜轻	0	1	2√	3	4
7. 躯体性焦虑(肌肉系统):肌肉酸痛、活动不灵活、肌肉抽动、肢体抽动、牙齿打颤、声音发抖	0√	1	2	3	4

内容	无	轻	中	重	极重
8. 躯体性焦虑(感觉系统):视物模糊、发冷发热、软弱无力感、浑身刺痛	0	1	2√	3	4
9. 心血管系统症状:心动过速、心悸、胸痛、血管跳动感、昏倒感、心搏脱漏	0	1	2	3√	4
10. 呼吸系统症状:胸闷、窒息感、叹息、呼吸困难	0	1	2√	3	4
11. 胃肠道症状:吞咽困难、嗳气、消化不良(进食后腹痛、腹胀、恶心、胃部饱感)、肠动感、肠鸣、腹泻、体重减轻、便秘	0	1√	2	3	4
12. 生殖泌尿系统症状:尿意频数、尿急、性冷淡、早泄、阳痿	0√	1	2	3	4
13. 自主神经系统症状:口干、潮红、苍白、易出汗、起鸡皮疙瘩、紧张性头痛、毛发竖起	0	1	2√	3	4
14. 会谈时行为表现: (1)一般表现　紧张、不能松弛、忐忑不安、咬手指、紧紧握拳、摸弄手帕、面肌抽动、不宁顿足、手发抖、皱眉、表情僵硬、肌张力高、叹息样呼吸、面色苍白 (2)生理表现　吞咽、打嗝、安静时心率快、呼吸快(20 次/min 以上)、腱反射亢进、瞳孔放大、眼睑跳动、易出汗、眼球突出	0	1	2	3√	4

总分:25 分

评估时间:

评定者:

3. 照护措施

(1)用药指导。指导老人遵医嘱服用抗焦虑药物,帮助控制焦虑情绪,宣教所服用药物可能出现的副作用及注意事项。入睡困难时可以适当服用助眠药物。

(2)教会老人掌握应对焦虑的一些方法,如放松训练、音乐疗法、深呼吸、静坐、散步等,使情绪逐步趋于稳定。

(3)在老人焦虑症状明显时,陪伴老人,给予老人安全感。鼓励老人用适当的方式表达心理的感受,减轻心理负担。

(4)指导老人进行适度的体育锻炼,积极参与社会交往活动,帮助老人培养业余爱好,引导老人转移注意力,逐步缓解焦虑心理。

第三节
老年抑郁的评估

一、概述

1. 定义

老年期抑郁障碍是指年龄 60 岁及以上的老年人中出现的抑郁障碍,它在老年人群中是一种比较常见的精神障碍。

2. 病因

老年期抑郁障碍的病因比较复杂，可以单独发生，也可以继发于各种躯体疾病，例如脑卒中、高血压、冠心病、糖尿病和各种癌症等。

3. 临床表现

（1）焦虑/激越　表现为过分担心，有灾难化的思维，不断地走动、来回踱步、搓手、无目的动作等。

（2）情绪低落　不开心，忧心忡忡、流泪叹气。有的则否认心情不好，甚至强装笑脸。

（3）反应迟钝　记忆力减退、判断力下降，言语少、语调低、语速慢。自己觉得"脑子较前明显地不好使"。常结结巴巴地说："我不知道""我不会"。

（4）睡眠困难　严重失眠，入睡困难，容易醒、早醒，醒后无法再入睡。

（5）食欲减退　没有胃口、腹胀、便秘，体重减轻。

（6）各种身体不适　如诉头痛、关节痛、胸闷胸痛、恶心呕吐等。

（7）自杀行为　老年期抑郁障碍的患者自杀观念比较顽固且反复出现、自杀计划周密、自杀的成功率高。

二、评估

1. 评估目的

（1）评估老人是否发生抑郁及抑郁的程度。

（2）根据评估结果为老人制订照护计划和措施，预防自杀行为发生。

2. 评估内容

（1）一般医学评估　向老人及家属详细询问老人的病史，收集有意义的重要线索，包括精神因素和躯体因素。了解老人患慢性病情况，如高血压、冠心病、糖尿病及癌症等可能继发抑郁症。

（2）心理测量　老年抑郁筛查量表（GDS）。

3. 评估方法

（1）说明　开始前评估员先介绍自己的身份，取得老人的配合，然后告诉老人回答问题时选择最切合最近一周来感受的答案。每个条目都是一句问话，要求受试者回答"是"或"否"。

（2）评估工具 老年抑郁筛查量表（geriatric depression scale，GDS）由 Brink 和 Yesavage 于 1982 年创制，是专用于老年人的抑郁筛查量表（表 5-4）。共有 30 个条目，内容包含了老年抑郁的核心症状，如情绪低落、活动减少、易激惹、退缩、痛苦的想法，对过去、现在与将来的消极评价。每个条目都是一句问话，要求受试者以"是"或"否"作答。30 个条目中的 10 条（1、5、7、9、15、19、21、27、29、30）用反序计分（回答"否"表示抑郁存在），另外 20 条用正序计分（回答"是"表示抑郁存在）。每项表示抑郁的回答得 1 分。

表 5-4 老年抑郁筛查量表（GDS）

序号	内容	选项
1	你对你的生活基本满意吗	是☐ 否☐
2	你是否丧失了很多兴趣和爱好	是☐ 否☐
3	你感到生活空虚吗	是☐ 否☐
4	你经常感到无聊吗	是☐ 否☐
5	你对未来充满希望吗	是☐ 否☐
6	你是否感到烦恼无法摆脱头脑中的想法	是☐ 否☐
7	大部分的时间你都精神抖擞吗	是☐ 否☐
8	你是否觉得有什么不好的事情要发生而感到很害怕	是☐ 否☐
9	大部分时间你都觉得快乐吗	是☐ 否☐
10	你经常感到无助吗	是☐ 否☐
11	你是否经常感到不安宁或坐立不安	是☐ 否☐
12	你是否宁愿待在家里而不愿去干新鲜事	是☐ 否☐
13	你是否经常担心将来	是☐ 否☐
14	你是否觉得你的记忆力有问题	是☐ 否☐
15	你觉得现在活着很精彩吗	是☐ 否☐
16	你是否经常感到垂头丧气、无精打采	是☐ 否☐
17	你是否感到现在很没用	是☐ 否☐
18	你是否为过去的事担心很多	是☐ 否☐
19	你觉得生活很兴奋吗	是☐ 否☐
20	你是否觉得学习新鲜事物很困难	是☐ 否☐
21	你觉得精力充沛吗	是☐ 否☐
22	你觉得你的现状是毫无希望吗	是☐ 否☐
23	你是否觉得大部分人都比你活得好	是☐ 否☐
24	你是否经常把小事情弄得很糟糕	是☐ 否☐
25	你是否经常有想哭的感觉	是☐ 否☐
26	你对集中注意力有困难吗	是☐ 否☐
27	你喜欢每天早晨起床的感觉吗	是☐ 否☐
28	你是否宁愿不参加社交活动	是☐ 否☐
29	你做决定很容易吗	是☐ 否☐
30	你的头脑还和以前一样清楚吗	是☐ 否☐

（3）注意事项 该量表可采用口述或书面回答两种方式检查。如用书面形式，

须在每个问题后印有是/否的字样，让受试者圈出较贴切的答案。如口头提问，检查者可能要重复某些问题以获得确切的"是"或"否"的回答。痴呆严重时 GDS 效度下降。

4. 评估结论

0～10 分为正常范围，无抑郁；11～20 分为轻度抑郁；21～30 分为中重度抑郁。

三、案例

1. 案例基本情况

王奶奶，72 岁，往日精神还不错的她近半年变得不爱运动，动作缓慢僵硬，做很少的家务劳动需很长时间才能完成，也不爱主动讲话，每次都以简短低弱的言语答复家人。面部表情变化少，有时双眼凝视，对外界动向常常无动于衷，只有在提及她故去的老伴时，她才眼含泪花，讲起许多事情自己都做不了，想不起怎么做，头脑一片空白。

2. 评估

王奶奶答题结果：第 7、9、21 题回答"否"，第 3、4、10～12、16、19、28 题回答"是"。最后得分为 11 分，评估结果为轻度抑郁。

3. 照护措施

（1）心理照护

① 照护人员态度真诚和蔼，鼓励老人倾诉内心的想法，耐心倾听老人的倾诉，通过语言或肢体动作给予积极的回应。

② 不断鼓励、支持老人丰富自己的日常生活，根据自己的兴趣爱好参加一些文体活动。多与其他老人接触，相互关心帮助，建立同伴间的友谊，让老人从中获得自我价值的满足。

③ 提升家属的支持度。指导家属多关心老人，多抽时间和老人聊聊天，耐心倾听老人的心声，给予老人心理上的支持和安慰。

④ 自杀的防范。照护人员应高度警惕，加强巡视，重点交接班，特别是遭遇重大负性生活事件的老人。密切观察老人的情绪和行为变化，如有异常及时通知医生，防止意外事件发生。

（2）服药照护　照护人员应看服到口，不可随意增减药物剂量。

（3）饮食照护　鼓励老人清淡饮食，保证每日蛋白质、维生素摄入。

（4）生活照护　保持老人房间温馨、舒适、清洁、温暖。协助老人完成日常生活所需，保持规律的作息时间，保证充足的睡眠。

（5）康复照护　指导老人循序渐进地进行主动运动及肢体被动运动练习。运动方式包括散步、保健操、太极拳等，每天 2 次，每次 30～60min。

第四节
老年孤独的评估

一、概述

1. 定义

孤独感是一种心理感受，是个体期望的社会关系与实际之间存在落差时产生的不愉快体验。

老年孤独是指老年人自觉不与周围的人、环境进行有意义的思想和感情交流，表现为喜独处、不主动与人交谈，感觉无聊乏味、度日如年，不主动参与任何活动等，常与环境陌生、远离家人朋友、缺少亲人陪伴、独居、丧亲等有关。老年孤独主要包含三个方面的内容：孤独是一种主观体验和心理感受，而非客观的社交孤立状态；孤独体验是消极的，令人心理难以承受的；孤独感源于社会交往不足或人际关系的缺陷。

2. 病因

（1）家庭方面　在家庭结构方面，随着我国经济的发展和社会环境的不断变迁，我国传统的家庭结构发生了巨大的变化。目前我国的家庭结构已经从传统"四代同堂"的大家庭中分化出来，成为"两代同堂"或"小夫妻"型家庭结构，子女婚后大多离长辈而去，难得一聚。再加上经济发展促使人口大量迁移，造成家庭成员之间的交往质量难以保证。这种规模小、质量差的家庭结构逐渐丧失了对老年个体身心健康的保护功能，促使老年人孤独感水平逐年上升。此外，丧偶等因素也会造成老年人心理上的孤独感。

（2）健康状况方面　身体健康的老年人比疾病较多的老年人孤独感程度轻。原因可能是随年龄增长，老年人的各组织器官功能衰退，身体抵抗力下降，独立性变差、生活能力降低、依赖增大，越来越多地被健康问题困扰。当健康出现问题时，由于老年人疾病的恢复过程缓慢，会产生长期心理消极，每天都承受对健康的担忧和对未来的不安。当其日常生活活动能力受损时，他们被动地减少与社会交往，减少了与别人的沟通，有些老年人甚至自身不愿进行社会交往，容易产生社交隔离。

（3）受教育水平方面　可能是受教育程度高的老年人分析问题较全面，在生活中遇到问题时，往往习惯性采取积极、高效的应对方式，问题会往好的方面发展，主观幸福感比较高；对于挫败的结果也能及时调节自己的情绪，坦然、理性地面对结果。

（4）经济方面　收入水平越低的老年人越容易产生孤独感受。经济收入低的老年人生活水平及社交活动都将受到限制，导致其社会活动减少。同时，无法得到足够的医疗保健导致心理压力很大。

（5）社会支持方面　社会支持主要包括来自配偶、子女、亲朋好友、同事、社区和政府等物质和精神上的支持，及个人对这些社会资源的利用度。老人获得社会支持的水平越低，孤独感程度就越强。

（6）事业方面　因离退休而离开了工作单位和同事，从开放的大范围退缩到封闭的小圈子，原有的知识结构、技能能力往往不适应退休后的生活。

3. 临床表现

存在孤独的老年人，他们的认知往往是扭曲的，情绪是消极的，行为是异常的，思维是缺乏逻辑性的。一般主要表现在以下一些方面。

（1）极度孤独　老人平时不愿与其他老人一起，老是待在家里，对周围事物漠不关心，无论发生什么事都不闻不问，整天沉浸在个人的天地里。

（2）情感冷淡　老人对人缺乏相应的情感体验，常避开别人的目光，缺乏眼对眼的注视，很少向远处望，面部常无表情。

（3）语言障碍　老人语言表达迟缓，主动说话少，时常缄默不语。有的老人不用语言表达自己的需要，而喜欢拉着别人的手去拿他想要的东西。有的老人不理解别人的语言，不能与人交流。

（4）适应困难　有些老人往往强烈要求保持现状，不肯改变其所在环境、生活习惯和行为方式。如反复不断要吃同样的食物，穿同样的衣服，做同样的游戏。在吃饭或做事时，其用具的位置固定不变，如有变动，即出现明显的焦虑反应。

（5）特殊依恋　老人突然对人反应冷淡，但对某些无生命物体或小动物（如杯子、小鸡等）表示出特殊的兴趣，并产生依恋。如果夺走其依恋物，便焦虑不安。

另外，有些老人有不同程度的智力障碍，有的出现恐惧、多动或少动以及情绪波动、睡眠障碍等现象。

二、评估

1. 评估目的

（1）评估老人是否发生老年孤独及孤独的程度。

（2）根据评估结果为老人制订照护计划和措施，进行正向引导。

2. 评估内容

（1）访谈与观察 向老人及家属详细询问老人的病史，收集有意义的重要线索，包括精神因素和躯体因素。同时观察老人有无孤独的行为表现。

（2）心理测量 UCLA 孤独量表（第三版）。

3. 评估方法

（1）说明 开始评估前向老人介绍自己的身份，取得老年人的理解和配合。告知老年人调查的目的是为了帮助其了解目前自己的孤独状态，便于为老年人提供帮助。问卷上的每一个题目均是描述老年人的实际情况，请老年人仔细阅读或者仔细听清楚每个题目后，判断该题目叙述的内容与自己的真实情况是否相同，并选择相应的选项。

（2）评估工具 UCLA 孤独量表（UCLA loneliness scale, University of California at Los Angels）是 Russell 等于 1978 年编制的，曾经在 1980 年和 1988 年进行了两次修订，分别为第二版和第三版。本量表（表 5-5）即是第三版，该版本经汪向东等翻译成中文后，在我国中老年测试中具有良好的信效度。该量表为自评量表，主要评价对社会交往的渴望与实际水平的差距而产生的孤独感。共有 20 个条目，含有 11 个"孤独"正序条目与 9 个"非孤独"反序条目，每个条目均有 4 级评分：4 分＝一直有此感觉；3 分＝有时有此感觉；2 分＝很少有此感觉；1 分＝从未有此感觉。量表总得分在 20～80 分，其得分越高，表明个体感知到的孤独感越强烈，反之孤独感越弱。其中条目 1、5、6、9、10、15、16、19、20 为"孤独"的反序条目。孤独正序条目计分：A＝1 分，B＝2 分，C＝3 分，D＝4 分；反序条目计分：A＝4 分，B＝3 分，C＝2 分，D＝1 分。

表 5-5 UCLA 孤独量表

指导语：下面描述了人们生活中有时出现的一些感受，请选中符合你现状的条目；每个条目无所谓正确与错误。这里并没有对你不利的题目。请尽快作答，不要在每道题目上太多思考。举例如下：你常感觉幸福吗？如从未感到幸福，应回答"从不"；如一直感到幸福，应回答"一直"，以此类推

项目	从不	很少	有时	一直
* 1. 你常感到与周围人的关系和谐吗	A	B	C	D
2. 你常感到缺少伙伴吗	A	B	C	D
3. 你常感到没人可以信赖吗	A	B	C	D
4. 你常感到寂寞吗	A	B	C	D
* 5. 你常感到属于朋友们中的一员吗	A	B	C	D
* 6. 你常感到与周围的人有许多共同点吗	A	B	C	D
7. 你常感到与任何人都不亲密吗	A	B	C	D
8. 你常感到你的兴趣和想法与周围的人不一样吗	A	B	C	D
* 9. 你常感到想要与人来往、结交朋友吗	A	B	C	D
* 10. 你常感到与人亲近吗	A	B	C	D

项目	从不	很少	有时	一直
11. 你常感到被人冷落吗	A	B	C	D
12. 你常感到你与别人来往毫无意义吗	A	B	C	D
13. 你常感到没有人很了解你吗	A	B	C	D
14. 你常感到与别人隔开了吗	A	B	C	D
*15. 你常感到当你愿意时就能找到伙伴吗	A	B	C	D
*16. 你常感到有人真正了解你吗	A	B	C	D
17. 你常感到羞怯吗	A	B	C	D
18. 你常感到人们常围着你却并不关心你吗	A	B	C	D
*19. 你常感到有人愿意与你交谈吗	A	B	C	D
*20. 你常感到有人值得你信赖吗	A	B	C	D

　* 代表反向计分。

（3）注意事项

① 一定要让被试者看明白指导语。

② UCLA 孤独量表未给受试者规定时间范围。

4. 评估结论

　　44 分以上，为高度孤独；28 分以下，为低度孤独。大部分人介于 33～39 分。

三、案例

1. 案例基本情况

　　李奶奶，82 岁，老伴去年去世。李奶奶共育有二子一女，均已成家立业。大儿子 15 年前留学美国，一家人现在美国定居；二儿子 1969 年到江西插队落户，早在 1978 年就上调县城工厂，娶妻生子，现夫妻俩都被选拔在县政府当干部；小女儿从戏剧学院毕业当了演员，结婚后住在婆家，经常出外拍戏。现在老房子里就李奶奶一人"留守"着。前几年李奶奶身体还算硬朗，这两年每况愈下，特别是老伴撒手人寰后，比平时更不愿与其他老人一起，老是待在家里，对周围事物漠不关心，无论发生什么事都不闻不问，同时总感觉"下一个该轮到我了"。

2. 评估

　　李奶奶 UCLA 孤独量表评分：68 分，评估结果为高度孤独。

3. 照护措施

　　（1）帮助老人正确认识孤独问题。让老人认识到，其实很多其他老年人和自己一样，也有孤独感，自己并不是特殊的。这样可以减轻她对孤独的恐惧，使她能直面孤独，增加她的适应和调节能力。

（2）帮助老人正确认识空巢问题。现代社会竞争激烈，青年人的压力很大，没有时间和精力照顾、陪伴自己是正常的。子女有自己的事业，还有抚育后代的责任，这是社会发展的必然趋势。帮助老人认识到，她应该为子女能够独立、成熟而感到高兴。

（3）帮助老人根据自己的兴趣爱好，广泛地参与社会活动及体育锻炼。

① 让老年人主动走出家门，参加有意义的社会活动，特别是体育锻炼，加强人际交往相互学习，增进交流。

② 社区老年服务机构也要为老人的兴趣、交往提供一些机会，开展老人活动竞赛，并推动老年志愿活动工作及老年大学教育文化活动，鼓励老人积极参与，使老人的晚年生活丰富精彩。

（4）帮助老人认识、理解并实践"活到老，学到老"。帮助老人通过报纸、杂志、新闻广播、手机网络吸取新知识，研究新问题，活跃新思维。

（5）帮助老人及时获取心理咨询及志愿者帮助。照护者及时发现老人存在的孤独心理，协助其获取心理咨询及志愿者帮助，帮她走出孤独。

（6）与李奶奶子女取得联系，告知子女以及亲友常与老人进行沟通交流。建议他们经常来看望李奶奶，或接李奶奶到家中与他们团聚，经常打电话给李奶奶，让她缓解心理压力，给予老人心理上的支持和安慰。

第五节
老年压力的评估

一、概述

1. 定义

压力（stress）又称为"应激""紧张"，指一种紧张状态，这种状态一般产生于个体的身心在感受到威胁时。心理压力（压力），是指日常生活中的各种不利因素和应激事件导致个体在心理上产生困惑或威胁，进而表现出的身心紧张感和不适。

2. 原因

（1）老年人因退休、失落、丧偶、慢性病和经济状况的改变等因素引起的精神、心理状况发生改变，进而导致心理压力的产生，需要评估老年人心理压力、焦虑与抑郁的状态。

（2）与情感状态和养老方式等有关。

3. 压力的表现

（1）情感障碍　表现为情绪不稳定、情感脆弱、克制情感表达能力明显减弱，容易伤感、沮丧、自责、时常感到委屈等，严重时可有情感失禁，即强制性哭笑。

（2）精神症状　记忆障碍、对周围事物理解判断障碍、思维不连贯，时有兴奋、不安、激惹等。

（3）各种躯体不适症状　常见有头痛、头晕、肢体麻木、走路身体向一侧倾倒感、食欲下降、肌震颤、失眠早醒等。

二、评估

1. 评估目的

（1）了解老年人的心理压力及压力反应现状。

（2）了解老人心理压力产生的原因。

（3）根据评估结果为老年人提供干预和照护措施。

2. 评估内容

（1）压力源的评估。评估老年人产生压力的原因，受压力的程度、持续时间，社会及家庭支持的条件。

（2）心理状况和现状。评估老年人压力分级。

（3）评估老年人目前使用的应对方式。

3. 评估方法

（1）说明　通过知觉压力量表、特质应对方式问卷来评估老年人的压力。通过交谈法与观察法评估老年人的压力源。

（2）评估工具

① 知觉压力量表（表 5-6）。知觉压力量表（Chinese perceived stress scales，CPSS）共有 14 个条目，采用 Likert 5 级评分法。其中 7 个积极条目（4、5、6、7、9、10、13）是反向计分，其余 7 个是正向计分。该量表具有两个维度，分别是紧张感和失控感。统计量表的总得分，得分越高说明被试者的心理压力越明显。此量表是杨延忠教授为了科学地测评个体对生活压力感知的程度，以我国的文化背景为依托，对英文版知觉压力量表（PSS）进行翻译和修订而形成的。通过大量的信度和效度检验，已经证实信度和效度良好，其 a 系数为 0.78。量表的总分与各个项目之间的相关系数为 0.37～0.53，表面的同质性与内部一致性比较高。该量表是当前我国使用最广泛的压力知觉测量量表。

表 5-6　知觉压力量表（CPSS）

最近一个月来,您个人的感受和想法,请您在每一个项目上作答。作答时,请指出感受或想到某一特定想法的频率,虽然有一些问题看起来相似,实际上是有所差异,所以每题均需作答。而作答方式尽量以快速、不假思索方式填答,亦即不要去思虑计算每一题分数背后的意义,以确实反映您真实的压力知觉状况。每题均有 5 种选择:从不、偶尔、有时、时常、总是。请您根据符合自己的实际情况选择

姓名:　　　　　　年龄:　　　　　　性别:　　　　　　　　　　　　　单位:分

压力状态	从不	偶尔	有时	时常	总是
1. 一些无法预期的事情发生而感到心烦意乱	0	1	2	3	4
2. 感觉无法控制自己生活中重要的事情	0	1	2	3	4
3. 感到紧张不安和压力	0	1	2	3	4
4. 成功地处理恼人的生活麻烦	4	3	2	1	0
5. 感到自己是有效地处理生活中所发生的重要改变	4	3	2	1	0
6. 对于有能力处理自己私人的问题感到很有信心	4	3	2	1	0
7. 感到事情顺心如意	4	3	2	1	0
8. 发现自己无法处理所有自己必须做的事情	0	1	2	3	4
9. 有办法控制生活中恼人的事情	4	3	2	1	0
10. 常觉得自己是驾驭事情的主人	4	3	2	1	0
11. 常生气,因为很多事情的发生是超出自己所能控制的	0	1	2	3	4
12. 经常想到有些事情是自己必须完成的	0	1	2	3	4
13. 常能掌握时间安排方式	4	3	2	1	0
14. 常感到困难的事情堆积如山,而自己无法克服它们	0	1	2	3	4

评定总分:　　　分

评估者签名:

评估日期:

② 特质应对方式问卷（表 5-7）。特质应对方式问卷（trait coping style question-naire，TCSQ）用于反映被试者面对困难挫折时的积极与消极态度和行为特征，是自评量表。由 20 条反映应对特点的项目组成，包括 2 个方面，即积极应对和消极应对，各包含 10 条目。各项目答案从"肯定不是"到"肯定是"采取 5 分、4 分、3 分、2 分、1 分五级评分。

表 5-7　特质应对方式文问卷（TCSQ）

当您遇到平日里的各种困难或不愉快时(也就是遇到各种生活事件时),您往往是如何对待的? 请在各题目后面选择一个框画"√"

姓名:　　　　　　年龄:　　　　　　性别:　　　　　　　　　　　　　单位:分

应对方式	评分(从肯定不是到肯定是)				
1. 能尽快地将不愉快忘掉	5	4	3	2	1
2. 易陷入对事件的回忆和幻想之中而不能摆脱	5	4	3	2	1
3. 当做事情根本未发生过	5	4	3	2	1
4. 易迁怒于别人而经常发脾气	5	4	3	2	1
5. 通常向好的方面想,想开些	5	4	3	2	1
6. 不愉快的事很容易引起情绪波动	5	4	3	2	1

应对方式	评分（从肯定不是到肯定是）				
7. 喜欢将情绪压在心底里不让其表现出来，但又忘不掉	5	4	3	2	1
8. 通常与类似的人比较，就觉得算不了什么	5	4	3	2	1
9. 能较快将消极因素转化为积极因素，例如参加活动	5	4	3	2	1
10. 遇烦恼的事很容易想悄悄地哭一场	5	4	3	2	1
11. 旁人很容易使你重新高兴起来	5	4	3	2	1
12. 如果与人发生冲突，宁可长期不理对方	5	4	3	2	1
13. 对重大困难往往举棋不定，想不出办法	5	4	3	2	1
14. 对困难和痛苦能很快适应	5	4	3	2	1
15. 相信困难和挫折可以锻炼人	5	4	3	2	1
16. 在很长的时间里回忆所遇到的不愉快事	5	4	3	2	1
17. 遇到难题往往责怪自己无能而怨恨自己	5	4	3	2	1
18. 认为天底下没有什么大不了的事	5	4	3	2	1
19. 遇苦恼事情喜欢一个人独处	5	4	3	2	1
20. 通常以幽默的方式化解尴尬局面	5	4	3	2	1

评定总分：＿＿＿分

评估者签名：

评估日期：

（3）注意事项　评估方法除了用量表法收集客观资料外，还需要运用交谈法与观察法收集主观资料。如详细询问老人的精神症状、家庭关系、应对方法等，同时观察老人的异常行为。评估人员需具备一定经验和分析归纳能力。

4. 评估结论

（1）知觉压力评估量表　所有条目分数相加，总分最高56分，分数越高，代表知觉压力越大。0～28分为正常；29～42分提示压力较大，需进行自我调适和减压；43～56分提示压力太大，需立即求助外力减压。

（2）特质应对方式问卷　评价指标包括：

① 积极应对分：将条目1、3、5、8、9、11、14、15、18、20的评分累加，即得积极应对分。平均分为：（30.22±8.72）分。分数高，反映积极应对特征明显。

② 消极应对分：将条目2、4、6、7、10、12、13、16、17、19的评分累加，即得消极应对分。平均分为：（23.58±8.41）分。分数高，反映消极应对特征明显。

三、案例

1. 案例基本情况

患者王某某，男性，75岁，因"腹胀、恶心、发热（最高体温37.7℃），伴干咳、食欲减退、乏力"，活动后喘息加重3天，在当地医院门诊输液治疗〔自诉为头孢哌酮舒巴坦钠（舒普深）抗炎、抗病毒药物等]，效果欠佳，转院到我院住院治疗。发热门诊复查肺部CT提示双肺多发斑影，nCoV核酸检查为阳性，以"肺部感染，新型冠状病毒性肺炎?"转入发热病房。患者住院后情绪低落，有不配合医疗活动的行为。自述心跳加快，夜间入睡困难，有口干、盗汗，做噩梦的表现。

既往史：高血压30余年，现口服苯磺酸氨氯地平片（络活喜）、双氢克尿噻降压，平时血压控制在140～150/88～95mmHg；2019年12月19日在我院行冠脉支架植入术；2年前发现高血脂；痛风2年余，现服非布司他（优立通）治疗；否认糖尿病病史，否认乙肝、结核病等病史，否认外伤史，否认药物、食物过敏史，否认吸烟、饮酒史，否认家族史。

2. 压力源和压力反应评估

（1）患者知觉压力评分　评估之前将量表上所有条目向患者进行解释，让患者明白后进行自评。各条目评分总分为45分。

（2）患者的知觉压力等级　总分43～56分，提示压力太大。

（3）患者压力源分析　患者因新冠入住发热病房进行治疗与隔离，无法与家人沟通交流，担心家人也感染了新冠；患者自身年纪较大，且有慢性疾病，之前看新闻发现死亡的较多是有基础疾病的老年人，觉得自己罹患绝症，没有治疗的希望了，无助无望。

（4）患者目前的应对方式　患者目前感受到了自己的负面情绪，但不知道如何排解，只能自暴自弃，通过不配合医疗活动等方式发泄压力。

（5）应对方式评分　评估之前将量表上所有条目向患者进行解释，让患者理解后进行自评。积极应对分：41分；消极应对分：36分。

3. 照护措施

（1）耐心询问和倾听　亲切、热情地接待老人，耐心询问老人的病史，认真倾听老人的主诉，对老人的焦虑和恐惧表示理解，让老人感受到工作人员的重视和尊重。

（2）改善心理状况　引导老人表达内心的真实想法，耐心倾听老人的内心感受，针对老人的压力源给予针对性的干预和疏导，缓解老人的心理压力。

（3）重视家人的支持与鼓励　通过电话或网络视频等方式帮助老人与家属取得联系，或者建议家属给老人制作一些祝福卡片、小礼物或者短视频等，由医护人员传递给老人，从而缓解老人的不安情绪，消除心理压力。

（4）保障生活规律，均衡饮食　适当增加优质蛋白质（如蛋类、豆制品、鱼肉等）的摄入，保证充足的睡眠。

（5）丰富自身精神内涵　每日可通过看电视、听音乐、看书等活动，充实生活，既不浪费多余体力也能陶冶情操。

（6）正视疫情　病区有条件的话，可以循环播放抗疫视频、新冠科普知识等，让老人科学、理性、客观地看待新冠疫情，正确认识自己的疾病，树立战胜疾病的信心。也可以鼓励同病房的病友相互沟通，分享经验，交流心得。在工作人员的指导下进行冥想、呼吸训练、肌肉放松等活动。

第六节
老年自我概念评估

一、概述

1. 定义

自我概念是一个人通过自我观察、分析、比较等多种途径获得的对自身存在的认识及自己与周围环境关系的认识，是一种动态的、评价性的"自我肖像"，涉及生理、心理、家庭、社会等各个方面。自我概念的发展随着年龄的变化呈曲线变化，步入老年后，自我概念的发展曲线随着年龄的增长会平缓下降。

2. 功能

（1）引导一致性行为　自我概念引导个人的行为与看法保持一致。当老年人自我概念低下，认为自己疾病缠身，老无所用，是家人的负担时，其行为上可能表现为成天唉声叹气，身体活动减少，破罐子破摔，不愿意配合治疗等。

（2）决定个人对经验的解释　自我概念决定了经验对于个人具有怎样的意义。面对完全相同的经验，自我概念不同的人对其解释可能完全不同。当自我概念消极时，每一种经验都会与消极的自我评定联系在一起；如果自我概念是积极的，每一种经验都可能被赋予积极的意义。

（3）决定人们的期望　自我概念决定了人们对事情发生的大概期待。自我概念高的人自我期望值高，自我概念低通常引发消极的自我期待。

3. 自我概念对老年人的影响

自我概念对老年人的心理、生理、社会等方面均有影响。自我概念的不适应会导致老年人心理调节功能障碍，不能正确地看待自己，出现某些社会性退缩行为，自我孤立。自我概念对老年人的人际关系，在社会生活中个人所起的作用、所处的地位及所扮演的角色等产生影响。

二、评估

1. 评估目的

(1) 了解老年人自我概念的水平，识别自我概念低下的老年人。

(2) 根据评估结果为老人制订照护计划和措施，进行正向引导。

2. 评估内容

根据评估量表内容，评估包括以下几个方面：

(1) 老年人对自身健康状态、外貌、技能等方面的看法。

(2) 老年人对自身道德价值观、信仰的看法。

(3) 老年人对个人价值及能力的评价。

(4) 老年人对自己作为家庭成员一分子的价值及胜任感的看法。

(5) 老年人在与他人关系中的价值及胜任感。

(6) 老年人对自己的缺点和不良品质的认知情况。

3. 评估方法

(1) 说明　评估前向老人介绍自己的身份，取得老年人的理解和配合。告知老年人调查的目的是为了帮助其了解自己，便于为老年人提供帮助。问卷上的每一个题目均是描述老年人的实际情况，请老年人仔细阅读或者仔细听清楚每个题目后，判断该题目叙述的内容与自己的真实情况是否相同，并选择相应的选项。

(2) 评估工具

① Rosenberg 自尊量表（self-esteem scale，RSES）（表 5-8）　自尊是指个体对自身的一种积极或者消极态度。自尊量表（SES）用来评定个体关于自我价值和自我接纳的总体感受。该量表由 10 个条目组成，采用李科特四点计分，1 分代表"很不符合"，2 分代表"不符合"，3 分代表"符合"，4 分代表"非常符合"。其中 3、5、8、9、10 题反向计分。

表 5-8　Rosenberg 自尊量表（RSES）　　　　　　　　　　　　　　单位：分

指导语:下面是一些关于我们对自己看法的句子,请根据你的真实情况在相应的数字上面画"○"。其中,1代表很不符合;2代表不符合;3代表符合;4代表非常符合

项目	很不符合	不符合	符合	非常符合
1. 我感到我是一个有价值的人,至少与其他人在同一水平上	1	2	3	4
2. 我感到我有许多好的品质	1	2	3	4
* 3. 归根到底,我倾向于觉得自己是一个失败者	4	3	2	1
4. 我能像大多数人一样把事情做好	1	2	3	4
* 5. 我感到自己值得自豪的地方不多	4	3	2	1

项目	很不符合	不符合	符合	非常符合
6. 我对自己持肯定的态度	1	2	3	4
7. 总的来说,我对自己是满意的	1	2	3	4
*8. 我要是能看得起自己就好了	4	3	2	1
*9. 我确实时常感到自己毫无用处	4	3	2	1
*10. 我时常认为自己一无是处	4	3	2	1

总分:____分

* 代表反向计分。

② Wallace自我概念量表(WSCS)(表5-9)　Wallace自我概念量表是对自我总体性的测量,包括15个双极形容词,采用7点量表形式。被试者根据自己的实际情况在1~7选择一个数字,该数字即为该项目的得分,但其中项目1、4、6、8、10、13需要反向计分。WSCS为单维量表,将15个项目相加得到总分,得分范围为15~105分。

表5-9　Wallace自我概念量表(WSCS)　　　　　　　　　　单位:分

指导语:看一看下面的形容词,想一想"我是一个怎样的人",然后选择一个合适的数字,并在上面打勾。
注意:数字表示相像的程度,越靠近左边,就越像左边的形容词;数字越靠近右边,就越像右边的形容词

1	热心的	1	2	3	4	5	6	7	冷漠的
2	被动的	1	2	3	4	5	6	7	主动的
3	苛刻的	1	2	3	4	5	6	7	易通融的
4	主动参与的	1	2	3	4	5	6	7	消极回避的
5	无精打采的	1	2	3	4	5	6	7	精力充沛的
6	有力的	1	2	3	4	5	6	7	无力的
7	消极的	1	2	3	4	5	6	7	积极的
8	勤奋的	1	2	3	4	5	6	7	懒惰的
9	讨人厌的	1	2	3	4	5	6	7	有吸引力的
10	敏锐的	1	2	3	4	5	6	7	迟钝的
11	不愉快的	1	2	3	4	5	6	7	愉快的
12	无用的	1	2	3	4	5	6	7	有用的
13	开心的	1	2	3	4	5	6	7	伤心的
14	悲观的	1	2	3	4	5	6	7	乐观的
15	丑的	1	2	3	4	5	6	7	美的

评定总分:____分

评估者签名:

评估日期:

注:项目1、4、6、8、10、13为反向计分。

③ 田纳西自我概念量表(Tennessee self-concept scale,TSCS)(表5-10)　由美国心理学家费茨(W. H. Fitts)于1965年编制,1988年进行了修订。该量表基于自我概念的多维观点而编制,主要依据是临床经验。其中文版本由台湾林邦杰于1978

年修订,具有较好的信效度。该量表含 70 个题目,共 10 个因子(生理自我、道德自我、心理自我、家庭自我、社会自我、自我认同、自我满意、自我行动、自我总分与自我批评),采用五级评分制。

表 5-10　田纳西自我概念量表

指导语:这份问卷的目的是帮助你了解自己。问卷上的每一个题目都是在描述你的实际情况。请仔细阅读每个题目,判断该题目所叙述的内容与你的真实情况是否相同。请在相应的选项上打勾

如果例题 1 叙述的情况与你的实际情况完全相同,就在答题卡题 1 后打 5 分;大部分相同,打 4 分;部分相同,部分不同,打 3 分;大部分不同,打 2 分;完全不同,打 1 分

例题:1. 我喜欢打球
　　　2. 我不喜欢看电影

总共有 70 个题目,请每题都答,不要遗漏

1. 我的身体健康	36. 比赛时我总是希望赢
2. 我喜欢经常保持仪表整洁大方	37. 我觉得身体不太舒服
3. 我举止端正,行为规矩	38. 我对自己身体的某些部分不太满意
4. 我的品德好	39. 我觉得我的行为合乎我自己的良心
5. 我是个没有出息的人	40. 我对自己的道德行为感到满意
6. 我经常心情愉快	41. 我觉得我这个人还不错
7. 我的家庭幸福美满	42. 我对自己感到不满意
8. 我的家人并不爱我	43. 我不太喜欢我的家人
9. 我讨厌这个世界	44. 我目前与家人所保持的良好关系我感到满意
10. 我待人亲切友善	45. 我觉得我在社交方面不够理想
11. 偶尔我会想一些不可告人的坏事	46. 我觉得我和他人相处得不够理想
12. 我有时候会说谎	47. 听到黄色笑话,我有时也会忍不住地笑出来
13. 我的身体有病	48. 我有时会把当天该做的事情拖到第二天
14. 我全身都是病痛	49. 我的动作时长显得很笨拙
15. 我为人诚实	50. 我很少感到身体不舒服
16. 我的道德不坚强,有时想做坏事	51. 我在日常生活中常凭着良心做事
17. 我的心情平静,不忧不愁	52. 为了胜过别人,有时候我会使用不正当的手段
18. 我经常心怀恨意	53. 在任何情况下,我都能够照顾自己
19. 我觉得家人不信任我	54. 我经常不敢面对难题
20. 我的家人朋友对我很器重	55. 我常和家人发生争吵
21. 我很受别人欢迎	56. 我的行为常无法满足家人的期望
22. 我很难交到朋友	57. 和陌生人说话我觉得困难
23. 有时候我觉得很想骂人	58. 我尽量去了解别人对事物的看法
24. 我偶尔会因身体不舒服,脾气变得有点暴躁	59. 我偶尔会发脾气
25. 我的身体既不胖,也不太瘦	60. 我很会照顾自己的身体
26. 我对自己的外貌感到满意	61. 我常常睡得不好
27. 我觉得我不太值得别人信任	62. 我很少做不正当的事
28. 我常常觉得良心不安	63. 对我而言,做正当的事或表现良好的行为是有困难的
29. 我瞧不起我自己	64. 我时常没有经过事先考虑,就贸然行事
30. 我对我自己现在的情形感到满意	65. 我遭遇到困难时,都能轻而易举地加以解决
31. 我已经尽力去孝顺我的父母	66. 我很关心我的家人
32. 我觉得我对家人不够信任	67. 我尽量公平合理地对待朋友与家人
33. 我对自己的社交能力感到满意	68. 我和别人在一起时,常常觉得不自在
34. 我对自己待人的方式感到满意	69. 我和别人相处得很好
35. 偶尔我会在背后说些别人的闲话	70. 对于我认识的人,我并非每个都喜欢

答题卡

完全不相同(1分);大部分不相同(2分);部分不同,部分相同(3分);大部分相同(4分);完全相同(5分)

题号	得分/分	题号	得分/分	题号	得分/分	题号	得分/分	题号	得分/分	题号	得分/分	各项得分
1		13		25		37		49		61		生理自我
2		14		26		38		50		62		
3		15		27		39		51		63		道德自我
4		16		28		40		52		64		
5		17		29		41		53		65		心理自我
6		18		30		42		54		66		
7		19		31		43		55		67		家庭自我
8		20		32		44		56		68		
9		21		33		45		57		69		社会自我
10		22		34		46		58		70		
11		23		35		47		59				自我批评
12		24		36		48		60				
自我认同			自我满意			自我行动			总分			

注:第5、8、9、13、14、16、18、19、22、25、27、28、32、37~39、42、43、45、46、49、52、54~57、61、63、64、68题均为反向计分题。

使用方法:将每题得分填写在相应的题号后。第一排和第二排的12个题目分数相加为生理自我得分,第三排和第四排的12个题目分数相加为道德自我得分,第五排和第六排的12个题目分数相加为心理自我得分,第七排和第八排的12个题目分数相加为家庭自我得分,把第九排和第十排的12个题目分数相加为社会自我得分,把第十一排和第十二排的10个题目分数相加为自我批评得分。1~24题(共24题)的分数相加为自我认同得分,25~48题(共24题)的分数相加为自我满意得分,49~70(共22题)的分数相加为自我行动得分。自我概念总分:自我认同+自我满意+自我行动或者生理自我+道德自我+心理自我+家庭自我+社会自我+自我批评。

(3)注意事项

① 一定要让被试者看明白指导语。

② WSCS为单维量表,必须答齐15题,否则无效。

4. 评估结论

(1)Rosenberg自尊量表和WSCS分数越高表示自我概念越高。

(2)田纳西自我概念量表

"生理自我"是指对自身健康状态、外貌、技能等方面的看法。得分≥60分,表示对自己的外貌和健康状况持正向看法;≤40分表示对自己的身体感到不满意,可能身体状况不佳,或对身体外貌和功能有不切实际的期望。

"道德自我"是对自身道德价值观、信仰的看法,觉得自己是一个"好人"或是"坏人"等。得分≥60分,表示对自身行为感到满意,个人理想的道德观和实际道德行为无严重的冲突；≥70 分，得分非常高，可能具有相当防卫心，不知变通；≤40 分代表察觉到自己的行为过于冲动，对自己或者他人所持有的道德标准过高。

"心理自我"是对自己个人价值及能力的评价。得分≥60 分反映出自我价值感和个人胜任感较高；≤40 分可能是自我概念不稳定所致，在自我定义和自我评估时特别容易受当时所处的环境、他人的意见和行为影响。如果得分≤30 分，显示对自我产生厌恶，可能有自我毁灭行为的倾向。

"家庭自我"是对自己作为家庭成员一分子的价值及胜任感的看法。得分≥60 分，与家庭成员的关系感到满意；≥70 分，对家庭冲突和遭遇的失落感到害怕，表现出防卫性；≤40 分，在家庭中有疏离感或感到失望。

"社会自我"是自己在与他人关系中的价值及胜任感。≥60 分为人友善、容易相处，而且活泼外向；≥70 分对自我的观点过度膨胀或夸大，与他人的交往可能有很多较为片面的人际接触；≤40 分认为自己缺乏社交技巧，人际关系可能较差，或者对社交有着不切实际或者过高的期望。

"自我批评"代表个体对自己的缺点和不良品质的认知。得分在 40～70 分，代表对自我批评有较为健康开放的态度；≥70 分则显示受试者极度正直或是活在个人的缺点中。

"自我满意"是对自我现状的满意和接纳程度，分数高代表对自我的接受程度高。当自我满意高于 60 分时，显示在自我概念较差的领域中可能没有动机去寻求改变。

"自我认同"是人对自我现状的描述。得分≥50 分，且显著高于自我满意得分，代表期待变改；得分≥50 分，但自我概念总分低，代表自我观点稳固；≥70 分，代表自我概念可能缺乏弹性，妨碍个人改变的历程；<40 分，代表对自我抱有相当负面的看法。当自我认同和自我概念总分都低的时候，自我观点容易受到环境、他人的影响。

"自我行动"是人在接纳自我和拒接自我后，所采取的应对行动或外在行为。自我行动≤40 分，而自我认同、自我满意高于 60 分时，显示可能无法有效掌控自己。

三、案例

1. 案例基本情况

叶大爷，70 岁，退休后与妻子居住在一起，生活起居都是由妻子照料，基本无自理能力。一年前妻子因肝癌去世，失去妻子的照料后大爷生活过得很潦倒，非常不如意。叶大爷身体各项指标正常，只是略微有些消瘦，睡眠不佳。叶大爷育有一子，但工作繁忙，平时与父亲沟通较少。儿子曾经为了方便照顾父亲，将其接到自己家同住，但叶大爷由于缺乏自理能力，在儿子家啥也不会做，每天都是儿媳洗衣做饭，儿媳颇有怨言。一想到儿子媳妇除了要上班还要照顾自己便觉得自己是个负担，住过一段时间后，叶大爷便以不适应为由搬回了自己的住所。叶大爷与邻居聊天时总是自怨自艾，说自己无用，提到妻子时忍不住流泪，提到儿子时总说儿子非常孝顺，经常来看他，给他买好多东西，但觉得对不住儿子，是孩子的负担。

2. 评估

采用 Rosenberg 自尊量表对叶大爷进行评估，其中 3、5、8、9、10 题为反向计分，总得分为 15 分，自我概念较低（表 5-11）。

表 5-11　Rosenberg 自尊量表评估结果　　　　　　　　　　　　　　　　单位：分

项目	很不符合	不符合	符合	非常符合
1. 我感到我是一个有价值的人，至少与其他人在同一水平上		2		
2. 我感到我有许多好的品质			3	
*3. 归根到底，我倾向于觉得自己是一个失败者				1
4. 我能像大多数人一样把事情做好	1			
*5. 我感到自己值得自豪的地方不多				1
6. 我对自己持肯定的态度		2		
7. 总的来说，我对自己是满意的		2		
*8. 我要是能看得起自己就好了				1
*9. 我确实时常感到自己毫无用处				1
*10. 我时常认为自己一无是处				1
总分：15 分				

*代表反向计分。

3. 照护措施

（1）指导叶大爷掌握一些基本的生活技能，提高叶大爷的生活自理能力。

（2）鼓励叶大爷多与邻居、朋友交往，参加社会活动，从失去老伴的阴影中走出来，开始新生活。

（3）帮助叶大爷恢复自尊，使其重新认识自我，增强自我认同感。

① 引导叶大爷关注生活中愉快的事情，看到自己的优点，例如叶大爷喜欢下棋，且水平很高。协助叶大爷重新找回失落的自尊，重新认识自我。

② 与叶大爷真诚地交流，鼓励其表达感受，宣泄情绪。可运用生命回顾的技巧，让叶大爷缅怀过去成功或失败的经历，引导叶大爷直面生活中的困难，让其重建完整的自我。

③ 帮助叶大爷制订通过努力能达成的目标，实现后获得满足感和成就感。

④ 心像练习。先引导其放松，鼓励个人想象处于理想的状态，接受生活中他人的正向回馈。

⑤ 接受成功。对于别人给予的正面反馈和赞美，可给予简答回答"谢谢"，再慢慢增加表达同意的句子，慢慢给自己更多正向回馈和评价。

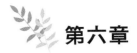

第六章

常见老年综合征和老年问题的评估

第一节
跌倒评估

一、概述

1. 跌倒定义

跌倒是指个体突发、不自主、非故意的体位改变，倒在地面或比初始位置更低平面上的状态。按照《国际疾病分类》（ICD-10），跌倒包括以下 2 类：从一个平面到另一个平面的跌落；同一平面的跌倒。

2. 跌倒原因

（1）生理因素　随着老年人年龄增长，步态的稳定性下降和平衡功能受损，视觉、听觉、触觉等感觉系统功能减退，中枢神经系统退变，骨骼肌肉系统功能减退，均导致老人跌倒风险增加。

（2）疾病因素　神经系统疾病如脑卒中（中风）、帕金森病、痴呆、眩晕等；心血管疾病如体位性低血压；眼部疾病如白内障、青光眼、黄斑变性等；其他疾病如骨质疏松、足部疾患等，都是跌倒的潜在因素。

（3）药物因素　部分药物会影响老人的神志、精神、步态、平衡等，包括精神类药物如抗抑郁药、抗焦虑药、助眠类药物；心血管药物如降压药、利尿药；降糖药；镇痛药；同时服用多种药物等。

（4）心理因素　焦虑、抑郁、沮丧等情绪会削弱老人的注意力，导致老人的感知和反应能力下降，增加跌倒的风险。

（5）外界因素　室内光线不充足，地面湿滑、不平整，房间障碍物过多，穿着衣物长短不合适等也会导致跌倒。

二、评估

1. 评估目的

（1）评估老人发生跌倒的危险因素与风险程度，识别高危跌倒老人。

（2）根据评估结果为老人制订照护计划和措施，进行健康宣教，预防老人跌倒。

2. 评估内容

（1）躯体功能评估（活动自如/障碍）　详见第四章。

（2）精神和心理评估　详见第五章。

（3）社会评估　详见第七章。

（4）环境评估　建议使用居家危险因素评估工具（home fall hazards assessments，HFHA）进行评估。该评估工具包括对居室内的灯光、地面（板）、厨房、卫生间、客厅、卧室、楼梯与梯子、衣服与鞋子以及住房外环境等 9 个方面共计 53 个危险因素条目的评估，并且对每个条目都给出了干预的建议。

（5）老年人跌倒风险的评估　参见摩尔期跌倒评估量表（Morse fall scale，MFS）和老年人跌倒风险评估量表（FRASE）。

3. 评估方法

（1）说明　先通过初筛问题，询问老人"您在近 1 年内有没有发生过跌倒"以及根据 Morse 跌倒危险因素评估量表，从是否有跌倒史、是否存在运动相关疾病、是否需要辅助工具行走、是否接受精神相关药物治疗以及步态和精神状态，来评估老人是否存在平衡能力受损，进而判定是否有跌倒风险。

（2）评估工具

① 摩尔斯跌倒评估量表：由美国宾夕法尼亚大学的 Janice Morse 教授于 1989 年研制而成，是专门用于评估跌倒发生风险的量表（表 6-1）。

表 6-1　摩尔斯跌倒评估量表（MFS）

条件	评分/分	评分细则
1. 3 个月内曾有跌倒史/视觉障碍	无＝0 有＝25	询问老人及照顾者近 3 个月内有无跌倒史,老年人可能因记忆力下降或怕伤自尊而造成评分不准确
2. 超过一个医疗诊断	无＝0 有＝15	查询病例记录

条件	评分/分	评分细则
3. 使用助行器具	没有需要/完全卧床/护士扶持=0 丁形拐杖/手杖/学步车=15 扶家具行走=30	能自己行走,或完全不需要行走 先观察后询问(老人及照顾者)
4. 静脉治疗/置管/使用药物治疗	无=0 有=20	指用麻醉药、抗组胺药、抗高血压药、镇静催眠药、抗癫痫痉挛药、轻泻药、利尿药、降糖药、抗抑郁与抗精神病药
5. 步态	正常/卧床/轮椅代步=0 乏力/≥65岁/直立性低血压=10 失调及不平衡=20	正常步态或完全卧床老人 双下肢虚弱乏力的老人并不一定出现肌力及功能下降 因神经功能损伤或骨关节疾病等原因造成的一侧或双侧肢体运动感觉功能下降或疾病
6. 精神状态	了解自己的能力=0 忘记自己限制/意识障碍/躁动不安/沟通障碍/睡眠障碍=15	无认知功能障碍,遵医嘱,可因宣教而改变不良行为 有认知功能障碍;过于自信,不遵医嘱等行为等

评估总分:____分

② 老年人跌倒风险评估量表(FRASE):是由 Cannar 等专家于 1996 年为评估老年患者跌倒风险而开发的,是一个专用于老年住院患者跌倒风险的评估工具(表6-2)。

表 6-2　老年人跌倒风险评估量表(FRASE)

项目		分值/分	得分/分	评分细则
运动	步态异常、义肢	3		1. 可使用辅助设施,也可以由他人帮助,仅选一项得分 2. 即使使用辅助设施也需要他人帮助,选两项
	行走需要辅助设施	3		
	行走需要他人帮助	3		
跌倒史	有跌倒史	2		跌倒史为近 3 个月内发生过的跌倒
	因跌倒住院	2		
精神不稳定状态	谵妄	3		1. 医疗诊断 2. 多种疾病均伴有不同程度的行为异常 3. 意识状态的改变 4. 分数累计计分
	痴呆	3		
	兴奋/行为异常	2		
	意识恍惚	3		
自控能力	大便/小便失禁	1		1. 夜尿>3 次 2. 由于病理改变造成的排尿次数增加 3. 留置尿管、膀胱造瘘管等
	频率增加	1		
	保留导尿	1		
感觉障碍	视觉受损	1		1. 使用辅助器具不能纠正的障碍 2. 其他,例如触觉、前庭及本体感觉 3. 分数累计计分
	听觉受损	1		
	感觉性失语	1		
	其他情况	1		

项目		分值/分	得分/分	评分细则
睡眠状况	多醒	1		1. 多醒会造成睡眠间断
	失眠	1		2. 失眠包括入睡困难、多梦、早醒
	夜游症	1		3. 夜游症应有医疗诊断
				4. 分数累计计分
用药史	新药	1		1. 新药为最近三天内新用的药物
	心血管药	1		2. 有相关用药史
	降压药	1		3. 镇痛药会有意识不清
	镇静、催眠药	1		4. 其他用药史,例如感冒药服用后患者
	戒断治疗	1		会嗜睡,增加跌倒风险
	糖尿病用药	1		5. 分数累计计分
	抗癫痫药	1		
	麻醉药	1		
	其他	1		
相关病史	神经科疾病	1		1. 有相应医疗诊断
	骨质疏松症	1		2. 骨折史为近半年
	骨折史	1		3. 分数累计计分
	低血压	1		
	药物/乙醇戒断	1		
	缺氧症	1		
年龄	≥80 岁	3		
评估总分	___ 分			
评定结果	低危:1~2 分;中危:3~9 分;高危:10 分及以上			

（3）注意事项

① 接受药物治疗,并不是指全部药物,主要指抗组胺药、抗高血压药、镇静催眠药、利尿药、泻药、降糖药、抗抑郁焦虑药、抗精神病药等。

② 评估员可观察老人是否有自主行为能力,如自己走到阳台等。

4. 评估结论

（1）MFS　0~24 分,低风险;25~45 分,中风险;>45 分,高风险。

（2）FRASE　低危,1~2 分;中危,3~9 分;高危,10 分及以上。

5. 环境评估

（1）环境无安全隐患。

（2）环境有安全隐患。卫生间光线太暗;卫生间无呼叫装置。

三、案例

1. 案例基本情况

老人古××,男性,76 岁,20 天前突发脑梗死,经治疗后病情好转,生命体征正常,右侧肢体肌力稍差（5⁻级）,平时借助拐杖行走,夜里起床上厕所时突然跌倒在地。经检查，老人未因跌倒导致意外伤害。

既往史：既往有高血压病史 10 年，使用缬沙坦氢氯噻嗪控制血压，坚持规律监测；有糖尿病史 30 年，长期注射胰岛素控制血糖；无手术史，无药物过敏史。

个人史：出生于原籍，有吸烟史，不饮酒，低盐、低糖饮食。

婚育史：老人已婚，育有一子一女，配偶、子女均体健。

家族史：无家族性遗传疾病，无传染病史。家庭成员无类似病史。

体格检查：体温 36.4℃，脉搏 62 次/min，呼吸 19 次/min，血压 126/65mmHg，发育正常，神志清楚，自主体位。睡眠、大小便均可，语言表达欠缺，定向力、记忆力、理解力异常。

2. 评估

评估员利用 Morse 评估表对古爷爷进行评估，超过一项医疗诊断，15 分；借助拐杖行走，15 分；右侧肢体肌力稍差（5⁻级），20 分。合计 50 分，为高危跌倒风险。

3. 照护措施

（1）应急处理措施

① 发现老人跌倒后立即上前查看老人的情况，不要急于扶起来，首先对老人进行初步评估，判断老人有无意识障碍、外伤、骨折等，重点检查着地部位。如果老人一般情况可，意识清楚、无外伤，应尽快将老人转移至床上休息；如果情况严重，立即报告医生，根据老人具体情况进行紧急处理。

② 安抚老人，指导老人卧床休息，告知老人夜间起夜如厕时一定要有人陪同。

③ 记录好整个跌倒事件的经过及处理过程。

④ 重新对老人进行跌倒风险评估。

⑤ 老人跌倒后出现其他情形的应急处理如下。

a. 若发现老人意识不清，将老人平卧；发生呕吐时，把老人的头偏向一侧，及时清理口、鼻腔呕吐物，保持呼吸道的通畅，避免老人误吸或窒息。密切观察老人的生命体征、瞳孔变化。及时送医救治，搬运老人时应动作轻柔，避免给老人造成第二次伤害。一旦老人出现心搏、呼吸骤停，应立即就地心肺复苏，并拨打急救电话。

b. 若老人倒地并抽搐，应确保环境安全，防止碰伤、擦伤；及时在老人上下磨牙间垫以纱布缠绕的压舌板，防止舌咬伤；不要用力按压老人抽搐的肢体，防止骨折与肌肉损伤。抽搐停止后将老人搬运至床上休息。及时报告医生处理。

c. 若老人发生骨折，切忌盲目搬动或扶起老人，因为越搬动骨折端越容易发生错位，骨折面易刺伤血管、神经。搬运时需妥善固定骨折肢体。可以让老人待在原地，注意保暖并迅速打急救电话，到医院就诊。

d. 如怀疑老人颈椎损伤，应让老人就地平躺或将老人放置于硬质木板上，颈部两侧放置沙袋，使颈椎处于稳定状态，保持颈椎与胸椎轴线一致，切勿过伸、过屈或旋转。如果怀疑老人腰椎骨折，应在该处用枕或卷折好的毛毯垫好，使脊柱避免屈曲压迫脊髓。搬运时应保持老人身体成一直线，3～4人一起搬运。

e. 如果只是软组织损伤，不要急着在损伤部位进行搓、揉、压或热敷等，这样会加重损伤部位出血、肿胀。建议在受伤部位进行冷敷，每次10～20min。可将患侧肢体抬高，超过心脏水平面，减少下地走路，多休息。48h后可热敷，促进肿胀的消退。热敷时注意防止烫伤老人局部皮肤。

（2）健康教育及预防措施

① 在老人房间悬挂高危跌倒警示牌，告知老人预防跌倒的重要性及如何预防跌倒，定时巡视，特别是加强夜间巡视次数。

② 服用降压药物和降糖药期间，按时测量血压和血糖，预防低血压和低血糖。服用利尿药者夜间置便器于床旁，减少夜间起床次数。

③ 告知老人改变体位时动作要慢，遵守起床"三部曲"，即平躺30s、坐起30s、站30s后再行走，避免突然改变体位时出现头晕不适或下肢无力而跌倒。

④ 根据老年人的年龄、身体状况和兴趣爱好选择合适的锻炼方式，如慢跑、太极拳、平衡操等。老年人平时可通过步态练习、力量训练等加强平衡能力训练。

⑤ 老人房间宜布局简洁，家具摆放适当；房间光线充足，夜间留夜灯；通道畅通，地面平坦、干燥，卫生间防滑；安装好牢固的扶手等。

⑥ 将日常用物放于伸手可及之处，指导老人穿长短合适的衣裤及防滑鞋。

⑦ 必要时协助老人的日常生活。

第二节
压力性损伤评估

一、概述

1. 压力性损伤定义

压力性损伤（简称压疮）是指皮肤以及深部软组织的局部损伤，一般位于骨隆突部位，或者与医疗器械等相关。此损伤病灶可能是完整的皮肤或开放性伤口，也可伴随有疼痛感。

2. 压力性损伤分期

一期：皮肤完整，局部皮肤组织长期受压发红，这个红斑压之不变白。二期：部分皮肤缺损，真皮层暴露。三期：全层皮肤缺损。四期：全层皮肤和组织缺损。不可分期压力性损伤：全层组织缺失，创面基底部覆盖有腐肉（呈黄色、灰色、棕褐色、绿色或者棕色）和/或焦痂（呈棕色、棕褐色或黑色）。通过去除足够多的腐肉和/或焦痂来暴露伤口基底部，才能判断实际深度，也无法分类或分期。可疑深部组织损伤：在皮肤完整且褪色的局部区域出现紫色或栗色，或形成充血的水疱，是由于压力和/或剪切力所致的皮下软组织受损导致的，很难辨识出深层组织损伤。

3. 压力性损伤的发生原因

（1）内在原因
① 年龄。
② 影响组织灌注、氧气运输、感觉或淋巴功能的慢性疾病。
③ 糖尿病、心肺疾病、恶性肿瘤、周围动脉疾病、淋巴水肿、肾功能受损或衰竭、贫血、营养不良、低血压、脱水、循环障碍等。
（2）外在原因　压力、剪切力、摩擦力、皮肤的潮湿度和温度等。
（3）诱发因素　坐、卧的姿势，移动病人的技术，大小便失禁等。

二、评估

1. 评估目的

（1）评估老人发生压力性损伤的风险程度，识别高危压力性损伤老人，及老人压力性损伤的具体危险因素。
（2）根据评估结果为老人制订照护计划和措施，进行健康宣教，预防老人发生压力性损伤。

2. 评估内容

（1）感知觉评估。
（2）潮湿度评估。
（3）活动能力评估。
（4）移动能力评估。
（5）营养摄入评估。
（6）摩擦力和剪切力评估。

3. 评估方法

（1）说明　先通过初筛问题，主观询问老人"您最近两周是否基本卧床""近1年内有没有发生过跌倒"以及"您目前有无皮肤受损情况"。注意：结合询问、观察、检查皮肤状况，判断老人有无皮肤受损情况。然后根据 Braden 评估量表，从感觉（对压力导致的不适感觉能力）、潮湿（皮肤潮湿的程度）、活动状况（身体的活动程度）、行动能力（改变和控制体位的能力）、营养状态（日常的摄食情况）、摩擦力和剪切力，来评估老人皮肤受损情况，进而判定是否有压力性损伤风险。

（2）评估工具

① Braden 评估量表：该量表由美国学者 Bergestrom 于 1987 年公布，包含 6 个压力性损伤发生的危险因素，即感觉、潮湿、活动状况、行动能力、营养状态、摩擦力和剪切力（表 6-3）。6 个项目中，摩擦力和剪切力这一项评分为 1～3 分，其他每项评分均为 1～4 分（表 6-4～表 6-9）。量表总分为 23 分，最低为 6 分，分值越低，说明发生压力性损伤的危险因素越高。

表 6-3　Braden 评估量表

评分项目	1 分	2 分	3 分	4 分
感觉	完全丧失	严重丧失	轻度丧失	无损害
潮湿	持久潮湿	十分潮湿	偶尔潮湿	很少潮湿
活动状况	卧床不起	局限于坐	扶助行走	活动自如
行动能力	完全不能	严重限制	轻度限制	不受限制
营养状态	严重不良	不良	中等	良好
摩擦力和剪切力	有	有潜在危险	无	—

表 6-4　Braden 评估量表（感觉）

评分因素	1 分	2 分	3 分	4 分
感觉	完全丧失	严重丧失	轻度丧失	无损害
对于压力造成的相关的不适做有意义反应的能力	当接收到疼痛刺激时，个体无法做出呻吟、退缩或抓握的反应	当接收到疼痛刺激时，只能以呻吟或躁动不安表示，但不能用语言表达	对言语指令有反应，但不能总是用语言表达不适，或者是部分肢体感受到疼痛能力或不适能力受损	对言语指令有反应，对不适与疼痛刺激的感觉能力正常

表 6-5　Braden 评估量表（潮湿）

评分因素	1 分	2 分	3 分	4 分
潮湿	持久潮湿	十分潮湿	偶尔潮湿	很少潮湿
皮肤暴露在潮湿环境中的程度	皮肤几乎一直处于潮湿状态，每次移动老人时，老人的皮肤都是潮湿的	皮肤时常是潮湿的，每班至少需要更换床单一次	皮肤偶尔是潮湿的，大约每天需要更换床单两次	皮肤通常是干燥的，依照常规更换床单即可

表 6-6　Braden 评估量表（活动状况）

评分因素	1 分	2 分	3 分	4 分
活动状况	限制卧床	受限于轮椅活动	偶尔步行	时常步行
身体活动的程度	活动范围限制在床上	无行走能力或行走能力严重受限，无法承受自己的体重，或须协助才能坐进椅子或轮椅	白天偶尔步行，但距离都非常短	能够自主活动，经常步行

表 6-7　Braden 评估量表（行动能力）

评分因素	1 分	2 分	3 分	4 分
行动能力	完全无法移动	非常受限	轻微受限	未受限
改变及控制体位的能力	无法凭自己的能力对身体或肢体位置做调整，即使是轻微的调整	偶尔能轻微调整身体或肢体位置，无法凭自己的能力做经常或大幅度调整	时常能凭自己的能力小幅度地自由调整身体或肢体位置	能凭自己的能力时常改变体位及做大幅度体位调整

表 6-8　Braden 评估量表（营养状态）

评分因素	1 分	2 分	3 分	4 分
营养状态	非常差	可能不足够	足够	非常好
通常的进食形态	从未吃完完整的一餐，很少吃超过送来食物的 1/3，禁食或进食流质饮食 5 天以上	很少吃完送来的正餐，一般而言，只能吃完送来食物的 1/2，偶尔加餐或少量流质饮食或管饲饮食	每餐大部分能吃完，会常常加餐，不能经口进食病人能通过鼻饲或静脉营养补充大部分营养需求	三餐正餐基本正常，在两餐间，偶尔还吃点心

表 6-9　Braden 评估量表（摩擦力/剪切力）

评分因素	1 分	2 分	3 分
摩擦力/剪切力	有问题	潜在的问题	无明显的问题
	中度到极大的协助才能移动身体，且无法将身体完全抬起，在床单上不滑动。卧床或坐轮椅上，时常会下滑，需极大的协助以时常调整姿势。痉挛或躁动不安，使个体表皮几乎持续受到摩擦	不能有效移动，或只需些许协助。在移动过程中，皮肤可能在床单、椅子、约束带等设备上出现一些滑动。大多数时候，能在床或椅子上维持相当好的姿势，但偶尔会滑下来	能凭自己的能力在床上或椅上移动。在移动时，可将自己的身体完全抬起。总是能在床上或椅上维持良好的姿势

②Norton 量表：该量表由法国学者 Norton 于 1964 年研制，后经两次修订形成，是通过评估老人的一般状况、精神状况、活动能力、行动能力、失禁情况这 5 个方面作出风险评估的。每项评分为 1~4 分，≤14 分属于 Norton 压力性损伤评分表的危险人群，随着分值降低危险性相对增加（表 6-10）。

表 6-10　Norton 压力性损伤评分表

计分	一般状况	精神状况	活动能力	行动能力	失禁情况
4 分	好	警觉	活动自如	不受限	无
3 分	一般	冷淡	扶助活动	轻度受限	偶尔
2 分	差	迷惑	依赖轮椅	很大受限	尿
1 分	很差	昏迷	卧床	不能运动	粪、尿

③ Waterlow 量表：该量表由英国一所医院于 1984 年在 Norton 评分表的基础上研制，包括性别、年龄、皮肤类型、体形、营养缺乏及全身情况、大小便情况、运动能力、食欲、手术、神经功能障碍、药物治疗 11 个方面。≥10 分属于 Waterlow 压力性损伤评分表的危险人群，随着分值升高危险性相对增加（表 6-11）。

表 6-11　Waterlow 压力性损伤评分表

项目	具体内容及分值
性别	A. 男（1 分）；B. 女（2 分）
年龄	A. 14～49 岁（1 分）；B. 50～64 岁（2 分）；C. 65～74 岁（3 分）；D. 75～80 岁（4 分）；E. ＞81 岁（5 分）
皮肤类型	A. 健康（0 分）；B. 薄如纸（1 分）；C. 干燥（1 分）；D. 水肿（1 分）；E. 潮湿（1 分）；F. 颜色差（2 分）；G. 裂开/红斑（3 分）
体形	A. 正常（0 分）；B. ＞正常（1 分）；C. 肥胖（2 分）；D. ＜正常（3 分）
组织营养不良	A. 恶病质（8 分）；B. 贫血——血红蛋白＜80g/L（2 分）；C. 吸烟（1 分）；D. 外周血管病（5 分）；E. 单脏器衰竭（5 分）；F. 多器官衰竭（8 分）
失禁情况	A. 完全控制（0 分）；B. 偶有失禁（1 分）；C. 尿/大便失禁（2 分）；D. 大小便失禁（3 分）
运动能力	A. 完全（0 分）；B. 烦躁不安（1 分）；C. 冷漠（2 分）；D. 限制（3 分）；E. 迟钝（4 分）；F. 固定（5 分）
食欲	A. 正常（0 分）；B. 差（1 分）；C. 鼻饲（2 分）；D. 流质（2 分）；E. 禁食（3 分）；F. 厌食（3 分）
手术	A. 整形外科/脊椎（5 分）；B. 手术时间＞2h（5 分）；C. 手术时间＞6h（8 分）
神经功能障碍	A. 运动/感觉缺陷（4～6 分）；B. 糖尿病（4～6 分）；C. 截瘫（4～6 分）；D. 心脑血管疾病（4～6 分）
药物治疗	大剂量类固醇/细胞毒性药物/抗生素

评估得分：____分

评估标准：1. 无危险，＜10 分；2. 轻度危险，10～14 分；3. 高度危险，15～19 分；4. 极高度危险，≥20 分

（3）完整皮肤评估　全面检查老人的皮肤，并在每次变化体位时观察受压局部有无压力性损伤现象，如局部红斑、皮温升高、水肿、组织硬度的改变（硬结）、皮肤损伤、疼痛等。

（4）如老人已出现压力性损伤，则需要进行压力性损伤伤口评估。

一看：查看压力性损伤的颜色/类型（黑色——坏死组织、黄色——腐肉组织、红色——肉芽组织、粉色——上皮组织或混合颜色）、渗液量和敷料的吸收情况、渗液颜色和性状（血性、血清性、黏稠性、浑浊性、脓性）及渗液管理情况。

二嗅：闻一下气味。

三触：用手摸一下周围皮肤温度，判断有无水肿、硬结及其范围。

四量：测量一下伤口长、宽、深、潜行、窦道、瘘管方向（方向以钟表表示，确定头部一致方向为 12 点，头部相反方向为 6 点）、深度。

五摄：拍摄伤口照片。

六录：准确记录。

（5）注意事项

① 在问诊老人过程中，首先询问老人是否长期卧床、身体是否有受压部位以及有无皮肤受损问题，来确定需要评估压力性损伤还是评估其他皮肤问题。

② 评估员需要仔细观察老人的皮肤以及拍摄照片时须标记好压力性损伤的大小，一般要在光线充足的地方进行，并要注意保护老人的隐私。

③ 压力性损伤的等级是有标准图片的，评估员可以用照片进行对比。

4. 评估结论（结果判定）

（1）Braden 评估量表　总分 23 分，最低 6 分，分值越低，说明发生压力性损伤的危险因素越高。15～18 分低危；13 分、14 分中危；10～12 分高危；≤9 分极高危。

（2）Norton 量表　≤14 分属于 Norton 压力性损伤评分表的危险人群，如<12 分则属于压力性损伤高危人群。

（3）Waterlow 量表　<10 分为无危险，10～14 分为轻度危险，15～19 分为高度危险，≥20 分为极高度危险。

三、案例

1. 案例基本情况

刘奶奶，75 岁，意识模糊，活动受限、不能自己更换体位，胃肠减压、禁食，老人对疼痛有反应、呻吟、烦躁不安，有时出汗，留置有导尿管，帮助老人改变体位时需用很大的力气。

既往史：既往有脑梗死、胆囊炎病史，无手术史，无过敏史。

婚育史：丧偶，育有 2 女，女儿体健。

个人史：无吸烟、饮酒史。

家族史：无家族性遗传病，无传染病史。

体格检查：体温 36.3℃，脉搏 78 次/min，呼吸 18 次/min，血压 130/70mmHg。

2. 评估

（1）感觉　意识模糊、疼痛有反应、呻吟、烦躁不安，2 分。

（2）潮湿　留置导尿管，但有时出汗，3 分。

（3）活动状况　活动受限、不能自己更换体位，1 分。

（4）行动能力　意识模糊，不能自主更换体位，1 分。

（5）营养状态　胃肠减压、禁食，1 分。

（6）摩擦力和剪切力　帮助老人改变体位时很困难，1 分。

总分：9 分。

风险：极高危。

3. 照护措施

（1）极高危老人需每天进行压力性损伤风险评估，并记录评估结果。

（2）卧气垫床，侧卧时使用 30°倾斜侧卧位（右侧、仰卧、左侧交替进行）；卧床老人如无禁忌建议床头抬高角度≤30°，且先摇高床尾，再摇床头，避免老人身体下滑；卧床老人每 2h 翻身或更换体位一次，晚上睡眠时间视老人皮肤情况可适当延长翻身时间；关节处用毛巾、软枕等给予支撑，两腿间放置软枕预防双膝及双足踝摩擦；翻身时避免拖、拉、拽等动作，以免擦破皮肤。坐轮椅时需每 15～30min 协助老人抬臀一次，避免局部受压。

（3）每次翻身时注意观察老人受压处皮肤，包括有无红斑、褪色反应（指压变白反应）、局部发热、水肿、硬结、皮肤破损；特别注意骨隆突的皮肤，包括骶尾部、坐骨结节、股骨大转子、足跟等处；深色皮肤处需评估是否有局部发热、水肿、硬结；通过询问老人来确认不舒服或疼痛的受压位置，并加倍注意评估这些部位。一旦发现局部皮肤问题，应重点观察，避免继续受压，直至问题消失。骨突部位必要时使用泡沫敷料减压。

（4）给老人穿着棉质可吸汗衣服。老人出汗时，需及时予以擦洗，更换干净的衣服、床单和被套，保持床单元的清洁、干燥、平整。

（5）及时清理大小便，注意观察会阴部、肛周皮肤，保持清洁。失禁时尽量选用无回渗的尿片。

（6）禁食期间给予老人静脉营养支持，保证老人的营养需求。

（7）根据老人的疼痛评估结果，报告医生，遵医嘱及时处理。

第三节
失禁评估

一、尿失禁

1. 概述

（1）尿失禁的定义　尿失禁是指排尿失去意识控制或不受意识控制，尿液不自主地流出。据统计，约 20％的老年人受尿失禁的困扰。尿失禁可引起身体异味、皮肤糜烂及反复尿路感染，使老年人自尊心受损，出现焦虑、抑郁等心理问题，也可引起活动能力的减退、认知功能障碍等，因而老年人尿失禁不容忽视。

（2）尿失禁的分型　根据临床倾向可分为暂时性尿失禁和已形成的尿失禁。

① 暂时性尿失禁：常见于急性泌尿系统感染、药物不良反应等，一般是可逆的，

若基础疾病或影响因素得到控制，尿失禁症状也会缓解。

② 已形成的尿失禁：是由于多种原因导致的膀胱功能障碍，从而出现的持久性尿失禁，根据临床表现分为 5 种类型。

a. 急迫性尿失禁：指患者因膀胱内病变引起膀胱收缩并产生强烈尿意的情况下，不能控制小便而使尿液流出，表现为伴有强烈尿意的不自主漏尿，常见于尿路感染、前列腺肥大、盆腔或膀胱肿瘤、膀胱结石等。

b. 压力性尿失禁：与老年人盆底肌肉组织松弛、膀胱尿道括约肌张力减低有关。当腹腔压力增加时，如咳嗽、打喷嚏、大笑、上楼梯或跑步，有尿液不自主地流出。尿动力学检查表现为充盈性膀胱测压时，在腹压增高而无逼尿肌收缩的情况下出现不随意的漏尿。压力性尿失禁在老年女性中较多见。

c. 充盈性尿失禁：是由于膀胱逼尿肌收缩力减弱、膀胱顺应性下降和/或膀胱颈及尿道梗阻造成膀胱过度充盈，导致尿液不自主地流出，常见于膀胱颈和尿道狭窄、中枢神经系统损伤及药物不良反应等，如前列腺增生、前列腺肿瘤、尿道阻塞、尿道狭窄等。

d. 功能性尿失禁：是指在缺乏尿意情况下由于脊髓内异常反射活动引起的自发性漏尿，常见于认知功能障碍的老年人。

e. 混合型尿失禁：是指多种类型尿失禁同时存在的一类尿失禁。

（3）尿失禁的病因

① 暂时性尿失禁的原因：谵妄；尿道感染；萎缩性尿道炎和阴道炎；利尿药；抗胆碱能药；抗抑郁药及镇静催眠药；抑郁等不正常心理；活动受限；便秘等。

② 已形成尿失禁的原因：逼尿肌痉挛；逼尿肌松弛；尿道口闭锁不全；下尿路梗阻功能性尿失禁。

2. 评估

（1）评估目的

① 评估老年人有无尿失禁。

② 明确尿失禁的原因和类型。

③ 根据评估结果，为老人制订照护计划和康复措施。

（2）评估内容

① 询问病史：了解尿失禁是暂时的还是持续的，明确老年人尿失禁的病因及危险因素。

② 排尿情况：包括有无尿急、尿痛等症状，排尿频率和尿量是否有改变，有无相关诱发因素等，可通过问诊或老年人排尿日记进行评估。

③ 活动能力：特别是移动、转移、如厕等方面的独立能力。

④ 排尿环境：厕所是否靠近卧室、照明是否良好等。

⑤ 辅助检查：必要时行神经系统检查、尿动力学检查和相关实验室检查。

（3）评估方法

① 指导语　先通过初筛问题，主观询问老人"您每天排尿的次数""这对您来说是多严重的问题""您是否会急忙要如厕""您经常溢尿吗"、查看排尿日记（指导老年人书写排尿日记），了解老年人的活动能力、症状等，区分尿失禁类型。

② 评估工具　国际尿失禁咨询委员会尿失禁问卷表简表（ICI-Q-SF）（表 6-12）：由国际尿控协会推荐使用，可全面评估尿失禁症状的严重程度及对生活质量的影响。问卷第 3～5 个问题的得分相加为总分，总分越高说明患者尿失禁症状越重。

表 6-12　国际尿失禁咨询委员会尿失禁问卷表简表（ICI-Q-SF）

序号	评估项目	评估内容	评分/分	得分/分
1	您的出生日期	年　月　日		
2	性别	男□　女□		
3	您的溢尿次数	从不溢尿	0	
		一周大约溢尿 1 次或经常不到 1 次	1	
		一周溢尿 2 次或 3 次	2	
		每天大约溢尿 1 次	3	
		一天溢尿数次	4	
		一直溢尿	5	
4	在通常情况下,您的溢尿量是多少（不管您是否使用了防护用品）	不溢尿	0	
		少量溢尿	2	
		中等量溢尿	4	
		大量溢尿	6	
5	总体上看,溢尿对您日常生活的影响程度如何	请在 0(表示没有影响)～10(表示有很大影响)之间的某个数字做出评分	0～10	
6	什么时候发生溢尿(请在与您符合的那些空格画勾)	从不溢尿	□	
		在睡着时溢尿	□	
		在活动或体育运动时溢尿	□	
		在没有明显理由的情况下溢尿	□	
		未能到达厕所就会有尿液漏出	□	
		在咳嗽或打喷嚏时溢尿	□	
		在小便完或穿好衣服时溢尿	□	
		在所有时间内溢尿	□	

总分：

③ 注意事项

a. 评估问卷最后 8 个问题可多选，不计入问卷评分，目的是帮助进一步确定尿失禁的类型。

b. 评估者询问老年人近 4 周的症状，根据相关症状的平均感受对问卷进行填写。

（4）评估结论

① 尿失禁分型。

② ICI-Q-SF 评分：1～7 分为轻度尿失禁；8～14 分为中度尿失禁；15～21 分为重度尿失禁。

3. 案例

（1）案例基本情况　王奶奶，72 岁，近五年来偶尔出现以下症状：咳嗽、打喷嚏、提重物时会不自主地少量漏尿，约每周 2～3 次，自觉非常影响日常生活，到医院就诊，诊断为"压力性尿失禁"。

（2）评估

① 尿失禁类型为压力性尿失禁。

② ICI-Q-SF 评分：溢尿次数计 2 分，溢尿量计 2 分，溢尿对生活质量的影响程度计 8 分，共 12 分；评估为中度尿失禁。

（3）照护措施

① 指导老人进行盆底肌肉锻炼。最常用的训练方法是凯格尔运动，也就是缩肛运动，这种方法比较简单、方便，没有时间、地点的限制。该方法是有意识地对以提肛肌为主的盆底肌肉进行自主性收缩训练，做收缩肛门、阴道动作，每次收缩时间不少于 3s，然后放松；每次连续做 15～30min，一天可以做 150～200 次。一个疗程 6～8 周，一般锻炼 4～6 周盆底肌功能就会得到一定程度的改善。

② 制订饮水计划，记录排尿日记。

③ 必要时垫尿不湿，并及时更换。

④ 密切观察大腿根部、会阴部皮肤情况，保持局部皮肤清洁干燥，预防失禁性皮炎。

⑤ 避免增加腹压，如慢性咳嗽、便秘、负重。

⑥ 关注老年人的心理状况，进行有效的心理疏导。

二、便失禁

1. 概述

（1）便失禁的定义　大便失禁（fecal incontinence，FI）是指粪便及气体失去正常控制，不自主地流出肛门外。老年人群的 FI 确切发生率尚不清楚，其发生常因患者羞于求医而被低估。65 岁以上人群中，FI 的发生率可达 11％（男性）和 13％（女性）。大便失禁给老年人带来身体和精神上的痛苦，严重影响老年人的生活质量。

（2）便失禁的分型

① 大便不完全失禁：患者肛门可控制干便排出，但对稀便和气体失去控制能力。

② 大便完全失禁：患者肛门闭合不严，对干便、稀便和气体均不能控制，咳嗽、行走甚至睡眠时常有粪便黏液外流。

（3）便失禁的病因　正常排便机制涉及肠动力、肛门直肠感觉、粪便体积和稠度、肛门括约肌、盆底肌与神经功能等，任何一种或多种机制受损即可导致 FI。其主要病因包括以下类型。

① 肌源性大便失禁：是指肛门内外括约肌和肛提肌等肌肉松弛、张力降低、缺失等造成的大便失禁。

② 神经源性大便失禁：是由于神经功能障碍或损伤引起的大便失禁。

③ 功能性大便失禁：是指无神经源性损害和结构异常，临床上出现持续至少1个月的反复发作的排便失控。90%以上的患者有便秘或粪便嵌顿史。

2. 评估

（1）评估目的

① 评估老年人有无便失禁。

② 明确便失禁的原因、类型及严重程度等。

③ 根据评估结果，为老人制订干预措施与照护计划。

（2）评估内容

① 便失禁的一般医学评估。

② 便失禁严重程度的评估。

③ 便失禁相关皮肤问题的评估。

④ 精神、心理评估。

（3）评估方法

① 一般医学评估。

a. 病史：初诊时详细询问病史，包括以往的排便习惯及其改变、粪便性状等；肠疾病史、用药史、手术史等。

b. 体格检查：一般左侧卧位进行肛门直肠视诊和直肠指诊。通过视诊可观察肛周有无皮肤侵蚀、发红、糜烂；通过触诊可评估肛周区域敏感性和肛周皮肤反射。注意患者的精神状态、营养状态、步态、活动的能力、卫生状况等。

c. 辅助检查：可采用粪便细菌学、直肠指诊、结肠镜、肛门直肠测压等辅助诊断。

② 便失禁严重程度的评估。Wexner量表广泛应用于大便失禁严重程度的评估，共有5个条目，每个条目根据出现的频次"从不、很少、有时、常常、总是"，分别计0～4分（表6-13）。量表评分为各项目之和，为0（表示完全可控）～20分（表示完全失禁）。

表 6-13　Wexner 评分量表　　　　　　单位：分

失禁情况	频次				
	从不	很少	有时	常常	总是
干便	0	1	2	3	4
稀便	0	1	2	3	4
气体	0	1	2	3	4
需要衬垫	0	1	2	3	4
生活方式改变	0	1	2	3	4

③ 失禁性皮炎（Incontinence Associated Dermatitis，IAD）评估。由于尿液和粪便刺激和潮湿，便失禁老年人易出现肛周皮肤发炎、皮肤破溃，称为失禁性皮炎。对于失禁老年人应关注失禁性皮炎发生的风险和已发生失禁性皮炎的皮肤状态。

a. 失禁相关性风险评估量表，见表6-14。

表6-14 失禁相关性皮炎风险评估量表

评估项目	1分	2分	3分
刺激的类型和强度	成型的粪便或尿液	软便或尿液	水样便或尿液
皮肤暴露与刺激的时间	床单/尿布至少每8h更换	床单/尿布至少每4h更换	床单/尿布至少每2h更换
阴部皮肤的状况	皮肤干净完整	红斑,合并或不合并念珠菌感染	皮肤剥脱、浸渍,合并或不合并念珠菌感染
其他影响因素	0~1个影响因素	2个影响因素	2个及以上影响因素

b. IAD皮肤状态评估工具。用于测量IAD严重程度的量表，见表6-15。

表6-15 IAD皮肤状态评估量表

评估项目	0分	1分	2分	3分	4分
受影响皮肤的范围	无	<20cm	20~50cm	>50cm	—
皮肤发红程度	无发红	轻度发红	中度发红	重度发红	—
侵蚀的深度	无	仅表皮的轻度侵蚀	中度的表皮和真皮侵蚀,几乎无渗液	重度的表皮侵蚀,且伴重度的真皮侵蚀,且伴或不伴少量渗液	极重度的表皮和真皮损伤,伴中等量或可见的渗液

④ 精神、心理评估。大便失禁可导致老人尊严丧失，社会活动较少，老人容易出现害羞、担心、恐惧等，所带来的生理问题及心理障碍严重影响老年人的生活质量。因此，应高度关注便失禁老人的心理状况。

⑤ 注意事项：Wexner评分量表。排便在失禁范围内评定，正常可控制排便不在此列。从不指在过去的4周没有发生；很少是指在过去的4周发生1次；有时是指在过去的4周>1次，但在1周内<1次；经常是指每周发生次数>1次，但每天<1次；总是指1天发生次数>1次。

（4）评估结论

① Wexner评分量表。评价标准：0分，大便能完全控制；1~3分，大便能良好控制；4~8分，大便轻度失禁；9~14分，大便中度失禁；19~20分，大便完全失禁。

② 失禁相关性皮炎风险评估量表。评价标准：总分≤6分，属于低风险；总分大于等于7分，属于高风险。分值越高表示发生失禁性皮炎的程度越严重。

③ IAD皮肤状态评估量表。评价标准：总分为各项评分相加，累积得分0~10分，评分越高表示IAD越严重。

3. 案例

（1）案例基本情况　刘某，男性，70 岁，因反复黏液脓血便 3 年，加重伴稀便难控制 7 天就诊。患者 3 年前诊断结肠炎，间断出现黏液脓血便，药物治疗后症状有缓解。近 7 天，粪便带黏液脓血发生频次增加，每天约 7～9 次，伴稀便不能控制。

既往史：既往有高血压、高脂血症。否认食物、药物过敏史，无手术史。

个人史：有吸烟史，不饮酒，喜辛辣饮食。

婚育史：老人已婚，育有一女，配偶、女儿均体健。

家族史：无家族性遗传疾病，无传染病史。

体格检查：体温 36.5℃，脉搏 70 次/min，呼吸 19 次/min，血压 135/73mmHg，发育正常，神志清楚，自主体位。查体腹部平软，未扪及包块；肛周潮湿，皮肤发红。

（2）评估

① Wexner 评分 10 分，中度便失禁。

② 失禁相关性皮炎风险评估 7 分，高风险。

③ IAD 皮肤状态评估 3 分。

（3）照护措施

① 详细宣教便失禁发生的原因、危害、干预措施等，提高老人的依从性，同时加强沟通，进行心理疏导，缓解其不良情绪。

② 指导老人遵医嘱按时按量服用结肠炎治疗药物，不擅自改药或停药，以免影响疗效。

③ 失禁发生后及时清洁局部，避免长时间大便刺激加重皮肤问题，必要时使用皮肤保护剂。

④ 鼓励老人加强锻炼，多摄入富含纤维素的食物，忌辛辣刺激性饮食；避免可诱发腹泻的食物如牛奶、浓茶、碳酸饮料等。

⑤ 建立规律的排便习惯，坚持提肛训练可提升肛门直肠括约肌功能，从而改善症状。

第四节
便秘评估

一、概述

便秘是由多种疾病的病理过程引起的一种复杂的症状，受多种因素的影响。虽然它不是一种独立的疾病，但老年便秘发生率不断上升，严重影响老年人的生活质量及身心健康，成为重要的公共卫生问题。

1. 便秘定义

便秘是一种常见的老年综合征，表现为排便次数减少、粪便干硬和/或排便困难。排便次数减少是指每周排便次数少于 3 次。排便困难包括排便费力、大便不尽感、大便时间延长及需手法辅助排便等。慢性便秘病程至少 6 个月。

2. 便秘的原因

便秘可由多种因素引起，以肠道疾病为主。根据病因，便秘又可分为功能性便秘、器质性便秘、药物性便秘。

（1）功能性便秘 是指并没有器质性病变，也没有结构异常或代谢障碍，又排除肠易激综合征的慢性便秘。食物过于精细和摄入总量不足是老年功能性便秘的常见危险因素，研究显示，膳食纤维可影响结肠传输时间、粪便量和肠蠕动次数。部分老年人因病卧床或行动不便而缺乏运动；部分老人生活习惯不良，没有养成定时排便的习惯；此外，老年人生理功能减退，如腹部和盆骨肌肉无力，敏感性降低，结肠肌层变薄，肠平滑肌张力减弱，肠反射降低、蠕动减慢等都是导致功能性便秘的病因。慢性功能性便秘是老年人便秘最常见的类型。

（2）器质性便秘 器质性便秘可以由胃肠道疾病、累及消化道的系统性疾病引起。例如肠道器质性病变如肿瘤、炎症或其他原因引起的管腔狭窄或梗阻；直肠、肛门病变，如直肠内脱垂、痔疮、直肠膨出等；内分泌或代谢性疾病；神经系统疾病，如中枢性脑部疾患、脑卒中等；肠管平滑肌或神经元病变；结肠神经肌肉病变等。

（3）药物性便秘 老年人多病共存，多重用药，药物引起的便秘较常见。钙拮抗剂等抗高血压药物、利尿药、抗抑郁药、抗帕金森病药、钙剂、铁剂、抗组胺药、口服肠道抗生素等，均可引起便秘。

3. 便秘的危险因素

（1）不良生活习惯如生活不规律、缺乏运动。活动量减少增加便秘的风险。活动量减少相关的便秘在衰弱以及久病卧床的老年住院患者中最为常见。

（2）不良排便习惯如便忍，排便时精神不集中。

（3）不良饮食习惯如饮水少，食物中缺少粗纤维。每日摄入总液体量少于 1.5L 时，肠道内水分减少，可以造成粪便干结或粪便量减少。另外老年人由于牙齿松动或咀嚼功能减退，饮食精细，纤维素摄入不足也可引起便秘。

（4）精神、心理因素如失眠、焦虑、抑郁等。

（5）疾病如甲亢、甲减、糖尿病、营养不良、高钙血症等。

（6）医源性因素如长期卧床、制动、盆腔手术等。

（7）环境因素。不适宜的排便环境如缺乏私密性、排便需要他人协助、厕所设施不便利等，均可引起老年人便意抑制，诱发或加重便秘。

二、评估

1. 评估目的

（1）评估老人是否发生便秘及其严重程度。

（2）评估老人便秘的危险因素。

（3）根据评估结果为老人制订便秘的预防和干预措施，改善排便。

2. 评估内容

（1）老年人排便情况评估。

（2）便秘严重程度评估。

（3）精神、心理评估。

3. 评估方法

（1）排便情况评估

① 病史采集：了解老年人的排便情况，包括排便次数、大便性状、排便习惯及排便困难的程度等，是否伴有腹痛、腹胀、肛门直肠疼痛、胸闷、头晕等不适。询问老年人便秘的危险因素。

② 体格检查：包括全身检查、腹部检查和肛门直肠检查。注意腹部有无包块及压痛；直肠指诊尤为重要，可了解有无粪便嵌塞、直肠肿块等情况。

③ 辅助检查：血常规、粪常规和大便隐血试验。对严重慢性便秘的老年人应进一步行大肠镜、相关影像学检查及病理生理评估，以明确便秘的原因。

（2）便秘严重程度评估　根据便秘和相关症状轻重及其对生活影响的程度分为轻度、中度、重度。

① 轻度指症状较轻，不影响日常生活，通过危险因素调整、短时间用药即可恢复正常排便。

② 重度指便秘症状重且持续，严重影响工作、生活，需用药物治疗，不能停药或药物治疗无效。

③ 中度则介于轻度和重度之间。

（3）精神、心理评估　慢性便秘患者常伴有睡眠障碍、焦虑抑郁情绪，应特别注意对老年人精神、心理、睡眠状态和社会支持情况的评估，分析判断心理异常和便秘的因果关系。

（4）评估工具

① Wexner 便秘评分（表 6-16）。

表 6-16　Wexner 便秘评分

项目	分值/分				
	0	1	2	3	4
大便次数	1~2次/1~2天	2次/周	1次/周	<1次/周	1次/月
排便时很痛苦	从不	很少	有时	常常	总是
不完全排空感	从不	很少	有时	常常	总是
腹痛	从不	很少	有时	常常	总是
每次排便时间/min	<5	5~10	10~20	20~30	>30
协助排便类型	没有协助	刺激性泻药	手指排便或灌肠	—	—
每24h排便不能成功的次数	从不	1~3	3~6	6~9	>9
便秘持续时间/年	0	1	2	3	4

② 功能性便秘的罗马Ⅲ诊断标准（表 6-17）。

表 6-17　功能性便秘的罗马Ⅲ诊断标准

1. 必须满足以下 2 条或多条：
(1)排便费力(至少每 4 次排便中有 1 次)；
(2)排便为块状或硬便(至少每 4 次排便中有 1 次)；
(3)有排便不尽感(至少每 4 次排便中有 1 次)；
(4)有肛门直肠梗阻和阻塞感(至少每 4 次排便中有 1 次)；
(5)需要用手操作(如手指辅助排便、盆底支撑排便)以促进排便(至少每 4 次排便中有 1 次)；
(6)排便少于每周 3 次
2. 不用缓泻药几乎没有松散大便
3. 诊断肠易激综合征的条件不充分

③ 便秘患者生活质量量表（PAC-QOL）（表 6-18）。

表 6-18　便秘患者生活质量量表

下列问题与便秘的症状有关。在过去的 2 周中,下面症状的严重程度或强度	一点也不	有一点	一般	比较严重	非常严重
	0 分	1 分	2 分	3 分	4 分
1. 感到腹胀	□	□	□	□	□
2. 感到身重	□	□	□	□	□
下列问题关于便秘与日常生活。过去的 2 周里有多少时间	没有时间	偶尔	有时	多数时间	总是
	0 分	1 分	2 分	3 分	4 分
3. 感到身体不舒服	□	□	□	□	□
4. 有便意但排便困难	□	□	□	□	□
5. 与他人在一起感到不自在	□	□	□	□	□
6. 因为便秘吃的越来越少	□	□	□	□	□
下列问题关于便秘与日常生活。过去的 2 周里,下面问题的严重程度和强度	一点也不	有一点	一般	比较严重	非常严重
	0 分	1 分	2 分	3 分	4 分
7. 必须关心吃什么	□	□	□	□	□
8. 食欲下降	□	□	□	□	□
9. 担心不能随意选择食物(如在朋友家)	□	□	□	□	□
10. 出门在外,因在卫生间时间太长而感到不自在	□	□	□	□	□

	没有时间	偶尔	有时	多数时间	总是
11. 出门在外,因频繁去卫生间感到不自在	□	□	□	□	□
12. 总是担心改变生活习惯(如旅行、外出门等)	□	□	□	□	□
下列问题与便秘的感觉有关。过去2周内,下列症状出现的时间频率	没有时间	偶尔	有时	多数时间	总是
	0分	1分	2分	3分	4分
13. 感到烦躁易怒	□	□	□	□	□
14. 感到不安	□	□	□	□	□
15. 总是困扰	□	□	□	□	□
16. 感到紧张	□	□	□	□	□
17. 感到缺乏自信	□	□	□	□	□
18. 感到生活失去控制	□	□	□	□	□
下列问题与便秘的感觉有关。过去2周内,下列问题的严重程度和强度	一点也不	有一点	一般	比较严重	非常严重
	0分	1分	2分	3分	4分
19. 为不知何时排便而担心	□	□	□	□	□
20. 担心不能够排便	□	□	□	□	□
21. 因不排便而影响生活	□	□	□	□	□
下列问题关于便秘与日常生活。过去2周中,下列症状出现的时间频率	没有时间	偶尔	有时	多数时间	总是
	0分	1分	2分	3分	4分
22. 担心情况越来越糟	□	□	□	□	□
23. 感到身体不能工作	□	□	□	□	□
24. 大便次数比想象的要少	□	□	□	□	□
下列问题关于满意度。在过去的2周内,下列问题的严重程度和强度	很满意	比较满意	一般	有点不满意	很不满
	0分	1分	2分	3分	4分
25. 对大便次数满意吗	□	□	□	□	□
26. 对大便规律满意吗	□	□	□	□	□
27. 对食物经过肠道的时间满意吗	□	□	□	□	□
28. 对以往治疗满意吗	□	□	□	□	□

（5）注意事项

① 注意有无报警症状如贫血、便血、消瘦、发热、黑粪、腹痛等。

② 注意便秘症状特点（便次、便意、是否困难或不畅以及粪便的性状）；伴随的胃肠道症状；和病因有关的病史，如胃肠道解剖结构异常或系统疾病以及药物因素引起的便秘。

③ 考虑精神、心理状态及社会因素。

4. 评估结论

（1）Wexner 便秘评分　总分 30 分，最低 0 分，分值越高表明便秘的程度越严重。

（2）功能性便秘的罗马Ⅲ诊断标准　诊断前症状出现至少 6 个月，近 3 个月满足其中标准。

（3）便秘患者生活质量量表　包括躯体不适、心理社会不适、担心和焦虑、满意程度 4 个部分，共 28 个条目，按照疾病发作的频度和强度分为 5 个等级（0～4分），分值越高表明生活质量越差。

三、案例

1. 案例基本情况

张大爷，68 岁，既往体健，近一年来常常感到排便费力，约 3～4 天排便一次且大便干结，无腹痛症状；间断使用麻仁软胶囊通便，每次排便时间约 10～20min，诉有时有排便不尽感，偶尔不能排便成功，为此感到心烦，自觉焦虑，于当地医院就诊诊断为"功能性便秘"。

2. 评估

Wexner 便秘评分：大便次数计 1 分，排便时很痛苦计 3 分，不完全排空感计 2 分，腹痛计 0 分，每次排便时间计 2 分，协助排便类型计 1 分，每 24h 排便不能成功的次数计 1 分，便秘持续时间计 1 分，总分为 11 分，影响日常生活，属中度便秘。

3. 照护措施

（1）指导老年人尽量养成定时排便的习惯，鼓励老人晨起或餐后 2h 排便，无论是否有便意，均定时如厕，排便时集中精力。同时注意不要忽视和抑制排便冲动，有排便冲动时，应留足时间去排便，长时间的训练可增加肠道对便意的敏感性，有助于建立规律排便的习惯。

（2）指导老人合理饮食，多饮水，多吃蔬菜、水果和粗纤维食物。补充膳食纤维时，注意应缓慢增加每日用量，否则用量突然增加可能会引起腹胀。

（3）鼓励老人适量运动，以促进胃肠蠕动。

（4）进行腹部按摩以促进排便。腹部按摩前先将两个手掌心都搓热，然后将两掌心叠放在右下腹部，按照顺时针的方向绕着腹部进行旋转按摩，这样有利于大肠的蠕动，帮助排便。

（5）协助老人遵医嘱服用润肠通便药物。

（6）调整心态，缓解老人的焦虑、抑郁等情绪。

第五节
导管脱出风险评估

一、概述

1. 定义

导管脱出，又称非计划性拔管（unplanned extubation，UE），是指导管意外脱落或未经医务人员同意，老人将导管拔除，也包括医务人员操作不当所致拔管。

2. 原因

（1）老人因素 意识模糊/智力障碍或不适应导管存在，自行拔除各类导管。

（2）固定不当 未二次固定或固定方式有误。

（3）护理人员操作不当 如协助翻身或搬运病人时用力过猛或牵拉导管，导致导管脱出。

二、评估

1. 评估目的

（1）评估老人导管脱出的风险程度，识别易发生导管脱出的老年人。

（2）根据评估结果为老人制订照护措施，进行健康教育，预防导管脱出。

2. 评估内容

（1）危险因素评估 评估老年人发生导管脱出的风险。

（2）症状和体征评估 评估发生管道脱出后老年人有无不适的临床表现。

3. 评估方法

（1）通过询问老人及家属获取导管风险评估相关信息，如疼痛、意识、沟通等，结合老年人携带的管道种类，综合判断脱出风险程度。

（2）评估工具

① 导管脱出风险评估表一（表 6-19）。此量表为湘雅医院自定义量表，从年龄、意识、活动、沟通、疼痛、管道种类 6 个项目进行评估；合计评分≤10 分，有发生导管脱出的可能，分数越高，风险越大。

表 6-19 导管脱出风险评估表一

项目		分值/分	动态评估		
			评估日期		
年龄	≥70 岁	3			
	60～69 岁	2			
	＜60 岁	1			
意识	谵妄或躁动	3			
	嗜睡或模糊	2			
	清醒或昏迷	1			
活动	术后 3 天内或行动不稳	3			
	可自主活动	2			
	不能自主活动	1			
沟通	不配合	3			
	配合	1			

项目		分值/分	动态评估				
			评估日期				
疼痛	难以忍受	3					
	可耐受	1					
管道种类	胃肠营养管	2					
	尿管	1					
	胸腔引流管	3					
	中心静脉导管	2					
	PICC 管	2					
	胃肠减压管	1					
	其他管道	3 或 2 或 1					
合计评分							
评估人签名							

② 导管脱出风险评估量表二（表 6-20）。此表由管道类型、年龄、意识、精神状态、病史、导管固定方式、活动、疼痛/不适、合作性共 9 个条目组成，每个条目有不同的等级赋值，根据不同的情形及类别分为 1～3 分。管道类型中多管道的可累计积分，其余项目不累计积分。量表总得分为各条目得分之和，总分 27 分，得分越高，说明管道脱出风险越高。

表 6-20 导管脱出风险评估量表二

评估内容		分值/分	得分/分
管道类型	①动脉导管；②气管切开导管；③气管插管；④T 型引流管；⑤脑室引流管	3	
	①中心静脉导管；②PICC 管；③胸腔引流管；④腹腔引流管；⑤盆腔引流管；⑥造瘘管；⑦透析管路；⑧创伤引流管	2	
	①胃管；②导尿管；③外周静脉导管；④特殊氧气管	1	
年龄	14 岁以下,70 岁以上	2	
意识	烦躁/谵妄	3	
	嗜睡/意识模糊	2	
	昏迷/使用镇静剂	1	
精神状态	精神行为异常/抑郁状态	3	
	认知功能障碍	2	
病史	自杀史/拔管史	3	
导管固定方式	胶布	3	
	固定器	2	
	缝合	1	
活动	绝对卧床/定时翻身	1	
	使用助行器/行动不稳	2	
	完全自主活动	1	
	有约束指征但未予约束	2	
疼痛/不适	疼痛/有不适,可忍受	1	
	疼痛/有不适,不能耐受	2	
合作性	差,不配合	3	
	间断配合	1	
评定总分/分			

（3）注意事项

① 胃肠营养管是为保证老人营养供应，注入流质饮食用；胃肠减压管是为解决老人腹胀，排出胃内气体用，不注入流质。

② 评估时机：入住机构、初次带管、带管数量变化、病情变化、离开机构时。高风险老人每天评估，中度风险老人每周评估两次，病情变化随时评估，直至导管拔除。

③ 其他管道：根据导管的重要性以及脱出后的危险性评为 3 分、2 分、1 分，分值越大，风险越高。

4. 评估结论

（1）导管脱出风险评估表一　低度风险，合计评分≤10 分，有发生导管脱出的可能；中度风险，合计评分 11～14 分，容易发生导管脱出；高度风险，合计评分≥15 分，随时发生导管脱出。

（2）导管脱出风险评估量表二　≤8 分，轻度危险；9～12 分，中度危险；≥13分，高度危险。

三、案例

1. 案例基本情况

老人，胡某，男性，82 岁，患有阿尔茨海默病多年，不认识人，说话不清楚，木讷，整天昏沉，基本为嗜睡状态，无法与人沟通交流，四肢能自主活动，无疼痛表现。有吞咽障碍，为避免误吸，留置胃管鼻饲流质，老人有无意识拔胃管的举动。

既往史：既往有脑梗死病史 10 年左右。无手术史，无药物过敏史。

婚育史：已婚，育有 2 子 1 女，配偶及子女体健。

个人史：无吸烟史，有饮酒史，已戒。

家族史：无家族性遗传病，无传染病史。

体格检查：体温 36.5℃，脉搏 70 次/min，呼吸 18 次/min，血压 110/70mmHg。发育正常，体型肥胖，嗜睡，大小便正常，无法配合回答问题。

2. 导管脱出风险评估

（1）分析老人导管性质及危险因素　年龄 82 岁，3 分；意识，嗜睡（老打瞌睡），2 分；可自主活动，2 分；沟通不配合，3 分；没有疼痛，疼痛可耐受，1 分；胃肠营养管，2 分。

（2）导管脱出风险评估表一得分　3＋2＋2＋3＋1＋2＝13（分）。

（3）老人导管脱出风险等级　导管脱出中度风险。

3. 照护措施

（1）管道标识清楚，妥善固定，保持管道通畅。

（2）在老人床头悬挂管道脱出警示标志，表示有管道脱出风险。

（3）对老人及照护者进行预防管道脱出的宣教（翻身时注意保护管道，勿牵拉，胃管固定胶布出现松动、起边时，注意及时予以更换）。

（4）增加巡视次数，床边交接班。

（5）老人出现躁动或不配合时使用保护具约束双上肢，避免拔管；约束期间，应加强巡视，至少每2h观察约束带的松紧程度及约束部位末梢循环，发现异常及时处理。

第六节
营养不良评估

一、概述

1. 营养与营养不良

营养：是指机体从外界环境摄取、消化、吸收与利用食物和养料的综合过程。它影响着人体各器官系统的功能状态，对维持健康有着重要的作用。合理的营养有助于改善老年人的营养状况。

营养不良：是一种不同程度的急性、亚急性或慢性的营养过剩或营养不足状态，已经引起身体构成改变和功能下降，可伴或不伴有炎症活动。

老年营养不良：老年群体中，机体需要与营养素摄入之间不平衡而引起的一系列症状，包括营养低下和营养过剩。

2012年，CSPEN老年营养支持学组组织进行了中国14个城市30家三甲医院的住院老年老人营养筛查（MNA-SF）发现，具有营养不良风险的比例达50.06％，已发生营养不良的比例达15.13％。目前老年人营养不良的发生率高，其危害很大。

2. 老年人营养不良的原因

（1）年龄相关性生理因素，例如牙齿松动脱落、嗅觉和/或味觉障碍、饥渴感减退、消化液分泌不足、肠蠕动减少。

（2）社会因素，例如社会关系不良、经济状况较差、错误的饮食指导导致素食或限食。

（3）慢性疾病也是导致老年人营养不良的主要原因之一。

二、评估

1. 评估目的

（1）评估老人发生营养不良的风险、营养不良的程度。

（2）分析老人营养不良的原因。

（3）根据评估结果为老人制订营养干预和照护计划、措施，进行健康宣教，预防营养不良的发生，改善营养不良的程度。

2. 评估内容

（1）老人营养状况评估　评估老人发生营养不良的风险。

（2）症状与体征　评估老人是否已经发生营养不良。

3. 评估方法

（1）说明　先通过初筛问题，询问老人体重是否下降少于5%。询问老人：您在过去3个月，有无体重下降超过5%。注意当无法准确得知是否体重下降少于5%时，可以询问最近是否食欲下降。之后再根据简易营养评定法的内容一一询问老人。

（2）评估工具

① 简易微型营养评定法（MNA-SF）（表6-21）。

表 6-21　简易微型营养评定法（MNA-SF）

项目	描述	得分/分
1. 过去3个月内有没有因为食欲缺乏、消化问题、咀嚼或吞咽困难而减少食量	0分:食量严重减少 1分:食量中度减少 2分:食量没有减少	
2. 过去3个月内体重下降的情况	0分:体重减轻大于3kg 1分:不知道 2分:体重减轻1～3kg 3分:体重没有下降	
3. 活动能力	0分:只能在床或椅子上活动 1分:可以下床或离开轮椅,但不能外出 2分:可以外出	
4. 过去3个月内有没有受到心理创伤或患急性疾病	0分:有 2分:没有	
5. 精神、心理问题	0分:严重痴呆或抑郁 1分:轻度痴呆 2分:没有精神、心理问题	
6A. BMI	0分:<19kg/m^2 1分:19kg/m^2≤BMI<21kg/m^2 2分:21kg/m^2≤BMI<23kg/m^2 3分:BMI≥23kg/m^2	

项目	描述	得分/分
6B. 小腿围	0 分：<31cm 3 分：≥31cm	
总分/分		

注：无法测量 BMI（体重指数）者（如长期卧床），以问题 6B 代替 6A，如果已完成 6A，不需要评估 6B；如不能站直测量身高，可以平展双臂的指距作为身高计算 BMI；小腿围测量：仰卧位，左膝弯曲 90°，卷起裤腿，露出左侧小腿，测量最宽的部位。

② 营养风险筛查工具（NRS-2002）（表 6-22）。

表 6-22　营养风险筛查工具（NRS-2002）

评分/分	疾病严重程度	营养状况	年龄
0		正常营养状况	<70 岁
1	髋骨折、慢性疾病有急性并发症；肝硬化、慢性阻塞性肺病、长期血液透析、糖尿病、恶性肿瘤	3 个月内体重丢失大于 5%；或最近 1 周的食物摄入为正常食物需求的 50%～75%	≥70 岁
2	腹部大手术、脑卒中、重症肺炎、血液系统恶性肿瘤	2 个月内体重丢失大于 5%；或者体重指数在 18.5～20.5，且基本营养状况差；或最近一周的食物摄入量为正常食物需求量的 25%～50%	
3	头部损伤、骨髓移植、重症监护的老人（APACHEⅡ>10 分）	1 个月内体重丢失大于 5%（3 个月内大于 15%）；或体重指数小于 18.5 且基本营养状况差；或最近 1 周的食物摄入量为正常食物需求量的 0%～25%	

（3）除量表评估外，还有人体指标测量。

① 体重（BW）是营养评定最简单且常用的可靠指标。

标准体重(kg)=身长(cm)-105

② 体重指数：体重指数(BMI)=体重(kg)/身高(m²)。

③ 皮褶厚度：是指在人体一定的部位连同皮肤和皮下脂肪在内的皮肤褶皱的厚度，用于衡量身体脂肪储存量，间接反映热能的变化。常测的是肱三头肌皮褶厚度。

肱三头肌皮褶厚度（TSF）：上臂背侧肩胛骨肩峰与鹰嘴突连线中间上约 2cm 处。

④ 上臂肌围（AMC）：用于间接评价肌肉蛋白的储存情况，它与血清白蛋白水平相关，当血清白蛋白值下降时，上臂肌围可出现缩小。

上臂肌围(cm)=上臂围(cm)-3.14×肱三头肌皮褶厚度(cm)

（4）实验室检查。血红蛋白是诊断缺铁性贫血的常规检查项目。

（5）注意事项

① 所有年龄≥65 岁，预计生存期大于 3 个月的老年人都应该接受例行的营养筛查。

② 关于人体测量指标，这里并不全面，只是将最主要和最常用的进行总结。

4. 评估结论（结果判定）

（1）MNA-SF 12～14 分为正常营养状况，8～11 分为有营养不良的风险，0～7 分为营养不良。

（2）NRS-2002 总分为 3 项评分相加，如总分≥3 分，具有营养风险，予营养干预；如总分<3 分，没有营养风险，每周进行 1 次营养筛查。

（3）体重指数 体重过低：BMI<18.5kg/m²，结合临床情况判断为营养不足。体重正常：18.5kg/m²≤BMI<24.0kg/m²。超重：24.0kg/m²≤BMI<28.0kg/m²。肥胖：BMI≥28kg/m²。

（4）肱三头肌皮褶厚度（TSF） 正常参考值：男性，11.3～13.7mm；女性：14.9～18.1mm。实测值占正常值的 90％以上为正常；80％～90％为轻度营养不良，60％～80％为中度营养不良；低于 60％为重度营养不良。

（5）上臂肌围 正常参考值：22.8～27.8mm（男），20.9～25.5mm（女）。实测值占正常值的 90％以上为正常；80％～90％为轻度营养不良；60％～80％为中度营养不良；低于 60％为重度营养不良。

（6）血红蛋白 正常值：男性为 120～160g/L，女性为 110～150g/L。若男性<120g/L，女性<110g/L，一般可认为贫血。

三、案例

1. 案例基本情况

老年男性，90 岁，肺占位性病变，Ⅰ型呼吸衰竭，身高 170cm，体重 48kg，最近一次血红蛋白 105g/L，血氧饱和度低，需要持续予以面罩给氧，活动少。自己可以吃饭，以进食软食为主，近一个月来食欲差，体重减轻 5kg。

既往史：既往有慢性支气管炎，左肾囊肿、右肾结石、前列腺增生。无手术史，无药物过敏史。

婚育史：已婚，育有 1 子 1 女，配偶及子女体健。

个人史：嗜好吸烟，不饮酒。

家族史：无家族性遗传病，无传染病史。

体格检查：体温 36.7℃，脉搏 89 次/min，呼吸 20 次/min，血压 133/69mmHg。发育正常，体型消瘦，偶有便秘，会自行使用开塞露。

2. 营养风险筛查工具（NRS-2002）评估

（1）年龄 90 岁，1 分；肺占位性病变，1 分；体重指数＝16.6kg/m²，小于 18.5kg/m²，3 分。

（2）老人的风险评估　　1＋2＋3＝6（分）。

（3）老人的风险等级　　总分≥3分，具有营养风险，需要予以营养干预。

3. 照护措施

（1）充分考虑老人的饮食喜好，给老人准备多样化、营养丰富、易消化的饮食，注意荤素的搭配，保持营养平衡。

（2）嘱老人少量多餐，避免过饥或过饱，减慢进食速度，防止发生噎食，保证饮食安全。

（3）鼓励老人在床边活动，促进消化，增进食欲。

（4）健康教育

① 告知老人进餐前可以喝适量的柠檬汁以刺激唾液的分泌。

② 指导老年人养成餐后漱口的习惯，及时去除食物残渣、刺激齿龈、润滑并保持口腔清洁。

③ 餐前及餐后保持坐姿 10～15min。

④ 进食期间保持安静，避免分散注意力。

第七节
疼痛评估

一、概述

1. 疼痛的定义

国际疼痛研究学会（International Association for the Study of Pain，IASP）提出疼痛的定义为：疼痛是与真实的或潜在的组织损伤相关的一种不愉快的感觉和情绪体验。1995 年，美国疼痛学会明确将疼痛列为继体温、脉搏、呼吸、血压之后的"第五大生命体征"。疼痛既是很多疾病的表现形式，其本身也是一种疾病。

2. 疼痛的分类

（1）根据疼痛持续的时间

① 急性疼痛：指疼痛时间短于 3 个月，与疼痛程度无关。常见于手术、创伤、各种内外科急症。

② 慢性疼痛：指疼痛时间超过 3 个月的持续性疼痛。常伴有焦虑、抑郁等精神、心理改变，老人的正常生理功能和生活质量受到影响。如腰椎间盘突出和关节退变增生导致的疼痛、癌痛。

（2）根据疼痛发生的部位

① 躯体痛：是指浅表（皮肤、黏膜、皮下组织）或深部组织（肌肉、肌腱、筋膜、骨关节）受到损伤引起的疼痛。前者又称为浅表躯体痛，后者又称为深部躯体痛。

② 内脏痛：是内脏因机械性牵拉、痉挛、缺血和炎症等刺激所致的症状。内脏痛不易准确定位。

③ 牵涉痛：某些内脏器官病变时，在体表一定区域产生痛感或感觉过敏的现象，称为牵涉痛。例如心肌缺血或梗死，常感到心前区、左肩、左臂尺侧或左颈部体表发生疼痛；胆囊疾病可牵涉右肩痛。

（3）根据疼痛的性质

① 伤害性疼痛：是指有害刺激作用在伤害感受器而引起的疼痛，与实际的或潜在的组织损伤有关。有害刺激包括机械性的刺激如挤压和夹捏、化学性的刺激如酸或碱、温度的刺激如冷或热、电击伤等。

② 神经病理性疼痛：是指由神经系统原发性损害或功能障碍引起的疼痛。神经病理性疼痛分为周围性和中枢性两种类型。周围性神经病理性疼痛如带状疱疹后神经痛、三叉神经痛、糖尿病性周围神经病变等。中枢性神经病理性疼痛如脑卒中后疼痛、脊髓损伤后的疼痛等。神经病理性疼痛的性质包括电击样痛、烧灼样痛、针刺样痛等症状。神经病理性疼痛治疗比较困难。

3. 老年人疼痛的特点

（1）疼痛发生率高于普通人群　老年人常有多种疾病共存，较其他年龄阶段的人群更容易发生疼痛。

（2）对疼痛的不敏感性　随着年龄的增长，神经功能的老化，老年人对疼痛的敏感性下降。

（3）疼痛多，主诉少　多数老年人认为疼痛是衰老的标志，不可避免，对慢性疼痛的忍耐度增高，引起慢性疼痛病症的延误治疗。认知功能障碍的老人常不能表达疼痛。

（4）疼痛导致抑郁、焦虑情绪　持续的疼痛可以导致老人生活质量的下降，产生焦虑、抑郁心理，甚至导致老人功能障碍和生活行为受限。

二、评估

1. 评估目的

（1）评估疼痛的部位、性质、程度、发作及持续的时间。

（2）寻找疼痛的原因。

（3）根据评估结果给予对症的治疗与照护措施，以减轻老人的疼痛，改善老人的生活质量。

（4）效果评价。

2. 评估内容

（1）询问疼痛的情况　包括疼痛史、部位、性质、程度、放射情况、开始发作的时间、疼痛持续的时间、发作周期、心理状况等。

（2）疼痛的急慢性　如果是急性疼痛，应首先排除医疗急症。

（3）询问疼痛时的伴随症状　如局部有无红肿热痛的炎症表现；有无肢体活动障碍；腹痛是否伴有腹肌紧张、发热、胃肠道功能紊乱；头痛是否有脑膜刺激征表现；有无生命体征的变化等。

（4）询问诱发、加重和缓解疼痛的因素。

（5）体格检查　确定疼痛的原发部位，对认为引起疼痛的部位或系统进行体格检查。

3. 评估方法

（1）说明　评估者需根据老人的意识、认知能力、语言理解能力、表达能力、合作程度等选择合适的评估工具。评估前，需告知老人疼痛评估的目的和意义，并教会老人使用疼痛评估工具。如使用数字评定法时，告知老人疼痛评估表上从 0 到 10 有 11 个数字，从小到大代表疼痛程度依次递增，0 分是一点都不痛，10 分是最剧烈的疼痛，请老人选择一个最能表达自己目前疼痛强度（大小）的数字。使用面部表情量表时告知老人有六个表达不同疼痛程度（大小）的表情，请老人选择一个最适合表达自己目前疼痛强度（大小）的表情。

（2）评估工具

① 数字评定法（numeric rating scale，NRS）（图 6-1）：该量表由 0～10 共 11 个数字组成。0 为无痛；1～3 为轻度疼痛，能忍受；4～6 为中度疼痛并影响睡眠，尚能忍受；7～10 为重度疼痛，疼痛难忍，影响食欲，影响睡眠。老人选择 0～10 其中一个数字表达自己疼痛的程度，数字越大表示疼痛程度越强。数字评定法适用于成人及 8 岁以上的儿童，不适用于有认知功能障碍的老人。

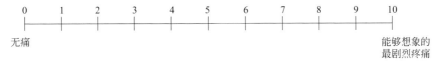

图 6-1　疼痛程度数字评定法

② Wong-Baker 面部表情量表（face pain scale，FPS）（图 6-2）：适用于 4～16 岁

的儿童；文化程度低、表达能力丧失及认知功能障碍的成年人。越靠左的表情疼痛越轻，越靠右的表情疼痛越严重。

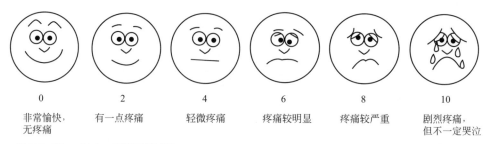

| 0 | 2 | 4 | 6 | 8 | 10 |
| 非常愉快，无疼痛 | 有一点疼痛 | 轻微疼痛 | 疼痛较明显 | 疼痛较严重 | 剧烈疼痛，但不一定哭泣 |

图 6-2 Wong-Baker 面部表情量表

③ 重度痴呆病人疼痛评估表（pain assessment in advanced dementia scale，PAINAD）（表 6-23）：重度痴呆病人疼痛评估表由美国的 Warden V 等设计。该量表融合了老年性痴呆不舒适量表（discomfort scale）与评估婴儿疼痛姿势的行为量表（FLACC），适用于认知能力严重受损且失去表达能力的痴呆晚期老年患者。整个评估量表包括 5 项指标（呼吸、负性声音表达、面部表情、形体语言、可安慰程度），总分 0~10 分，表示从无痛到剧痛，分值越大表示疼痛强度越大。评估时观察时间约 5min，需同时记录患者当时的状态，如无刺激（如患者独自躺卧在床上）、不高兴（如医护人员正在给患者进行护理或治疗）、欢愉（患者正在看电视、亲人陪伴等）。

表 6-23 重度痴呆病人疼痛评估表

临床表现	0 分	1 分	2 分	评分/分
呼吸	正常	偶尔呼吸费力/短时间过度换气	呼吸困难兼发出吵闹声响/长时期的过度换气/睡眠呼吸暂停综合征	
负面声音表达	没有	偶尔呻吟/低沉的声音，带有负面语气	反复性的叫嚷/哭泣	
面部表情	微笑或无表情	难过/恐惧/皱眉头	愁眉苦脸	
形体语言	放松	绷紧/紧张步伐/坐立不安	僵硬/握紧拳头/膝盖提起/拉扯或推开/推撞	
可安慰程度	无需安慰	通过分散注意力或触摸、安慰可安抚	通过分散注意力或触摸、安慰不能安抚	
观察时间约 5min			总分：	

（3）注意事项

① 疼痛是一种主观的感受，对于意识清楚的老人，疼痛评估的金标准是老人自己的感受，应鼓励老人表达自己的疼痛。

② 评估疼痛时需了解老人与疼痛相关的既往史，必要时做体格检查。

③ 熟悉不同评估工具的特点，正确选择评估工具。

④ 详细了解老人疼痛的部位、性质、程度、持续时间、疼痛规律、伴随的症状、

诱发因素、缓解因素及镇痛药物的使用。

⑤ 疼痛评估时机。非消化道给药后的 30min；口服给药后的 1h；当老人报告疼痛，或出现新的疼痛时。当老人睡着时，不需要进行疼痛评估。

4. 评估结论

不同的评估方法均可以将疼痛分为 4 个等级：无痛、轻度疼痛、中度疼痛、重度疼痛。

三、案例

1. 案例基本情况

赵大爷，64 岁，农民，聋哑人，两年前突发脑卒中，现生活部分自理。因跌倒致左手腕部肿胀 2h，X 线片结果显示老人无骨折，诉肿胀处疼痛。为了了解老人的疼痛强度，评估者使用 Wong-Baker 面部表情量表进行评估。

2. 疼痛评估

评估者将面部表情量表放在老人眼前，用文字表达法和手势向老人说明疼痛评估的目的和意义，告知老人面部表情量表中越靠左边的表情表示疼痛越轻，越靠右边的表情表示疼痛越重。第一个表情非常愉快，表示没有疼痛；第二个表情表示有一点疼痛；第三个表情表示轻微疼痛；第四个表情表示疼痛较明显；第五个表情表示疼痛较严重；第六个表情表示剧烈疼痛。请老人指出哪一个表情最能表达自己现在的疼痛程度，老人手指第四个表情，表示疼痛较明显。

3. 照护措施

（1）遵医嘱给予老人口服镇痛药，安慰老人，嘱老人安静休息。服药 1h 后再次使用 Wong-Baker 面部表情量表对老人的疼痛进行评估，老人手指第二个表情，表示有一点疼痛，疼痛程度减轻。

（2）对老人左手腕部肿胀部位予以冷敷，以减轻局部组织出血、疼痛、肿胀和炎症。24h 后，当肿胀已经减缓或停止，可以使用热敷，注意温度不宜超过 50℃，以防烫伤。热敷能使局部的毛细血管扩张，血液循环加速，起到消炎、消肿、减轻疼痛的作用。向老人及其家属解释疼痛的原因、机制，介绍减轻疼痛的措施，有助于减轻其焦虑、恐惧等负性情绪，有效缓解疼痛。

（3）使用面部表情疼痛量表对老人进行持续动态疼痛评估并予以记录。

（4）跌倒、坠床照护指导（详见第六章第一节）。

第八节
睡眠障碍评估

一、概述

1. 定义

睡眠是人类生存必需的生理过程，人的一生中有 1/3 的时间是在睡眠中度过的。睡眠是机体复原、整合和巩固记忆的重要环节，通过睡眠，可以使人的精力和体力得到恢复，于睡眠后保持良好的觉醒状态。睡眠好坏与人的身心健康和生活质量密切相关。

睡眠障碍（sleep disorder）是指睡眠的数量或质量异常，或者是在睡眠中或睡眠-觉醒交替时发生异常的行为或生理事件。睡眠障碍是老年人常见的症状之一，长期反复的睡眠障碍会影响老年人的生活质量。WHO 从 2001 年起，将每年的 3 月 21 日定为"世界睡眠日"。

2. 原因

老年人睡眠障碍发生的原因较多，主要包括以下几个因素。

（1）年龄因素　随着年龄的增长，新陈代谢随之减慢，体力活动减少，老年人会出现睡眠时间减少、早睡、早醒、睡眠节律发生改变等睡眠问题。

（2）疾病因素　各种躯体疾病引起的疼痛不适、咳嗽气喘、皮肤瘙痒、尿急尿频、强迫体位、活动受限（长期卧床）等均可导致老年人睡眠障碍。

（3）社会家庭关系　退休后对工作和生活改变的不适应，离异、丧偶或空巢等因素均会影响老年人的睡眠。焦虑、悲观、抑郁等不良情绪可引起或加重老年人的睡眠障碍。

（4）生活方式　不良睡眠习惯，如睡眠时间无规律、白天午睡时间过长、长期卧床或久坐、白天打瞌睡、过度饮酒或浓茶、睡前吸烟、晚餐过多或过少等均可影响老年人的睡眠。

（5）睡眠环境　灯光、床的舒适程度，卧室的温湿度、整洁度、空气质量等在一定程度上均会影响老年人的睡眠质量。安静、舒适的环境有利于老年人的睡眠。

（6）药物因素　老年人常服用多种药物，药物的不良反应可能会影响其睡眠质量。常见的抗高血压，治疗糖尿病、老年性痴呆的药物，均可引起老年人失眠。夜间使用利尿药可引起夜尿增多，患者醒来后难以继续入睡。抗精神病药可发生静坐不能，有时导致行为紊乱和觉醒，停用药物时常能清除。长期滥用镇静催眠药物也会对老年人的生命健康造成一定的影响。

（7）精神障碍和认知功能损害因素　抑郁症、精神分裂症、焦虑症、强迫症、边缘性人格障碍等常伴有入睡困难、早醒或日间睡眠过度等睡眠障碍。患有痴呆的老人常有睡眠-觉醒周期紊乱，紊乱的程度与痴呆的严重程度相当。

3. 临床表现

老年人的睡眠障碍常表现为入睡困难、入睡时间延长、易醒、醒后难以入睡、夜间睡眠断断续续，早醒、白天精力不充沛，睡眠过多甚至黑白颠倒等。

二、评估

1. 评估目的

（1）评估老人是否有睡眠障碍及睡眠障碍的严重程度。

（2）了解老人睡眠障碍的影响因素，通过有效的照护干预措施，改善老人的睡眠状况。

2. 评估内容与方法

（1）评估内容

① 睡眠状况

a. 评估老人的作息时间：如具体的就寝时间、睡眠时间、起床时间等。

b. 睡眠质量：如入睡后醒了多少次及原因、入睡后醒了多长时间、睡眠中是否有异常情况发生（疼痛、咳嗽、呼吸暂停、失眠等）、睡眠深度（是否睡得熟）、睡眠的效果。

c. 睡眠习惯及环境：如有无午睡习惯及午睡时间，睡前是否需要服用助睡眠药物及药物名称和剂量，是否睡前饮浓茶或咖啡，对温度、湿度、光线、安静程度的要求。

② 疾病史及用药史：如是否存在慢性疼痛、慢性肺部疾病、夜间心绞痛、充血性心力衰竭、肾病、癌症等影响睡眠的疾病以及用药情况，是否服用影响睡眠或帮助睡眠的药物。

③ 精神状况评估：有无精神方面疾病及病程持续时间，包括焦虑症、抑郁症、心理障碍，以上疾病可引起失眠或以失眠为首发症状。

④ 心理社会评估：如性格特征，与子女的关系，有无配偶，近一年内有无重大的家庭事件、生活及工作的重大变动。

⑤ 环境评估：如是否有噪声、光线是否幽暗、空气质量是否良好、温湿度是否适宜、床铺是否舒适。

（2）评估方法

① 说明：阿森斯失眠量表（Athens insomnia scale，AIS）、匹兹堡睡眠质量指数（Pittsburgh sleep quality index，PSQI）主要用于评估受试者的主观睡眠质量。评估时需通过有效沟通了解老人近一个月的睡眠状况，收集有关于老人睡眠的准确信息。

② 评估工具

a. 睡眠日记和睡眠障碍量表（表 6-24、表 6-25）。

表 6-24　睡眠日记 1

日期	昨晚上床时间	今早起床时间	昨晚多长时间内睡着	昨晚睡眠过程中起床次数	今早起床后的感觉			昨晚的总共睡眠时间	昨晚睡眠的影响因素
					精神恢复	精神部分恢复	疲劳		

表 6-25　睡眠日记 2

日期	饮用含咖啡因的饮料（如咖啡、茶、可乐）			活动 20min 的时间				上床前 2h 的进食情况				入睡前 1h 的活动
	早晨	下午	睡前 2h	无	早晨	下午	睡前 2h	无	含乙醇的饮料	饱食	无	

b. 阿森斯失眠量表（表 6-26）。阿森斯失眠量表也称亚森失眠量表，为国际公认的睡眠质量自测量表。它以对睡眠的主观感受为主要评定内容，用于记录受试者对遇到过的睡眠障碍的自我评估，可用于公众睡眠质量调查。

表 6-26　阿森斯失眠量表

填表人：_____　　　填表日期：_____　　　第_____次评定

本表主要用于记录您对遇到过的睡眠障碍的自我评估。对于以下列出的问题,如果在 1 个月内每星期至少发生 3 次在您身上,请您在相应处打"√"

序号	项目	0 分	1 分	2 分	3 分
1	入睡时间（关灯后到睡着的时间）	没问题	轻微延迟	显著延迟	延迟严重或没有睡觉
2	夜间苏醒	没问题	轻微影响	显著影响	严重影响或没有睡觉
3	比期望的时间早醒	没问题	轻微提早	显著提早	严重提早或没有睡觉
4	总睡眠时间	足够	轻微不足	显著不足	严重不足或者没有睡觉
5	总睡眠质量(无论睡多久)	满意	轻微不满	显著不满	严重不满或没有睡觉
6	白天情绪	正常	轻微低落	显著低落	严重低落
7	白天身体功能(体力或精神，如记忆力、认知能力和注意力等)	足够	轻微影响	显著影响	严重影响
8	白天思睡	无思睡	轻微思睡	显著思睡	严重思睡

统分人：_____　　　　　总分：_____

c. 匹兹堡睡眠质量指数量表（表 6-27）。匹兹堡睡眠质量指数（Pittsburgh sleep quality index，PSQI）是美国匹兹堡大学精神科医生 Buysse 等于 1989 年编制的。该量表适用于睡眠障碍患者、精神障碍患者评价睡眠质量，同时也适用于一般人睡眠质量的评估。PSQI 由 19 个自评和 5 个他评条目构成，其中第 19 个自评条目和 5 个他评条目不参与计分，在此仅介绍参与计分的 18 个自评条目（详见表 6-27）。由 18 个项目构成主观睡眠质量、入睡时间、睡眠时间、睡眠效率、睡眠障碍、安眠药物的应用、日间功能 7 个成分。每个成分按 0 分、1 分、2 分、3 分来计分，累计各成分得分为 PSQI 总分，范围为 0～21 分。国内刘贤臣等对此量表的信度和效度做过统计学研究，PSQI 有较好的实证效度。该量表将睡眠的质和量结合在了一起进行评估，评估受试者最近一个月的睡眠情况。

表 6-27　匹兹堡睡眠质量指数量表

填表人：_____　　　填表日期：_____

下面一些问题是关于您最近 1 个月的睡眠情况,请选择填写最符合您近 1 个月实际情况的答案

条目	项目	评分			
		0 分	1 分	2 分	3 分
1	近 1 个月,晚上上床睡觉通常在____点钟				
2	近 1 个月,从上床到入睡通常需要____	□≤15min	□16～30min	□31～60min	□≥60min
3	近 1 个月,通常早上____点起床				
4	近 1 个月,每夜通常实际睡眠____h(不等于卧床时间)				
5	近 1 个月,因下列情况影响睡眠而烦恼				
	a. 入睡困难(30min 内不能入睡)	□无	□<1 次/周	□1～2 次/周	□≥3 次/周
	b. 夜间易醒或早醒	□无	□<1 次/周	□1～2 次/周	□≥3 次/周
	c. 夜间去厕所	□无	□<1 次/周	□1～2 次/周	□≥3 次/周
	d. 呼吸不畅	□无	□<1 次/周	□1～2 次/周	□≥3 次/周
	e. 咳嗽或鼾声高	□无	□<1 次/周	□1～2 次/周	□≥3 次/周
	f. 感觉冷	□无	□<1 次/周	□1～2 次/周	□≥3 次/周
	g. 感觉热	□无	□<1 次/周	□1～2 次/周	□≥3 次/周
	h. 做噩梦	□无	□<1 次/周	□1～2 次/周	□≥3 次/周
	i. 疼痛不适	□无	□<1 次/周	□1～2 次/周	□≥3 次/周
	j. 其他影响睡眠的事情如有,请说明	□无	□<1 次/周	□1～2 次/周	□≥3 次/周
6	近 1 个月,总的来说,您认为您的睡眠质量	□很好	□较好	□较差	□很差
7	近 1 个月,您用药物催眠的情况	□无	□<1 次/周	□1～2 次/周	□≥3 次/周
8	近 1 个月,您常感到困倦吗	□无	□<1 次/周	□1～2 次/周	□≥3 次/周
9	近 1 个月您做事情的精力不足吗	□没有	□偶尔有	□有时有	□经常有

计分方法如下:

成分	内容	评分			
		0 分	1 分	2 分	3 分
A. 睡眠质量	条目 6 计分	□很好	□较好	□较差	□很差
B. 入睡时间	条目 2 和 5a 计分累计	□0 分	□1～2 分	□3～4 分	□5～6 分
C. 睡眠时间	条目 4 计分	□>7h	□6～7h(不含 6h)	□5～6h(含 6h)	□<5h
D. 睡眠效率	以条目 1、3、4 的应答计算睡眠效率*	□>85%	□75%～84%	□65%～74%	□<65%

成分	内容	评分			
		0 分	1 分	2 分	3 分
E. 睡眠障碍	条目 5b~5j 计分累计	□0 分	□1~9 分	□10~18 分	□19~27 分
F. 催眠药物	条目 7 计分	□无	□<1 次/周	□1~2 次/周	□≥3 次/周
G. 日间功能障碍	条目 8 和 9 的计分累计	□0 分	□1~2 分	□3~4 分	□5~6 分
计分人：_____			总分：_____		

* 睡眠效率计算方法：

$$睡眠效率 = \frac{条目4（睡眠时间）}{条目3（起床时间）-条目1（上床时间）} \times 100\%$$

d. 睡眠状况自评量表（表 6-28）。睡眠状况自评量表（self-rating scale of sleep, SRSS）由中国心理卫生协会常务理事、中国健康心理学杂志执行主编李建明教授编制，并在全国协作组制定出中国常模（标准），适用于筛选不同人群中的睡眠问题，也可用于对比研究失眠患者治疗前与治疗后的疗效。SRSS 共有 10 个项目，每个项目分 5 级评分（1~5 分），评分越高，说明睡眠问题越严重。此量表最低分为 10 分（基本无睡眠问题），最高分为 50 分（最严重）。

表 6-28 睡眠状况自评量表（SRSS）

下面 10 个问题是了解您睡眠情况的,请您在最符合自己的每个问题上选择一个答案(√),时间限定在近一个月内

项目	评分				
	1 分	2 分	3 分	4 分	5 分
1. 您觉得平时睡眠足够吗	① 睡眠过多了	②睡眠正好	③ 睡眠欠一些	④睡眠不够	⑤睡眠时间远远不够
2. 您在睡眠后是否已觉得充分休息过了	①觉得充分休息过了	②觉得休息过了	③觉得休息了一点	④不觉得休息过了	⑤觉得一点儿也没休息
3. 您晚上已睡过觉,白天是否打瞌睡	① 0~5 天	②很少(6~12 天)	③有时(13~18 天)	④经常(19~24 天)	⑤总是(25~31 天)
4. 您平均每个晚上大约能睡几小时	①≥9h	②7~8h	③5~6h	④3~4h	⑤ 1~2h
5. 您是否有入睡困难	① 0~5 天	②很少(6~12 天)	③有时(13~18 天)	④经常(19~24 天)	⑤总是(25~31 天)
6. 您入睡后中间是否易醒	①0~5 天	②很少(6~12 天)	③有时(13~18 天)	④经常(19~24 天)	⑤总是(25~31 天)
7. 您在醒后是否难以再入睡	①0~5 天	②很少(6~12 天)	③有时(13~18 天)	④经常(19~24 天)	⑤总是(25~31 天)
8. 您是否多梦或常被噩梦惊醒	① 0~5 天	②很少(6~12 天)	③有时(13~18 天)	④经常(19~24 天)	⑤总是(25~31 天)
9. 为了睡眠,您是否吃安眠药	① 0~5 天	②很少(6~12 天)	③有时(13~18 天)	④经常(19~24 天)	⑤总是(25~31 天)
10. 您失眠后心情(心境)如何	①无不适	②无所谓	③有时心烦、急躁	④心慌、气短	⑤乏力、没精神、做事效率低

③ 注意事项

a. 睡眠评估时需了解老人有无睡眠障碍史、有无影响睡眠的躯体疾病、有无焦虑抑郁、用药情况、有无药物依赖、睡眠环境等。必要时照护者可通过睡眠观察和辅助检查如多导睡眠图了解老人的睡眠情况。

b. 睡眠状况自评量表（SRSS）评估的注意事项：本量表由老人自己填写，作出独立的、不受任何人影响的自我评定；一次评定在 20min 内完成；评定结束时，工作人员应仔细检查并提醒老人不要漏评某个项目，也不要在相同的一个项目内打 2 个钩（重复评定）；如用于评定疗效，应在开始治疗前让老人评定一次，然后在治疗后再让老人评定一次，以便通过 SRSS 总分变化分析自评者的睡眠状态变化情况。

④ 辅助检查

a. 多导睡眠图（polysomnography，PSG）检查。

b. 体动记录仪（actigraphy）检查

3. 评估结论

（1）阿森斯失眠量表　0～4 分为无睡眠障碍，4～6 分为可疑失眠，6 分以上为失眠。总分 24 分，得分越高，表示睡眠质量越差。

（2）匹兹堡睡眠质量指数量表　总分范围为 0～21 分，PSQI 总分≤7 分时认为睡眠质量较好，总分＞7 分为我国成年人睡眠质量有问题的参考，总分越高睡眠质量越差。

（3）睡眠状况自评量表　最低分为 10 分（基本无睡眠问题），最高分为 50 分（最严重）。

三、案例

1. 案例基本情况

赵大爷，70 岁，退休职工，患有前列腺增生，老伴于 2 个月前病逝，有 3 个儿子，1 个女儿，子女孝顺。目前与大儿子及其家人一起住，赵大爷住一楼，环境安静，光线好。赵大爷在老伴去后非常思念老伴，每天回想起往事都会伤心、流泪、做噩梦。赵大爷以前当过兵，因耳朵被大炮的声音震过，听力极差，很少与人交流，白天经常打瞌睡，躺在摇椅上休息。一般晚上 9 时上床睡觉，躺在床上 1h 都很难睡着，长期吃右佐匹克隆促进睡眠，早上 5 时起来刷牙洗脸。夜间夜尿次数较多，夜间总睡眠时间仅 4～5h。赵大爷为此想寻求帮助，改善睡眠状况。

2. 匹兹堡睡眠质量指数量表评估

（1）分析患者的危险因素　入睡困难，前列腺增生，夜间易醒，上厕所，表偶，做噩梦，用药物催眠，常感到困倦。睡眠质量，3分；入睡时间，3分；睡眠时间，3分；睡眠效率，3分；睡眠障碍，1分；催眠药物，3分；日间功能障碍，2分。

（2）患者的匹兹堡睡眠质量指数量表评分　3＋3＋3＋3＋1＋3＋2＝18（分）。

（3）患者的风险等级　总分为18分，可认为存在睡眠障碍。

3. 照护措施

（1）予以心理支持。关心并陪伴老人，鼓励老人倾诉内心的想法，舒缓郁闷，消除焦虑及不良情绪。根据老人的心理状态予以对应的心理疏导。指导老人参加适当的社交活动和锻炼，减少日间睡眠时间，提高身体素质。

（2）指导或协助老人填写睡眠日记，动态评估老人的睡眠状况，及时和老人进行沟通和指导。

（3）遵医嘱使用改善睡眠的药物，积极治疗前列腺增生等基础疾病，避免睡前大量饮水。

（4）睡眠卫生管理。包括规律的作息时间、良好的睡眠环境、日间适量的活动、睡前行为指导等。

第九节
认知功能障碍评估

一、概述

1. 定义

认知是指人脑接收外界信息，经过加工处理，转换成内在的心理活动，从而获取知识或应用知识的过程。它包括记忆、语言、视空间、执行、计算和理解判断等方面。

认知功能障碍按严重程度分为：轻度认知功能障碍（mild cognitive impairment，MCI）和痴呆。轻度认知功能障碍是认知功能处于正常与痴呆之间的一种过渡状态，但其日常生活活动能力并未受到明显影响。痴呆是一种以认知功能障碍为核心，伴有日常生活、社会交往和工作能力明显减退的综合征，患者的认知功能损害涉及记忆、学习、定向、理解、判断、计算、语言、视空间等功能，分析及解决问题等能力，在病程某一阶段常伴有精神、行为和人格异常。

认知功能障碍评估是采用各种评估量表对个体的知觉、注意、记忆、语言、执行能力等方面进行评价，为临床认知功能损害提供定位和定性诊断。认知功能障碍评估能客观反映认知功能损害的程度、特征以及变化，为临床治疗及照护提供参考。

2. 原因

认知功能损害是老年人的常见问题，影响认知的因素有以下几大方面。

（1）病理因素　包括疾病、药物作用、心理和情绪等。老年常见疾病，如心血管疾病（包括房颤、心力衰竭等）、糖尿病、抑郁等，与认知功能障碍密切相关。

（2）生理因素　年龄、性别。

（3）环境因素　文化程度、生活工作经历、社会经历状况等。

3. 临床表现

（1）注意障碍　表现为注意力不集中。

（2）记忆障碍　表现为记忆力减退。

（3）知觉障碍　表现为视觉失认或变形，自知力、判断力和执行力下降。

（4）执行能力障碍　表现为行为异常、反应迟钝等。

二、评估

1. 评估目的

（1）评估老年人有无认知功能损害。

（2）评估老年人认知功能损害的类型和程度。

（3）根据评估结果，为认知功能损害老人制订干预、照护计划和措施，延缓疾病的进展，改善其生活质量。

2. 评估内容

（1）认知功能的评估

① 确认老年人意识是否清楚，意识清楚是认知功能评定的前提。

② 认知功能障碍的筛查。采用 AD-8 极早期失智症筛查量表、简易精神状态检查量表、蒙特利尔认知评估量表等进行筛查，判断老人是否存在认知功能障碍及认知功能障碍的程度。

③ 认知功能障碍的特异性检查。根据认知功能筛查的结果，进行有针对性的认知功能评定。如痴呆患者可采用临床痴呆评定量表（clinical dementia rating，CDR）进行综合评定。

（2）日常生活活动能力评估　见第四章第二节。

（3）精神行为症状的评估　可使用神经精神症状问卷（neuropsychiatric inventory，NPI）、老年精神状况量表（geriatric mental state schedule，GMSS）进行评估。

（4）其他评估　如老年社会评估。

3. 评定工具

（1）常用的筛查工具或量表　筛查老年人是否存在认知功能障碍是评定的关键步骤，常用的筛查量表有 AD-8 极早期失智症筛查量表、简易精神状态检查量表、画钟试验、简易认知评估工具、蒙特利尔认知评估量表等。本节重点介绍 AD-8 极早期失智症筛查量表和简易精神状态检查量表的使用。

① AD-8 极早期失智症筛查量表（表 6-29）：该量表主要包含阿尔茨海默病、血管性失智症等较常见的疾病症状，可用于民众的自我评估，也可通过评估人员亲自询问或电话中作答。总分大于或等于 2 分，建议就医进行细致的检查和诊断。

表 6-29　AD-8 极早期失智症筛查量表

问题	是，有改变 是＝1 分	不是，没有 改变 不是＝0 分	不知道 不知道＝ 不计分	说明
判断力上的困难，例如落入圈套或骗局、财务上不好的决定、买了对受礼者不合宜的礼物				和先前比有"判断力"的变差。例如，容易被诈骗，明显错误的投资，或对方是男孩子却送裙子，不熟的朋友却送昂贵的礼物等
对活动和嗜好的兴趣降低				变得不爱出门，对之前从事的活动显著的兴趣缺失，但需排除因环境变异因素引起或行动能力影响，如之前常往活动中心，现在却不愿意去
重复相同的问题、故事和陈述				重复问同样的问题或重复说过去的事件等
在学习如何使用工具、设备和小工具上有困难，例如电视、音响、冷气机、洗衣机、热水炉（器）、微波炉、遥控器				对于小型器具的使用能力下降，例如时常打错电话或电话拨不出去，不会使用遥控器开电视 使用器具能力的变化，如过去患者会使用，但现在却不会了，且有改变的情形发生
忘记正确的月份和年份				记忆力减退，忘记正确的年份，或说错自己的年龄
处理复杂的财务有困难，例如个人或家庭的收支平衡、所得税、缴费单				较复杂的财务处理活动，例如过去皆负责水电费的缴款等，现在却时常没缴费，或有多缴或少缴的情形，与过去相比有变化
记住约会的时间有困难				与他人有约却记不住时间日期，经提醒也想不起来，常常忘记约会等

问题	是,有改变 是=1分	不是,没有 改变 不是=0分	不知道 不知道= 不计分	说明
有持续的思考和记忆方面的问题				综合而言,在过去的半年或一年是否有持续性的思考力或记忆力的障碍,例如每天大多时间,或多或少有思考和记忆力的问题

② 简易精神状态检查量表(mini-metal status examination,MMSE)(表 6-30):此量表由 Folsten 于 1975 年编制,是应用最广泛的痴呆筛查工具之一,也是评价其他量表时最常用的参照,主要内容包括时间和地点定向力、记忆力、注意力和计算力、回忆力、语言能力及视觉空间能力。简易精神状态检查量表总分为 30 分,正常与不正常的分界值与受教育程度有关。其优点是敏感性强、易操作、耗时少,主要用于筛查有认知缺损的老年人,适用于社区和人群调查。但受年龄和文化程度的影响较大,强调语言功能,非语言条目偏少。《2018 中国痴呆与认知障碍诊治指南(三)痴呆的认知和功能评估》推荐 MMSE 用于痴呆的筛查,但对识别正常和轻度认知功能障碍(MCI)老人以及区别 MCI 和痴呆老人作用有限。

测试时每道题只提供一次尝试,且不能给予提示。如注意力和计算力测试时,要求老人从 100 开始减 7,之后再减 7,一直减 5 次(即 93,86,79,72,65)。每答对 1 题得 1 分,如果前次错了,但下一个答案是对的,也得 1 分。评估员不能帮助老人记答案,如老人说 100-7 等于 93,评估员不能说 93-7 等于多少,而只能说再减 7 等于多少。

表 6-30　简易精神状态检查量表(MMSE)

时间:_____;受试者:_____;性别:_____;年龄:_____;
文化程度:_____;合作情况:_____;编号:_____;测试/填表人:_____。

共 30 项,每项回答正确得 1 分,回答错误或答不知道评 0 分,量表总分为 0～30 分。测验成绩与文化水平密切相关,正常划分标准为:文盲>17 分,小学>20 分,初中及以上>24 分。

1. 定向力(10 分):现在我要问您一些问题,多数都很简单,请您认真回答。
(1)现在是哪一年?
(2)现在是什么季节?
(3)现在是几月份?
(4)今天是几号?
(5)今天是星期几?
(6)这是什么城市(城市名)?
(7)这是什么区(城区名)?(如能回答出就诊医院在本地的哪个方位也可。如为外地患者,则可问患者家在当地的哪个方位)
(8)这是什么街道?(如为外地患者,则可问患者家在当地的哪个街道)
(9)这是第几层楼?
(10)这是什么地方?

得分:_____

2. 即刻记忆(3分):现在我告诉您三种东西的名称,我说完后请您重复一遍(回答出的词语正确即可,顺序不要求)

(1)回答出"皮球"

(2)回答出"国旗"

(3)回答出"树木"

得分:_____

3. 注意力和计算力(5分):现在请您算一算,从100中减去7,然后从所得的数算下去(5次)

得分:_____

4. 回忆(3分):现在请您说出刚才我让您记住的是哪三种东西(回答出的词语正确即可,顺序不要求)?

得分:_____

5. 命名(2分):请问这是什么?

(1)回答出"手表"(回答出"表"就算对)

(2)回答出"铅笔"(回答出"笔"就算对)

得分:_____

6. 重复(1分):请您跟我说,说出"大家齐心协力拉紧绳"

得分:_____

7. 阅读(1分):请您念一念这句话"请闭上您的眼睛",并按这句话的意思去做(如患者为文盲,该项评为0分)。

得分:_____

8. 3步指令(3分):我给您一张纸,请您按我说的去做。

(1)患者右手拿起纸

(2)患者将纸对折

(3)患者将纸放在左腿上

得分:_____

9. 表达(1分):请您写一个完整的句子(句子要有主语、谓语,能表达一定的意思)(如患者为文盲,该项评为0分)。

得分:_____

10. 绘图(1分):请您照着这个样子把它画下来。

得分:_____

11. 检查中老人配合程度:配合　不太配合　完全不配合

③ 蒙特利尔认知评估量表(Montreal cognitive assessment,MoCA):MoCA目前用于轻度认知功能障碍的筛查,由加拿大的Nasreddine等于2004年编制完成,包括视空间与执行功能、命名、记忆、注意力、语言、抽象能力、延迟回忆、定向力等认知功能测试,总分30分,≥26分为认知正常(图6-3)。测试结果受教育程度、文化背景、检查者的技巧和经验、检查的环境、被试者的情绪及精神状态等因素的影响。MoCA识别正常老人和MCI及正常老人和轻度阿尔茨海默病(Alzheimer's disease,AD)的敏感度分别为90%和100%,明显优于MMSE(分别为18%和78%),而且有较好的特异度(87%)。

(2)总体认知功能评估和鉴别的量表　临床痴呆量表(clinical dementia rating,CDR)(表6-31)可以对痴呆受试者认知功能和社会生活功能损害的严重程度进行分级,现已成为痴呆临床试验总体评价的金标准之一。该量表采用临床半定式访谈受

蒙特利尔认知评估量表 (MOCA)

视空间/执行功能		画钟 (11点10分) (3分)	得分/分
复制立方体 [ ] [ ]		[ ] [ ] [ ] 轮廓 数字 指针	___/5

命名			
[ ]	[ ]	[ ]	___/3

记忆	阅读名词清单，必须重复阅读。读2次，在5分钟后回忆一次		脸面	天鹅绒	教堂	雏菊	红色	没有分数
		第1次						
		第2次						

注意力	现在我阅读一组数字(1个/秒)	顺背 [ ] 21854	
		倒背 [ ] 742	___/2

	现在我阅读一组字母，每当读到A时请用手敲打一下。错2个或更多得0分	
	[ ] FBACMNAAJKLBAFAKDEAAAJAMOFAAB	___/1

现在请您从100减去7，然后从所得的数目再减去7，共计算五次。连减：4或5个正确得3分，2或3个正确得2分，1个正确得1分，0个正确得0分	[ ]93 [ ]86 [ ]79 [ ]72 [ ]65	___/3

语言	现在我说一句话，请清楚地重复一遍，这句话是："我只知道今天李明是帮过忙的人" [ ] "当狗在房间里的时候，猫总是藏在沙发下" [ ]	___/2

流畅性/固定开头词语 请您尽量多地说出以"发"字开头的词语或俗语，如"发财"。我给您1分钟时间，您说得越多越好，越快越好，尽量不要重复	[ ] _____ (N≥11个词)	___/1

抽象能力	请说出它们的相似性	例如：香蕉 — 橘子[ ] 火车 — 自行车[ ] 手表 — 尺	___/2

延迟回忆	没有提示	面孔 [ ]	天鹅绒 [ ]	教堂 [ ]	雏菊 [ ]	红色 [ ]	只在没有提示的情况下给分	___/5
选项	类别提示							
	多选提示							

定向力	[ ] 星期 [ ] 月份 [ ]年 [ ] 日 [ ] 地方 [ ] 城市	___/6

正常≥26/30	总分 ___/30 教育年限≤12 年加1分

图 6-3　蒙特利尔认知评估量表（MOCA）

试者和知情者获得信息，评估受试者记忆、定向、解决问题、社区事务、家庭生活和生活自理 6 方面的表现。总分按严重程度分为 5 级，即正常、可疑痴呆、轻度痴呆、中度痴呆和重度痴呆，分别记为 0 分、0.5 分、1 分、2 分、3 分。

表 6-31　临床痴呆评定量表（CDR）

分别对知情者和受试者进行访谈，询问以下内容及必要的附加问题，根据两者提供的信息对受试者的认知功能进行评价

一、询问知情者

（一）询问知情者有关记忆的问题

1. 他/她有记忆或思维的问题吗	1. 否；2. 是
1a. 假如是，这个问题经常出现吗（而不是偶尔出现）	1. 否；2. 是
2. 他/她能回忆起最近发生的事情吗	1. 通常；2. 有时；3. 很少
3. 他/她能记住短的购物清单吗	1. 通常；2. 有时；3. 很少
4. 在过去的一年中他/她记忆力有减退吗	1. 否；2. 是
5. 他/她的记忆状况是否几年前就严重到妨碍他/她的日常活动能力或退休前的活动了（别人的看法）	1. 否；2. 是
6. 他/她会完全忘记几周内的大事吗（如来访、出行、聚会、婚礼等）	1. 很少；2. 有时；3. 通常
7. 他/她经常忘记重要事情的确切细节吗	1. 很少；2. 有时；3. 通常
8. 他/她经常完全忘记很早以前的重要事情吗（如生日、结婚日期、就业单位）	1. 很少；2. 有时；3. 通常

9. 告诉我最近生活中他/她应该记得的一些事情，请详细描述事件发生的地点、开始时间、持续时间和结束时间，参加者以及他们（包括受试者）是如何到达现场的

请具体记录：

一周以内的事件 _____

_____

一个月以内的事件 _____

_____

10. 他/她是什么时候出生的 _____ 年 _____ 月 _____ 日	
11. 他/她在什么地方出生的 _____ 省 _____ 市	

12. 他/她最后就读的学校是：

名称：

地点：

年级：

13. 他/她主要的工作是什么？假如没有，配偶的主要工作是什么	
14. 他/她最后的主要工作是什么？假如没有，配偶最后的主要工作是什么	
15. 他/她（或配偶）何时退休的？为什么	

（二）询问知情者有关受试者定向的问题

他/她是否经常准确知道：

1. 当月的日期	1. 通常；2. 有时；3. 很少；4. 不详
2. 月份	1. 通常；2. 有时；3. 很少；4. 不详
3. 年份	1. 通常；2. 有时；3. 很少；4. 不详
4. 星期几	1. 通常；2. 有时；3. 很少；4. 不详
5. 他/她判断时间关系有困难吗（如发生在过去互相关联的事情）	1. 通常；2. 有时；3. 很少；4. 不详
6. 在熟悉的街区，他/她是否能找到自己想去的地方	1. 通常；2. 有时；3. 很少；4. 不详

7. 在居住区以外的地方,他/她是否能从一个地方到另一个地方	1. 通常;2. 有时;3. 很少;4. 不详
8. 在室内,他/她是否能找到自己想去的地方	1. 通常;2. 有时;3. 很少;4. 不详
(三)询问知情者有关受试者判断和解决问题的能力	
1. 总的来说,假如您现在必须评定他/她解决问题的能力,请你考虑以下答案哪一种最适合	1. 和以前一样好;2. 不如以前好;3. 一般;4. 差;5. 根本没有能力
2. 评定他/她处理少量钱财的能力(比如换零钱、找零钱)	1. 没有丧失;2. 有些丧失;3. 严重丧失
3. 评定他/她处理复杂财务或生意交易的能力(比如收支平衡、付费)	1. 没有丧失;2. 有些丧失;3. 严重丧失
4. 他/她是否能处理家庭中发生的紧急情况(如水管渗漏、着火)	1. 和以前一样好;2. 因为思维障碍不如以前好;3. 严重丧失;4. 由于其他原因不如以前好(具体_____)
5. 他/她能理解所处境况或别人对某一问题的解释吗	1. 通常;2. 有时;3. 很少;4. 不详
6. 在社交场合或与他人交往时,他/她的行为适当吗(和他/她平常的风格一样吗)(这个题目是评定行为,不是外表)	1. 通常;2. 有时;3. 很少;4. 不详
(四)询问知情者有关受试者社会活动的问题	
1. 他/她仍在工作吗?	1. 是(跳至问题3);2. 否(接着回答问题2);3. 不适用(跳至问题4)
2. 记忆或思维障碍是他/她决定退休的原因吗	1. 否;2. 是(跳至问题4);4. 不详
3. 因为记忆或思维障碍,他/她在工作中有明显的困难吗	1. 无或很少;2. 有时;3. 通常;4. 不详
4. 他/她过去骑自行车吗	1. 是;2. 否
5. 他/她现在骑自行车吗	1. 是;2. 否
6. 如果否,是否是因为记忆力或思维问题	1. 是;2. 否
7. 假如他/她仍坚持骑自行车,是否会因为思维能力不佳而出现问题或危险	1. 是;2. 否
8. 他/她能独立购买需要的东西吗	1. 总是;2. 有时(购买有限数量的物品,重复购买或忘记所需要的物品);3. 很少或从来不(每次购物均需别人陪同);4. 不详
9. 他/她在家庭以外能独立地进行活动吗	1. 总是(有意义地参加活动,如发表意见、选举);2. 有时(有限地或进行常规的活动,比如看上去能开会、能去理发);3. 很少或从来不(没有帮助一般不能进行活动);4. 不详
10. 他/她是否经常被带去参加家庭以外的社会活动假如否,为什么?_____	1. 是;2. 否
11. 不经意的观察会觉得他/她的行为异常吗	1. 否;2. 是
12. 假如在养老院里,他/她能很好地参加社交活动吗	1. 否;2. 是
*以上是否能够得到足够的信息来评定受试者的社会活动缺损程度 如否,进一步探讨以下问题:探亲访友、政治活动、行业组织如各种协会、社会俱乐部、服务机构、教育项目等	1. 是;2. 否

*假如需要澄清受试者的功能水平,请在下面加上注释:

_____

(五)询问知情者有关受试者家务与爱好的问题

1a. 他/她做家务的能力出现了什么变化	_____
1b. 他/她还能把哪些事情做好	_____
2a. 他/她从事业余爱好的能力有什么改变	_____
2b. 他/她还能把哪些爱好的事情做好	_____
3. 假如在养老院,有哪些家务和爱好他/她再也无法做好了	_____
4. 病人做家务的能力: 请描述 _____	1. 没有丧失 2. 部分丧失 3. 严重丧失
5. 他/她做家务的能力以下哪个答案最合适(检查者根据以上信息判断,不需要直接询问知情者)	1. 在日常活动中功能正常;2. 能进行日常活动,但达不到既往水平;3. 能独立完成某些活动(操作家庭用具,如吸尘器,做简单的饭);4. 仅能从事有限的活动(在一些指导下,洗盘子尚干净、能摆碗筷);5. 缺乏有意义的功能(只有简单的活动,如在严密的指导下可铺床)

* 以上是否能够得到足够的信息来评定受试者的家务与爱好损害程度
1. 是;2. 否(进一步探讨以下问题)
家务:如做饭、洗衣、打扫卫生、购买食品杂货、倒垃圾、整理院子、家庭用具简单维护和基本维修
爱好:缝纫、绘画、手工艺、读书、娱乐、摄影、园艺、看电影或音乐会、作木活、参与体育运动

(六)询问知情者有关受试者个人生活自理能力的问题
请您评估他/她在以下各方面心智能力如何(假如受试者的自理能力比以前退步,即使达不到1的程度,也应考虑"1分")。

项目	0	1	2	3
穿衣	独立完成	有时系错扣子等	顺序错误,常忘记某一件	不能穿衣
清洁与修饰	无需帮助	需要督促	有时需要帮助	总是或几乎总是需要帮助
吃饭	干净、餐具适当	零乱,只用汤勺	只能吃简单的固体食物	完全依赖他人喂食
括约肌控制	控制正常	有时尿床	经常尿床	大小便失禁

二、询问受试者
(一)询问受试者的记忆问题

1. 你在记忆或思维方面有问题吗	1. 否;2. 是

2. 刚才你的配偶(子女等)告诉我一些你最近经历的事,你能告诉我有关这些事情的一些情况吗?督促他/她描述事件的细节,如地点、发生时间、持续时间和结束时间,参加者以及他们(包括受试者)如何到达现场
一周以内的事件 _____
_____
(0. 大部分正确;0.5. 部分正确;1. 大部分不正确)
一月以内的事件 _____
_____
_____
(0. 大部分正确;0.5. 部分正确;1. 大部分不正确)

3. 我现在说一个姓名和地址,请您记住。现在请跟我重复这个姓名和地址(重复到受试者能够正确重复但最多三遍,圈出每一遍重复正确的部分)

1	2	3	4	5
张	丹	北京市	王府井街	42 号
张	丹	北京市	王府井街	42 号
张	丹	北京市	王府井街	42 号

4. 你是什么时候出生的_____ 年_____ 月_____ 日

5. 你在什么地方出生的_____ 省_____ 市

6. 你最后就读的学校是:

名称:

地点:

年级:

7. 你主要的工作是什么? 假如没有,配偶的主要工作是什么

8. 你最后的主要工作是什么? 假如没有,配偶最后的主要工作是什么

9. 你(或配偶)何时退休的? 为什么

10. 请重复我刚才让您记住的名称和地址(圈出每一个重复正确的部分)

张	丹	北京市	王府井街	42 号

(二)询问受试者的定向问题(详细记录受试者的答案)

1. 今天是几号	1. 正确;2. 不正确
2. 今天是星期几	1. 正确;2. 不正确
3. 现在是几月份	1. 正确;2. 不正确
4. 今年是哪一年	1. 正确;2. 不正确
5. 这个地方的名称是什么	1. 正确;2. 不正确
6. 我们住在哪个城市或城镇	1. 正确;2. 不正确
7. 现在几点了	1. 正确;2. 不正确
8. 受试者知道陪他/她来的人是谁吗	1. 正确;2. 不正确

(三)询问受试者有关判断和解决问题的能力

假如受试者对该问题的最初反应不是"0"分,需要进一步询问,以便确定其对该题的最佳理解,圈出最接近的答案

相似性

例子:"铅笔和钢笔有什么相似之处"(书写工具)

这些东西有什么相似之处

1. 萝卜—菜花	0. 蔬菜; 1. 吃的东西、生长的东西、能做饭的东西等; 2. 回答不切题(不一样;买来的)
2. 书桌—书架	0. 家具,办公家具,都是放书用的; 1. 木头的、有腿; 2. 回答不切题(不一样)

区别

例子:"糖和醋有什么区别"(一个甜,一个酸)

这些东西有什么不同之处

3. 谎言—错误	0. 一个故意,一个无意; 1. 一个不好,一个好,或只解释一个; 2. 其他答案,差不多
4. 河流—运河	0. 一个天然,一个人工; 2. 其他答案
计算	
5. 1元等于多少个 5 分	1. 正确;2. 不正确
6. 六元七角五分等于多少个二角五分?	1. 正确;2. 不正确
7. 从 20 减去 3,再从每一个得数连续减 3,一直减下去	1. 正确;2. 不正确
判断	
8. 当你到达一个陌生的城市,你如何找到你想到达的一个单位	0. 问路边的行人或警察,查地图,打 114 查询;1. 其他不佳的答案;2. 没有明确的反应
9. 受试者对自身生活能力减退和处境以及对他/她为什么到这儿来做检查的理解程度	1. 自知力好;2. 有部分自知力;3 无自知力

CDR 记分表见表 6-32。

表 6-32　CDR 记分表

项目	无痴呆 (CDR 0)	可疑痴呆 (CDR 0.5)	轻度痴呆 (CDR 1)	中度痴呆 (CDR 2)	重度痴呆 (CDR 3)	记分 /分
记忆力	无记忆缺损或只有轻微的、偶尔的健忘	经常性的轻度健忘;对事情能部分回忆;"良性"健忘	中度记忆缺损,对近事遗忘突出,记忆缺损妨碍日常活动	严重记忆缺损;能记住过去非常熟悉的事情,新发生的事件很快遗忘	严重记忆丧失;仅存片段的记忆	
定向力	能完全正确定向	对时间关联性有轻微的困难,其余能正确定向	对时间关联性有中度困难,检查时对地点仍有定向能力,但在某些场合可能有地点定向能力障碍	对时间关联性有严重困难;通常对时间不能定向,常有地点失定向	仅对人物有定向力	
判断与解决问题的能力	和以往一样,能很好地解决日常问题	在解决问题、辨别事物间的异同点方面有轻微缺损	在解决问题、辨别事物间的异同点方面有中度困难,通常还能维持社交事务判断力	在解决问题、辨别事物间的异同点方面有严重损害;社会判断力通常受损	不能作判断或不能解决问题	
社会事务	和平常一样,能独立处理工作、购物、志愿活动及社会群体活动	在这些活动方面仅有轻微损害	已不能独立进行这些活动;可以从事其中部分活动,不经意的观察似乎正常	不能独立进行室外活动;但可被带到家庭以外的场所参加活动	不能独立进行室外活动;病重得不能被带到家庭以外的场所参加活动	

项目	无痴呆 (CDR 0)	可疑痴呆 (CDR 0.5)	轻度痴呆 (CDR 1)	中度痴呆 (CDR 2)	重度痴呆 (CDR 3)	记分 /分
家庭生活业余爱好	家庭生活、业余爱好和需用智力的兴趣均保持良好	家庭生活、业余爱好和需用智力的兴趣有轻微损害	家庭活动有肯定的轻度障碍，放弃难度大的家务，放弃复杂的爱好和兴趣	仅能做简单家务，兴趣明显受限，而且维持的差	丧失有意义的家庭活动	
个人自理能力	完全自理		须旁人督促或提醒	穿衣、个人卫生及个人事务料理都需要帮助	个人自理方面依赖别人给予很大帮助；经常大小便失禁	
总体得分						

CDR 评分原则：

利用获得的所有信息，做出最恰当的判断。对 6 个功能分别进行评定，注意只有当能力的减退是由认知障碍引起时才记分。如果功能障碍的严重程度介于两级之间，原则上按严重的一级进行评定。最后，综合 6 个功能域的得分，根据以下原则总结出 CDR 总体得分。

（1）记忆（M）为主要项目，其他 5 项为次要项目。

（2）当 M＝0.5 分时，CDR≠0 分，只能＝0.5 分或 1 分。

（3）CDR＝M（记忆分）

① 当至少 3 个次要项目与记忆分数相同时；

② 当 1 个或 2 个次要项目分数＝M，不多于 2 个次要项目分数在 M 的任一侧时；

③ 当 3 个次要项目分数在记忆分的一侧，另 2 个次要项目分数在记忆分的另一侧时；

④ 当 M＝0.5 分，至少 3 个次要项目均为 0 分时，CDR＝0.5 分；

⑤ 当 M＝0 分，只有 1 个次要项目≥0.5 分时，CDR＝0 分；

（4）CDR≠M（记忆分）

① 当 4 个或多个次要项目分数大于或小于 M 时，CDR＝大多数次要项目分数；

② M＝0.5 分时，至少 3 个次要项目≥1 分时，CDR＝1 分；

③ 当 M＝0 分，2 个或多个次要项目≥0.5 分时，CDR＝0.5 分；

④ 当 M≥1 分时，CDR≠0 分，此时如果其他大多数次要项目＝0 分，CDR＝0.5 分。

（5）就近联合原则　当不符合以上原则时，CDR＝与 M 最接近的次要项目的分数（例如 M 和一个次要项目的分数＝3 分，2 个次要项目的分数＝2 分，2 个次要项目的分数＝1 分，CDR＝2 分）。

4. 评定结论

（1）简易精神状态检查量表评定　文盲（未受教育）小于或等于 17 分，小学（受教育程度≤6 年）小于或等于 20 分，中学或以上文化程度小于或等于 24 分，提示有认识功能损害。

（2）蒙特利尔认知评估量表（MoCA）　总分 30 分，≥26 分正常。

（3）临床痴呆评定量表　0 分为正常、0.5 分可疑痴呆、1 分为轻度痴呆、2 分为中度痴呆、3 分为重度痴呆。

三、案例

1. 案例

李某，女性，72 岁，小学文化，已婚。3 年前无诱因出现记忆力下降，常常忘记重要的事情，做事丢三落四。上述症状进行性加重，近期出现找词困难、逻辑混乱、定向问题，生活需要人照护。医院就诊诊断为阿尔茨海默病。

2. 评估

李某 MMSE 17 分、ADL 80 分、CDR 1 分。

3. 照护措施

（1）生活照护　根据老年人生活自理能力的情况，协助或部分协助老年人日常生活的各项活动。

（2）安全照护　避免将老人置于陌生的环境，老年人外出时有专人陪同，佩戴有老年人信息的手腕带，防止走失。

（3）用药照护　协助老年人遵医嘱按时按量服药，避免因记忆问题导致漏服药、重复服药。

（4）康复训练　进行针对性的日常生活活动能力、记忆、语言功能等训练，改善各项症状，延缓疾病进展。日常生活活动能力训练可以延缓老人功能丧失，改善老人生活质量和减轻照护者负担。训练时应最大限度地保留患者原有的技能和兴趣。

（5）心理护理　理解并尊重老人，耐心倾听老人的诉说，尽量满足老人的需求。陪伴老人，鼓励老人做力所能及的事情，给予适时的表扬，是维持痴呆老人自尊心和自信心的重要方式。出现性格变化或行为异常时，给予理解、包容，保护老人不受到伤害。

第十节
老年谵妄的评估

一、概述

1. 定义

谵妄是急性发作的精神和认知功能紊乱，常表现为认知、注意力、定向力、记忆功能受损，思维推理迟钝，语言功能障碍，错觉、幻觉，睡眠觉醒周期紊乱等。

老年性谵妄多见于 65 岁以上的人群，尤其多见于老年住院患者。约 20% 的老年住院患者和约 1/3 的老年急诊患者会发生谵妄，在综合医院发生率高，尤其多见于 ICU、老年科病房，常伴发于躯体疾病加重、感染、缺血、缺氧状态，多发生于手术时或手术后。

2. 分型

根据临床表现，谵妄可分为高活动型、低活动型和混合型三种亚型。

高活动型：情绪不稳定，易激惹，精神病性症状，破坏性行为。该类型较易识别。

低活动型：嗜睡，活动力降低，说话缓慢，对外界刺激反应降低。该型易被漏诊和忽略，预后较差。

混合型：以上两种表现形式均可出现，症状常在不断变化。

3. 易感因素和诱发因素

易感因素：认知功能障碍、高龄、痴呆、躯体疾病、营养不良等都有可能造成谵妄的发生。其中认知功能障碍是最危险的因素。

诱发因素：药物、电解质失衡、药物戒断、感染、感觉输入减弱（视力或听力障碍，未佩戴眼镜或助听器）、颅内病灶（如感染、出血、脑卒中、肿瘤）、尿潴留、粪便嵌塞、心肺疾病、睡眠剥夺、情感应激、身体约束、手术等均会诱发谵妄的发生。

二、评估

1. 评估目的

（1）早期识别谵妄。

（2）确定老人发生谵妄的原因并予以对症处理。

（3）根据评估结果为谵妄老人制订照护计划和措施，早期干预，促进疾病转归。

2. 评估内容

（1）认知功能评估　详见第六章第九节。

（2）谵妄评估　采用意识模糊评估方法。

（3）环境评估。

3. 评估方法

（1）谵妄评估

① 说明：评估员通过询问老人的家属或照顾者，同时结合对老人的观察和交谈情况，来判断老人是否发生谵妄。

② 评估工具

a. 临床上常用意识模糊评估方法（confusion assessment method，CAM），见表6-33。它使用简洁，可快速识别谵妄，诊断的敏感性可达90%～100%，特异性可达89%～95%。

表6-33　意识模糊评估法（CAM）

条目	描述	否	是
1. 急性起病且病程具有波动性	与平时比较是否有证据显示患者精神状态产生急性变化		
	这些不正常的行为是否在一天中呈现波动状态，即症状时有时无或严重程度起起落落		
2. 注意障碍	患者的注意力难以集中吗？例如，容易注意涣散或难以交流吗（请患者按顺序说出21～1的所有单数）		
3. 思维混乱	患者的思维是凌乱或不连贯的吗？例如，谈话主题散漫或不中肯，思维不清晰或不合逻辑，或从一个话题突然转到另一个话题		
4. 意识水平的改变	整体而言，您认为患者的意识状态有无过度警觉、嗜睡、木僵或昏迷		

b. 4A测试（the 4 "A" s test，4AT）于2011年由Sanchai等编制，是国际上认可度较高的老年患者谵妄评估工具，具有操作简单、评估准确性高、耗时短等优点，见表6-34。

表6-34　4项谵妄快速诊断方案（4AT）

一、警觉性（alertness） 观察患者是否出现明显嗜睡（如难以唤醒、明显困倦）和/或易激惹状态（如烦躁、多动）的警觉性异常表现	
正常（在评估过程中患者完全清醒且不过激）	0分
睡眠状态，言语或轻拍肩膀唤醒后恢复正常所需<10s	0分
明显异常（明显嗜睡和/或易激惹转态）	4分

二、简化心理测试-4（the 4-item abbreviated mental test，AMT-4）

引导语：我要问你 4 个关于记忆的问题

"你今年多少岁"；

"你的出生年月日是什么"；

"你知道今年是哪一年吗"；

"你知道你现在在哪里吗"（回答"医院或大楼名称"即为正确答案）

没有错误	0 分
1 个错误	1 分
≥2 个错误/无法测试	2 分

三、注意力（attention）

引导语：我现在询问你一个关于思考的问题

"请将每年的月份从 12 月开始倒过来告诉我"（可提示患者 12 月的前一个月是 11 月）

正确的月份数≥7 个	0 分
正确的月份数<7 个	1 分
无法测试（患者不适、嗜睡、注意力不集中等）	2 分

四、急性改变或病程波动（acute change or fluctuating course）

观察患者是否有过去 2 周内出现且过去 24h 内仍然存在的明显变化或波动的精神状态异常，如警觉性、认知功能、其他心理功能（如妄想、幻觉）

依据家属、照护者或病例回顾获得患者情况

否	0 分
是	4 分

合计：	
无谵妄或严重的认知功能障碍 （一旦急性改变或病程波动所需的基线信息不完整，仍可能出现谵妄）	0 分
高度怀疑认知障碍	1～3 分
高度怀疑谵妄和/或认知障碍	≥4 分

③ 注意事项

a. 选择让老人感到舒适的环境进行评估，可以有家人或照顾者的陪同。

b. 评估员向老人提问时宜使用通俗易懂、老人容易理解的语言，避免使用专业性术语。听力障碍的老人可使用助听器。

c. 评估过程中认真观察并记录老人在注意力、记忆、言语组织等方面的表现，结合 MMSE 评估量表结果以及自己的观察，综合地进行评估。

（2）环境评估　环境是否安静、温湿度是否适宜、灯光是否过亮或过暗，应避免一切激惹因素，尽可能减少谵妄的发生。

4. 评估结论

（1）意识模糊评估法　1、2 项必备，加上 3 或 4 项即可诊断谵妄。

（2）4A 测试　评分为 0～12 分，0 分表示正常，1～3 分表示存在认知障碍，≥4 分表示谵妄。评估时间约 2min。

（3）环境评估

① 环境整洁、安静、舒适、安全，通风良好，温湿度适宜，灯光适宜，适合谵妄老人居住；

② 老人居住房间窗外噪声太大，不适合谵妄老人居住；

③ 探视人员多，对老人影响大。

三、案例

1. 案例基本情况

老人李××，男性，72岁，患有血管性痴呆，由保姆居家长期照顾，日常生活需要协助但可以配合。因肺部感染住院治疗，患者晚上出现躁动不安，不配合吸氧，将鼻氧管拔掉，反复从床上爬起，睡眠差，胡言乱语，甚至说看到有亲人站在门口。第二天早上精神很差，呈睡眠状态，无法配合进食早餐。白天恢复安静且精神不佳，昏昏欲睡。

既往史：既往有脑梗死、糖尿病、高血压。无手术史，无过敏史。

个人史：出生于原籍，无吸烟史，无饮酒史。

婚育史：患者已婚，育有一子一女，配偶已过世，子女体健。

家族史：无家族性遗传病，无传染病史。

体格检查：体温36.7℃，脉搏73次/min，呼吸18次/min，血压141/82mmHg。发育正常，营养中等，神志清楚，自主体位。一般表现合作，定向力（时间、地点、人物）异常，记忆力、理解力异常。

2. 评估

患者的意识模糊评估法结果见表6-35。

表6-35　患者的意识模糊评估法（CAM）结果

条目	描述	否	是
1. 急性起病且病程具有波动性	与平时比较是否有证据显示患者精神状态产生急性变化		√
	这些不正常的行为是否在一天中呈现波动状态？即症状时有时无或严重程度起起落落		√
2. 注意障碍	患者的注意力难以集中吗？例如，容易注意涣散或难以交流吗(请患者按顺序说出21~1之间的所有单数)		√
3. 思维混乱	患者的思维是凌乱或不连贯的吗？例如，谈话主题散漫或不中肯,思维不清晰或不合逻辑,或从一个话题突然转到另一个话题		√
4. 意识水平的改变	整体而言,您认为患者的意识状态有无过度警觉、嗜睡、木僵或昏迷		√

根据评估，患者的临床表现符合意识模糊评估法（CAM）的第1~4项，诊断为谵妄。

3. 照护措施

（1）为老人提供安全舒适的居住环境。

（2）调整老人的睡眠-觉醒周期，白天鼓励老人在明亮的光线中适当活动；夜间保持卧室安静、灯光暗淡，促使老人在夜间保持持续性睡眠，必要时遵医嘱使用镇静助眠药物。

（3）预防和避免诱发因素如身体约束、多重用药、水电解质紊乱、感染、低氧血症、声光刺激等，给视力、听力障碍的老人佩戴老花镜和助听器，有效地评估和控制疼痛，避免会引起谵妄症状加重的药物如哌替啶、抗精神病药物、苯二氮䓬类药物等。

（4）进行日常生活活动能力训练，鼓励老人自我照顾，锻炼老人的自理能力，提高生活质量，必要时予以协助。

（5）进行认知功能训练，包括注意力、定向力、记忆力等各个方面。询问老人所处的时间、地点，让老人回忆往事，要求老人做一些简单的计算题。使用老人喜欢的称呼，在老人清醒的时候向其介绍所处的时间、地点、环境及工作人员。提供老人能看得清楚的时钟和挂历，摆放病人熟悉的照片等物品，播放喜欢的轻音乐等。

（6）安全照护。移去老人身边的危险物品，调整床高和床栏，以防老人躁动时从床上跌落。

（7）鼓励家属探视陪伴老人，给予老人心理支持，鼓励老人表达自己的感受和想法，促进老人的身心健康。

第十一节
多重用药评估

一、概述

1. 定义

多重用药（polypharmacy）是最常见、最重要的老年综合征之一，目前尚无统一定义。通常是指在接受药物治疗时，使用了潜在的不恰当药物或同时使用了5种以上的药物。2021年，《老年综合征管理指南》定义为：多重用药通常是指病人服用5种及其以上的药物。然而，多重用药非常复杂，不仅仅是指一个病人所服用药物的数量，还涉及药物与药物之间的相互作用及其产生的副作用等。老年人因老化及急慢性疾病，常被给予多种可能具有潜在危险性的药物。研究发现，老年人多重用药的比例在许多国家均很高，其中不适当用药又占有相当大的比例。所谓不适当用药，是指使用的药物较容易造成药物的不良反应，而严重的不良药物反应是造成老年人住院甚至死亡的重要因素。因此，老年病患者的多重用药情形近年来逐渐引起各国医务工作者的普遍关注与重视。

2. 原因

老年人多病共存，既有接受多种药物治疗的必要性，又有过度或不合理用药的风险。其多重用药原因多且混杂，主要包括老年人自身因素及医疗因素两大方面，具体有：

（1）老年人多病共存，需要多种药物进行治疗；共病状态下老年人多医院、多科室就诊，多名医生开药，当就诊医生漏评估患者用药史或老年人无法正确说明自己的用药情况时，多重用药甚至错误用药的概率增加。

（2）老年人受多因素影响自行购买非处方药或保健药品，擅自调药。

（3）老年人常常存在视力、听力及认知功能障碍，容易发生重复服药或错误服药等问题。

3. 危害

（1）产生药物中毒或药物的不良反应　老年人即使单纯使用一、两种药物，由于他们体内各脏器生理储备能力减弱，对药物的应激反应变得脆弱，药物的治疗量与中毒量之间的安全范围变小，加之老年人肝肾功能减退，排泄变慢，也容易发生药物的中毒或不良反应；更何况老年的多重用药，除每种药物本身的副作用外，药物与药物之间的相互作用也有可能增强其药物的毒副作用，加重药物中毒和药物不良反应的发生率。

（2）易引发老年谵妄　老年人多重用药容易引起意识混乱，进而导致老年谵妄的发生。

（3）服药依从性下降　药物治疗方案的复杂性及多重用药直接导致老年人服药依从性下降。由于用药种类多、服用方法及用量不尽相同及老年人自身因素，容易使老年人漏服药、错服药，进而导致治疗无效或发生严重的药物不良反应（adverse drug reaction，ADR）。

（4）影响老年人的生活质量　老年人不适当的多重用药增加了老年病的管理费用，老年人的住院率、病死率、药物不良反应发生率提高，医疗照顾费用上升，严重影响老年人的生活质量。

（5）发病率或病死率增加　多药共用时，药物相互作用引发药物不良反应，使老年人各种疾病的发病率增加，同时增加老年人的病死率。目前，药物不良反应已经成为老年人住院的第三大原因。

二、评估

1. 评估目的

（1）对老年人的用药进行科学评估，发现不适当用药，优化治疗方案，防范不良事件发生。

（2）指导老人正确服药，自我监测药物不良反应，增进老人的服药依从性。

（3）指导照护者注意观察老人所服用药物的不良反应，发现问题，及时告知医生。

2. 评估对象

多病共存同时服用多种药物治疗的老年人，尤其是服用 5 种以上药物的老年人。

3. 评估内容与方法

（1）评估内容

① 病史及用药史采集。通过详细询问老年人或家属，了解老年人的既往病史、过敏史、用药情况等。可要求老年人在就诊时将目前所有用药（含处方药、非处方药、局部用药）带来评估，确定老年人每天服用是否超过 5 种。

② 体格检查。通过一般体格检查，了解是否存在用药带来的不良反应。如联合应用两种以上药物降压治疗时，应检查有无低血压。

③ 实验室检查。长期服用某些药物时，应根据需求定期采血化验如血常规、肝肾功能等。服用他汀类药物时应定期复查肝肾功能；服用华法林、阿司匹林、氯吡格雷等药物时应定期复查血常规和凝血功能。

（2）评估工具

① 将老年人所用药物和疾病问题相匹配，列出用药清单（表 6-36），找出是否多重用药、用药不足或滥用药物。

表 6-36 用药清单

疾病	药物名称	剂量	用法	用药时长	不良反应	其他

a. 对每种药物逐一进行评价，包括有无适应证、是否有效、有无药物不良反应、价格是否合适。

b. 老年人用药方案的整体评价，包括是否重复用药、是否超疗程用药，是否有 ADR 高危药物；药物之间的相互作用；患者服药依从性评价。

② 多重用药评估工具。ARMOR 工具是国际上应用较多的用于多重用药评估的工具，推荐用于住院及门诊的综合性老年评估。在取得老人休息和活动时的心率、血压和血氧饱和度基础上，采取阶梯式方法遵循以下步骤来评估老年人多重用药。

a. A＝评估（assess）患者所有药物，特别是潜在不良后果的药物。包括 β 受体阻滞剂、抗抑郁药、抗精神病药物、其他精神药物、镇痛药、维生素和保健品等。

b. R＝审查（review）可能存在的问题。包括药物和药物的相互作用；疾病与药物的相互作用；体内药物药效学的相互作用；功能状态的影响；亚临床药物不良反应；权衡个人用药的益处是否大于对主要身体功能的影响。

c. M＝最大限度减少（minimize）不必要的药物。停止显然缺少药物适应证证据的药物；停止其风险大于受益或对主要身体功能有高风险负面影响的药物。

d. O＝优化（optimize）治疗方案。去掉重复用药；根据相关监测治疗来调整口服降糖药、β受体阻滞剂等药物的剂量。

e. R＝重新评估（reassess）老人在休息和活动时的心率、血压、血氧饱和度等，重新评估老人的功能状态、认知状态和服药依从性等。

（3）多重用药鉴别诊断 临床上，用于鉴别多重用药的标准主要包括：没有明确的用药指针用药；运用与其他治疗手段等效的药物来治疗相同的疾病；所用药物之间存在相互作用；使用不适当的剂量；用其他药物来治疗某种药物引起的不良反应。

（4）处理对策 根据用药指南和老年人用药原则进行药物调整。老年人合理用药原则如下。

① 受益原则。强调不用老年人不宜使用的药物，要求要有明确的用药指征，只有用药治疗益处大于用药风险时才可用药。

② 五种药物原则。根据疾病选择主要药物，用药种类尽量在 5 种之内，不宜盲目使用多种药物。

③ 小剂量原则。从小剂量开始，根据老年人的年龄、健康状况、治疗反应等，个体化确定老年人用药的最佳剂量。

④ 择时原则。选择最合适的用药时间，以增加用药疗效和减少毒副作用。

⑤ 暂停原则。严密观察老年人用药反应，一旦出现药物不良反应，应减少用量或暂停用药。

⑥ 及时停药原则。避免长时间使用不必要的药物。应根据疾病变化，及时停用不必要的药物。

4. 评估结论

有无多重用药，有无药物滥用，有无用药不足，有无其他不适当用药情况。

三、案例

1. 案例基本情况

患者李奶奶，67 岁，因"突起尿频、尿急 1 天"就诊，当地医院诊断为尿路感染，予以左氧氟沙星抗感染治疗，后出现腹泻，予蒙脱石散、肠道益生菌治疗后症状缓解。既往史：有支气管哮喘病史，5 前患脑梗死，高血压 10 年（最高血压 190/120mmHg），服用降压药，未规律监测血压，窦性心动过速。

用药史：左旋氨氯地平片 2.5mg，每日 1 次；厄贝沙坦氢氯噻嗪片 150mg/

12.5mg，每日一次；美托洛尔缓释片 12.5mg，每日两次；阿托伐他汀钙片 20mg，每晚一次；阿司匹林肠溶片 100mg，每晚一次；尿路感染后予左氧氟沙星胶囊 0.1g，每日三次；腹泻后予地衣芽孢杆菌胶囊 500mg，每次三次，蒙脱石散 1 包，每日三次。

2. 多重用药评估

该患者同时服药 9 种，属于多重用药。予以多重用药评估，发现用药存在以下问题：（1）美托洛尔缓释片可选择性阻断 β_1 受体，但也可作用于气道上的 β_2 受体，进而造成气道平滑肌的收缩，诱发或加重支气管哮喘，支气管哮喘患者禁用或慎用，改用非二氢吡啶类 CCB 药物控制心率；（2）氢氯噻嗪属排钾利尿药，长期使用时，警惕老年人发生低血钾。

3. 照护措施

（1）医生、药师、护士、照护者、老人及其家属均应提高安全用药意识，最大限度地减少多药联合治疗给老人带来的药源性损害。

（2）向老人及家属进行安全用药相关知识宣教，教育老人及其家属避免随意自我用药或停药，不宜凭自己的经验随便联合用药，告知老人如何发现药物不良反应。

（3）协助老人提高用药依从性。老年人由于记忆力减退，容易漏服、多服、误服药物，以致难以获得疗效或导致病情加重。照护者需定时检查老年患者的用药情况，做到按时按规定剂量服药。

（4）针对李奶奶的具体照护措施

① 及时停药。左氧氟沙星胶囊、蒙脱石散、地衣芽孢杆菌胶囊应在症状缓解后及时停用。

② 降血压药物需终身服用，并遵医嘱按时按量服药。同时监测血压变化，为药物调整提供参考。

③ 改变不良的生活方式，低盐低脂、低嘌呤饮食，适当运动。

④ 长期服用以上药物时，应定期监测肝肾功能、凝血功能、血脂及血钾变化。

⑤ 出现其他不适症状时，及时去医疗机构就诊，切勿擅自加药或停药。

第十二节
衰弱评估

一、概述

1. 衰弱定义

（1）美国老年医学会的定义，衰弱是老年人因生理储备下降而出现抗应激能力减退的非特异性状态，涉及多系统的生理学变化，包括神经肌肉系统、代谢及免疫系统改变。这种状态增加了死亡、失能、谵妄及跌倒等负性事件的风险。

（2）我国老年医学的定义，衰弱是与年龄相关的对环境因素易损性增加和维持自体稳态能力降低的一组临床综合征。其核心是老年人生理储备减少或多系统异常，外界较小的刺激即可引起负性临床事件的发生。

（3）概念性定义，衰弱是指生理储备减少导致自理能力下降或缺失的临床综合征，可增加机体受损风险。如肌少症、功能下降、神经内分泌失调和免疫损害等可合并发生。

（4）理论性定义，衰弱是机体多维结构包含生理、认知及社会等综合性缺陷状态。

（5）操作性定义，衰弱状态判断是使用不同评估工具如 Fried 衰弱量表和 Rockwood 衰弱指数进行评估，以症状发生或几项缺陷条目的组合为依据进行判断。

（6）社会衰弱，2017 年 Bunt 等首次定义为个体持续处于失去一种或多种满足基本社会需求的重要资源之状态中。此外，其研究结果还表明，社会衰弱不仅包括缺乏满足基本社会需求的社会资源，而且还包括缺乏社会行为和社会活动，以及缺乏自我管理能力。

2. 衰弱的危险因素

（1）遗传因素。

（2）增龄。衰弱平均患病率随年龄增长而递增。

（3）躯体疾病。心脑血管疾病、慢性阻塞性肺疾病、糖尿病、肾功能衰竭、恶性肿瘤、髋部骨折、关节炎、人类免疫缺陷病毒（HIV）感染及手术均可导致衰弱的发生。

（4）精神、心理因素。焦虑、抑郁可促使老人衰弱。

（5）营养不良和摄入营养素不足的老人衰弱发生率较高。

（6）药物因素。多重用药、某些特定药物如抗胆碱能药物和抗精神病药物、不恰当的用药均可导致老人衰弱的发生。

（7）未婚、独居、低教育水平、低收入、女性、社会支持差的老人易发生衰弱。

（8）不良生活方式是衰弱的危险因素。

3. 衰弱的不良反应

（1）虚弱、疲劳、无法解释的体重下降和反复感染。

（2）跌倒。平衡功能及步态受损，即使轻微疾病或刺激也会导致肢体平衡功能受损，不足以维持步态完整性而跌倒。

（3）谵妄。衰弱老人遇到应激时因脑功能障碍加剧更容易发生谵妄。

（4）波动性失能。老人常表现为功能独立和需要人照顾交替出现，功能状态变化较大。

二、评估

1. 评估目的

（1）及时、有效地早期识别、诊断老年衰弱。

（2）根据评估结果，采取针对性的干预措施，增进老人健康，预防跌倒等不良事件的发生。

2. 评估内容

（1）不明原因体重下降。

（2）疲乏（失能、死亡强有力的独立预测因子）。

（3）握力下降（握力差发生衰弱风险比握力正常高 6 倍）。

（4）行走速度下降（步速上升 0.1m/s，衰弱下降、病死率下降，功能上升）、体力活动下降。

（5）多病共存（＞5 种疾病）。

3. 评估方法

（1）说明 先通过初筛问题，询问老人"您在近半年内是否有胃口变差，吃的比以前少""没有别人的帮助您是否很难完成大部分的日常活动"，然后根据衰弱筛查评估量表（近四周是否感到疲劳不适、是否能上一层楼、能否步行一个街区的距离、是否患有 5 种以上的疾病，近一年的体重是否下降超过 5%）来评估老人是否存在机体受损，进而判定衰弱的程度。

（2）评估工具

① 衰弱筛查量表 FRAIL（表 6-37）：该量表由疲劳、阻力、自由活动、疾病情况、体重五项来判断衰弱。该方法较为简易，适合进行快速临床评估。

表 6-37 衰弱筛查量表 FRAIL

序号	条目	询问方式	分值/分
1	疲乏	过去 4 周内大部分时间或所有时间感到疲乏	1
2	阻力增加/耐力减退	在不用任何辅助工具及不用他人帮助的情况下,中途不休息爬 1 层楼有困难	1
3	自由活动下降	在不用任何辅助工具及不用他人帮助的情况下走完一个街区(100m)有困难	1

序号	条目	询问方式	分值/分
4	疾病情况	医师曾经告诉您存在 5 种以上如下疾病:高血压、糖尿病、肾脏疾病、心绞痛等	1
5	体重下降	近 1 年内体重下降≥5%	1

注:每项计 1 分,老年人回答"是"计 1 分,回答"否"不计分。判断标准:总分 0~5 分,累计计分 0 分为无衰弱,1~2 分为衰弱前期,3~5 分为衰弱。

② 临床衰弱评估量表（表 6-38）：该量表按照功能状况分为 9 级，易于临床应用。

表 6-38 临床衰弱评估量表

序号	衰弱等级	具体测量
1	非常健康	身体强壮,积极活跃,精力充沛,充满活力,定期进行体育锻炼,处于所在年龄最健康的状态
2	健康	无明显的疾病症状,但不如等级 1 健康,经常进行体育锻炼,可以季节性的非常活跃
3	维持健康	存在可控制的健康缺陷,除常规行走外,无定期体育锻炼
4	脆弱易损伤	日常生活不需他人帮助,但身体的某些症状会限制日常活动,常见的主诉为白天"行动缓慢和感觉疲乏"
5	轻度衰弱	明显的动作缓慢,工具性、日常生活活动需要帮助(如去银行、乘坐公交车、家务、用药等)
6	中度衰弱	所有的室外活动均需要帮助,在室内上下楼梯、洗澡需要帮助,穿衣也需要一定限度的帮助
7	严重衰弱	个人生活完全不能自理,但身体状况较稳定,一段时间(<6 个月)不会有死亡危险
8	非常严重的衰弱	生活完全不能自理,接近生命终点,已不能从任何疾病中恢复衰弱
9	终末期	接近生命终点,生存<6 个月的垂危老人

③ Fried 衰弱综合征标准（表 6-39）：由 Fried 于 2001 年提出。该量表由不明原因的体重下降、行走速度下降、握力下降、疲乏、躯体活动降低（体力活动下降）5 条基于衰弱症状的标准组成。

表 6-39 Fried 衰弱评估标准

检测项目	男性	女性
体重下降	过去 1 年中,意外出现体重下降>4.5kg 或>5.0%体重	
行走时间(4.57m)	身高≤173cm:≥7s 身高>173cm:≥6s	身高≤159cm:≥7s 身高>159cm:≥6s
握力	BMI≤24.0kg/m²:≤29kg BMI 24.1~26.0kg/m²:≤30kg BMI 26.1~28.0kg/m²:≤30kg BMI>28.0kg/m²:≤32kg	BMI≤23.0kg/m²:≤17kg BMI23.1~26.0kg/m²:≤17.3kg BMI26.1~29.0kg/m²:≤18kg BMI 29.0kg/m²:≤21kg
体力活动(MLTA)	<1602.855kJ/周(约散步 2.5h)	<1129.95kJ/周(约散步 2h)

检测项目	男性	女性
疲乏	CESD 的任一问题得分 2~3 分 您在过去的一周内以下现象发生了几天： (1)我感觉我做每一件事情都需要经过努力； (2)我不能向前走 0 分：<1d；1 分：1~2d；2 分：3~4d；3 分：>4d	

注：BMI：体重指数；MLTA：明达休闲时间活动问卷；CESD：流行病学调查用抑郁自评量表；散步 60min 约消耗 627.75kJ。满足以上 5 条中的 3 条及以上即可诊断为衰弱，满足其中的 1 条或 2 条定义为衰弱前期，0 条为无衰弱健康老年人。

（3）注意事项　在评估过程中需要区分衰弱和虚弱时两个不同的概念，避免混淆。

4. 评估结论

（1）应用 FRAIL 量表对老人的衰弱状态进行评估，包含 5 项诊断标准（符合 3 项及以上为衰弱，符合 1~2 项为衰弱前期，0 项为无衰弱）。

（2）应用 Fried 评估标准对老人的衰弱状态进行评估，满足 5 条中的 3 条及以上即可诊断为衰弱，满足其中的 1 条或 2 条定义为衰弱前期，0 条为无衰弱健康老年人。

三、案例（案例＋照护措施）

1. 案例基本情况

老人张××，男性，75 岁，常年独居，近日经常感觉浑身没劲，体力慢慢变差，一点家务活都不想干，爬楼梯也有困难，到医院检查却各项指标都正常。这几日更是发现食欲下降，睡眠不好，近一年里体重也减少了 7、8 斤（1 斤＝500g）。

既往史：既往有高血压史 10 年，使用氨氯地平控制血压，未进行规律监测。无手术史，无药物过敏史。

个人史：出生于原籍，有吸烟史，偶尔饮酒，饮食清淡。

婚育史：老人丧偶，育有一子一女，子女体健。

家族史：无家族性遗传疾病，无传染病史。家庭成员无类似病史。

体格检查：体温 36.2℃，脉搏 77 次/min，呼吸 20 次/min，血压 149/85mmHg，发育正常，神志清楚，自主体位。睡眠、大小便均可，一般表现合作，定向力、记忆力、理解力均正常。饮食异常。

2. 评估

患者衰弱筛查量表 FRAIL 评估结果见表 6-40。

表 6-40　患者衰弱筛查量表 FRAIL 评估结果

序号	条目	评分	总分
1	疲乏	1 分	
2	阻力增加/耐力减退	1 分	
3	自由活动下降	0 分	3 分
4	疾病情况	0 分	
5	体重下降	1 分	

结果：评估结果符合量表中的 3 项以上，诊断为衰弱。

3. 照护措施

（1）运动锻炼　阻抗运动与有氧耐力运动是预防及治疗衰弱状态的有效措施，可鼓励张大爷适当地进行有氧运动，如步行、太极拳等。在锻炼过程中，安全是基石，科学和有效是核心，个体化是关键。

（2）加强营养　补充蛋白质，可以增加肌容量；补充维生素 D 可改善下肢力量和功能，减少跌倒的风险。照护者可每日给老人提供鱼、肉、蛋、奶等蛋白质丰富和含钙量高的食物。健康成人需要蛋白质 0.83g／（kg·d），老年人需要 0.89g/（kg·d），衰弱患者合并肌少症时则需要 1.20g/（kg·d），应激状态时需要 1.30g/（kg·d）。

（3）积极治疗慢性病　遵医嘱按时按量服用降压药，监测血压并做好记录。

（4）心理支持　鼓励子女多关心、陪伴张大爷，多与张大爷沟通，支持张大爷多参加社交活动。

第十三节
肌少症评估

一、概述

1. 定义

肌少症，又被称为骨骼肌减少症，是一种与年龄增长相关的常见老年综合征；是指老年人的骨骼肌质量和肌量持续下降，肌肉的力量和功能也随之减退，进而导致生活质量降低，容易发生跌倒、骨折、残疾甚至死亡等不良结局。

2. 原因

正常人的骨骼肌质量和肌量一般随着年龄变化，在青壮年时期达到最佳水平，之后随着年龄的增加而下降。但患有肌少症的老年人下降的速度更快，更容易造成不良后果。所有老年人都有发生肌少症的风险，且年龄越大风险越大。男性发病率高于女性。

多种因素与机制参与肌少症的发病，主要有以下几点：

（1）神经-肌肉功能减退　运动神经元的退化是骨骼肌质量和力量下降的主要原因之一。在肌少症发病机制中 α 运动神经元的丢失是关键因素，有研究发现老年人70 岁以后运动神经元数量显著减少，α 运动神经元丢失达 50％，显著影响下肢功能。

（2）运动减少　年龄增长相关的老年人运动能力下降是肌肉量和强度丢失的主要因素。

（3）激素水平的变化　雌激素、雄激素、生长激素、糖皮质激素、胰岛素等的变化与肌少症的发病相关。

（4）营养不良　多种原因可导致老年人进行性营养不良。老年人营养不良和蛋白质摄入不足可致肌肉合成降低，发生肌少症。

（5）其他原因　脂肪增加与慢性炎症反应、肌细胞凋亡、遗传因素等。

二、评估

1. 评估目的

（1）评估老人发生肌少症的风险。

（2）为老人进行肌少症早期筛查。

（3）根据评估结果为老人制订干预措施和照护计划，预防和延缓肌少症的发生和进展，促进老人的健康。

2. 评估内容

（1）肌量（肌容积）。

（2）肌肉强度（肌力）。

（3）肌肉功能（身体活动能力）。

3. 评估方法

（1）说明

① 在开始前评估员先介绍自己的身份以及整体评估的大致内容和时间，取得老人的理解和配合。在进行每一项评估前均需向老人示范测试的规范动作，如手部握力测量、平衡测试、步行测试、重复性椅子站立、定时起立-行走试验、日常步速、6min 步行实验等，确保老人记住后再开始测试。由评估员发出"开始"和"结束"的指令，观察老人的整体状态，在发现潜在风险或老人表示不能完成时马上停止。

② 选择宽敞、明亮、安全的环境为老人进行评估，尤其是需要老人走动配合的评估试验。在进行试验时要伴随老人身旁，保护老人，避免发生跌倒等意外事件。

（2）评估工具

① 肌量：目前常用的肌量评估方法主要有双能 X 线吸收测定法（DXA）、生物电阻抗测量分析（BIA）、电子计算机断层扫描（CT）、磁共振成像（MRI）、小腿围等。

四肢骨骼肌肉量是测量肌肉量的关键指标。DXA 是目前评估肌肉量最常用的方法。该方法放射暴露量低，能清晰区分不同组织成分，费用低且容易操作，适于除孕妇外的几乎所有人群。BIA 是利用体表电极记录各组织不同的电阻抗，用图像重建法测量肌量。亚洲肌少症工作组（Asian Working Group for Sarcopenia，AWGS）推荐其作为社区筛查的主要工具。BIA 具有无创、无辐射、测量快速、安全、费用低、方便携带等优点，但其测量的准确性取决于仪器公式的准确度、测量环境的温湿度及皮肤的状况。

小腿围是评估四肢骨骼肌量的简便方法，用于肌少症的有效筛查。使用非弹性带测量双侧小腿的最大周径，亚洲肌少症工作组建议小腿围界值是男性＜34cm，女性＜33cm。

CT、MRI 可以进行人体断层面的肌肉密度、肌量、肌肉内脂肪组织的测量和肌肉面积的评估，被认为是无创性评估肌量的金标准，但费用高、设备体积庞大、不能移动，且 CT 放射剂量较大，限制了其在临床中的应用。

② 肌肉强度（肌力）：通常采用的肌力评估方法有手部握力测量、起坐试验、膝盖弯曲/伸展检测、最大呼气流量。身体不同部位的肌力是相互关联的。

a. 手部握力测量：手部握力方法是较好的、简单可行的评估肌肉力量指标，被多个国际相关指南推荐作为肌力评估的首选指标。该指标也与下肢力量有关。

测量握力时可取站位或坐位。站位时要求老年人身体站立，双脚自然分开，两臂下垂，手持握力手柄，掌心向内，握力器的指针向外侧，一手用力握紧握力器，发力至最大，握力器上显示的数值即为该手的握力。一般测量四次，按照右手→左手→右手→左手的顺序测量，取最大测量结果。坐位测量时要求受试者取坐姿，双足自然置于地面，屈膝屈髋90°，肩内收中立位，屈肘90°，上臂与胸部平贴，前臂处于中立位（前臂放置于桌面上，维持前臂正中姿势），伸腕0°～30°，并保持0°～15°尺偏（调整握力器至符合受试者手部大小，手持握力器的握把于第二指节，另一手扶在握力器下方协助支撑，告知受试者用最大力握握力器一次，维持1s。测试四次，每次测试后休息1min，同样按照右手→左手→右手→左手的顺序测量，记录最大的握力值）。如老人不能站立或取坐位，则可取30°仰卧位测量握力。不同测量体位下握力值也不同，多项研究显示受试者在站立位具有最大的握力。上肢骨关节疾病（如类风湿关节炎、腕管综合征）、测量姿势均会影响测量结果。

b. 起坐试验（5 次）：膝关节屈伸力量是评价下肢肌肉力量最精确的方法，该方法简便有效，见本节简易体能状况量表（SPPB）。

c. 膝盖弯曲/伸展检测：膝盖弯曲/伸展检测可评估下肢肌力。检测时需要特殊仪器设备和专业培训人员，在临床实践应用中存在一定限制，且缺乏足够研究数据，暂不推荐作为独立评估肌力的指标。

d. 最大呼气流量：对于没有呼吸系统疾病的老人，测量最大呼气流量可反映呼吸肌功能。因研究数据有限，尚不能作为评估肌力的独立指标。

③ 肌肉功能（身体活动能力）：身体活动能力评估方法包括 6m 步行速度、简易体能状况量表（short physical performance battery，SPPB）、定时起立-行走试验（timed get-up-and-go test，TGUG）、日常步速（usual gait speed）、6min 步行实验（six minutes walking test，SMWT）、简易五项评分问卷（SARC-F）量表等。

a. 简易体能状况量表（表 6-41）：是综合性测试工具，包括平衡测试、步行测试和重复性椅子站立 3 个部分。

● 平衡测试：该试验要求老年人用双脚左-右侧方站立（并脚站立）、半前后脚站立、前后脚站立三种姿势站立各 10s。

● 步行测试：以常规步行速度通过 4m 距离的时间，计算老年人的平均步速。

● 重复性椅子站立：该试验要求老年人坐在椅子上，双手交叉于胸前，仅利用下肢的力量尽可能快地连续完成 5 组起立-坐下，记录完成所需的时间。

表 6-41　简易机体功能评估量表

所有测试请按下表顺序进行。下文加粗部分为对患者的提示，测试者确保每项提示准确地传达于患者	
评分标准	得分

一、平衡测验

请先确保患者可以无辅助（不用手杖等辅助工具）站立。测试者可以协助患者站起

现在让我们开始进行测验。在这个测验中，请您根据我的提示做动作，在做动作之前，我会先边说动作名称边向您演示一遍如何做该动作，然后，请您跟着我的提示再做一遍。如果您觉得某项动作您无法完成，或者会让您摔倒，请您向我示意，我们将跳过该动作，直接进行下一动作。您还有什么疑问吗

| （一）双脚并拢站立
1. 现在我们将要开始第一个动作
2. **请您双脚并拢站立约 10s**
3. **你可以张开双臂、弯曲膝盖或是移动身体保持平衡，但请不要移动您的双脚，保持这个姿势直到我告诉您停止**
4. 测试者站在受试者身边以协助受试者保持这个半串联姿势
5. 协助方式为扶住受试者的手臂，测试者给予受试者尽量少的协助，帮助他保持平衡
6. 当受试者双脚并拢后，询问**"你准备好了吗"**
7. 当受试者准备好，测试者说**"预备，开始"**时，测试正式进行并计时
8. 当 10s 时间到，或是受试者不能维持这个姿势，以及受试者抓住测试者的手臂时，测试者停止计时，并告知受试者**"停止"**
9. 如果受试者无法完成该动作，记录结果并进行下一项动作 | 1. 评价标准
坚持 10s　　□ 1 分
未坚持 10s　□ 0 分
未进行该动作 □ 0 分
2. 如果得分为 0，结束测试
3. 如果坚持时间＜10s，记录坚持时间：_____ s |

评分标准	得分
（二）半串联站立	1. 评价标准
1. 现在让我们进行第二个动作	坚持 10s　　□ 1 分
2. 请您以一只脚脚后跟着地，并触碰另一只脚的大脚趾，保持 **10s**。可以选择任意一只脚放在前面，只要您觉得舒适	未坚持 10s　□ 0 分 未进行该动作 □ 0 分
3. 你可以张开双臂、弯曲膝盖或是移动身体保持平衡，但请不要移动您的双脚，保持这个姿势直到我告诉您停止	2. 如果得分为 0，结束测试 3. 如果坚持时间<10s，记录坚持时间：＿＿ s
4. 测试者站在受试者身边以协助受试者保持这个半串联姿势	
5. 协助方式为扶住受试者的手臂，测试者给予受试者尽量少的协助，帮助他保持平衡	
6. 当受试者双脚并拢后，询问"你准备好了吗"	
7. 当受试者准备好，测试者说 **"预备，开始"** 时，测试正式进行并计时。	
8. 当 10s 时间到，或是受试者不能维持这个姿势，以及受试者抓住测试者的手臂时，测试者停止计时，并告知受试者 **"停止"**	
9. 如果受试者无法完成该动作，记录结果并进行下一项动作	
（三）串联站立	1. 评价标准
1. 现在我将向您演示第三个动作	坚持 10s　　　□ 2 分
2. 请您一只脚在前，脚后跟着地，并触碰另一只脚的所有脚趾，保持 **10s**	坚持 3～9.99s　□ 1 分 坚持<3s□ 0 分
3. 你可以张开双臂、弯曲膝盖或是移动身体保持平衡，但请不要移动您的双脚，保持这个姿势直到我告诉您停止	2. 如果坚持时间<10s，记录坚持时间：＿＿ s
4. 测试者站在受试者身边以协助受试者保持这个串联姿势	
5. 协助方式为扶住受试者的手臂，测试者给予受试者尽量少的协助，帮助他保持平衡	
6. 当受试者双脚并拢后，询问"你准备好了吗"	
7. 当受试者准备好，测试者说 **"预备，开始"** 时，测试正式进行并计时	
8. 当 10s 时间到，或是受试者不能维持这个姿势，以及受试者抓住测试者的手臂时，测试者停止计时，并告知受试者 **"停止"**	

注：如果受试者未进行该动作，请选择：

1. 尝试但未成功　　　　　　　　　　2. 受试者无法在无辅助工具帮助下完成该动作
3. 测试者认为该动作对受试者不安全　4. 受试者觉得该动作不安全
5. 受试者无法正确理解如何完成该动作　6. 其他(请说明)：＿＿＿＿＿
7. 受试者放弃/拒绝

平衡测验总得分：＿＿＿＿＿分

评分标准	得分

二、步行速度测验

现在让我们来测试您的日常步行情况。如果您觉得您短距离步行即需要手杖辅助,请使用手杖

步行测试的长度:4m□　　3m□

(一)第一次步行速度测验

1. 这是我们的步行轨道,请您以日常步行速度行走至轨道另一端,就像您平时在逛街一样

2. 向受试者演示步行

3. 请您一次走完全程,走到轨道的另一端再停下,我将与您一起走,您觉得这样安全吗

4. 让受试者双脚站立于开始线上

5. 当试验开始时,我会说"预备,开始"。当受试者理解了这一条指令后,说"预备,开始"

6. 受试者开始步行时秒表计时

7. 测试者紧跟受试者

8. 当受试者的一只脚触碰终点线时停止计时

1. 3m 或 4m 的时间_____ s

2. 如果受试者没有尽力进行测试或失败,围绕为什么选择原因:(1)尽力了但是不能;(2)受试者没有帮助不能行走;(3)没有进行,你觉得不安全;(4)没有进行,受试者觉得不安全;(5)受试者不能理解指示;(6)其他(请说明);(7)受试者拒绝

3. 第一次步行速度测试的帮助:

没有□　　手杖□　　其他□

(二)第二次步行速度测验

1. 现在让我们重复一遍该测验,请记住以您日常步行速度行走,一次走完全程,走到轨道的另一端再停下

2. 让受试者双脚站立于开始线上

3. 当试验开始时,我会说"预备,开始"。当受试者理解了这一条指令后,说"预备,开始"

4. 受试者开始步行时秒表计时

5. 测试者紧跟受试者

6. 当受试者的一只脚触碰终点线时停止计时

1. 3m 或 4m 的时间_____ s

2. 如果受试者没有进行测试或失败,围绕为什么选择原因:(1)尽力了但是不能;(2)受试者没有帮助不能行走;(3)没有进行,你觉得不安全;(4)没有进行,受试者觉得不安全;(5)受试者不能理解指示;(6)其他(请说明);(7)受试者拒绝

3. 第二次步行速度测试的帮助:

没有□　　手杖□　　其他□

4. 两次步行测试中较快一次所需的时间_____ s。(如果仅仅只有一次,记录那次时间)

5. 如果受试者不能步行:□0 分

评价标准:

4m 步行		3m 步行	
如果时间>8.70s	□1 分	如果时间超过 6.52s	□1 分
如果时间在 6.21~8.70s	□2 分	如果时间在 4.66~6.52s 之间	□2 分
如果时间在 4.82~6.20s	□3 分	如果时间在 3.62~4.65s 之间	□3 分
如果时间<4.82s	□4 分	如果时间少于 3.62s	□4 分

三、坐站试验测试

(一)单独坐站

1. 让我们完成最后一项测试,不使用您的双手,坐着再站起来,您认为这样对您安全吗

2. 下一个测试是测量您腿的力量

3. (演示并解释步骤)首先双手在胸前交叉并坐着使你的脚在地面上,然后站立,保持双手在胸前交叉

4. 请站立,保持双手在胸前交叉(记录结果)

5. 如果受试者不使用双手时不能站立,说"好吧,使用您的双手,尽力站起来"。这时他们测试结束,记录结果然后打分

1. 不用帮助,安全站立　是□否□

2. 结果

受试者不用双手站立 □→去进行重复坐站测试

受试者用双手站立 □→结束实验,计为 0 分

测试不能完成 □→结束实验,计为 0 分

3. 如果受试者没有进行测试或不能,询问为什么:(1)尽力了但是不能;(2)受试者没有帮助不能站立;(3)没有尽力,你觉得不安全;(4)没有进行,受试者觉得不安全;(5)受试者不能理解指示;(6)其他(请说明);(7)受试者拒绝

评分标准	得分

（二）重复坐站

1. 不使用您的双手,坐着再站起来重复 5 次,您认为这样对你安全吗

2.(演示并解释步骤)请尽可能快地站立 5 次,中间不要停顿。每一次站立后,坐下然后站立。保持您的双手在胸前交叉,我将会用秒表计时

1. 安全站立 5 次　　是□　　否□

2. 如果成功站立 5 次,记录时间(s)　完成 5 次站立的时间＿＿＿＿s

3. 当受试者坐着时,说"准备,站立"并计时

4. 当受试者每一次站立时,大声计数,直到 5 次

5. 如果受试者在重复站立时变得很累或呼吸短促,停止试验

3. 如果受试者没有进行测试或不能,询问为什么:(1)尽力了但是不能;(2)受试者没有帮助不能站立;(3)没有进行,你觉得不安全;(4)没有进行,受试者觉得不安全;(5)受试者不能理解指示;(6)其他(请说明);(7)受试者拒绝

6. 当他/她已经完成 5 次站立,停止计时。

注意事项:如果出现以下情况也停止:(1)如果受试者用他/她的双手;(2)1min 后,如果受试者没有完成站立;(3)用你的判断,如果考虑受试者安全。如果受试者停下来,在完成下一次站立时似乎疲劳,通过问"你能继续吗"来确定。如果受试者说"是的"继续。如果受试者说"不",重设秒表

评分标准

如果受试者不能完成 5 次站立或完成站立时间＞60s　　□0 分

如果坐站时间≥16.70s　　□1 分

如果坐站时间在 13.70～16.69s　　□2 分

如果坐站时间在 11.20～13.69s　　□3 分

如果坐站时间≤11.19s　　□4 分

总分:＿＿＿＿＿＿＿＿＿＿＿分

b. 定时起立-行走试验（TGUG）:该试验要求老年人坐在有扶手的靠背椅子上,可以使用拐杖等助行工具。在开始后起身步行至 3m 处,返身走回来并坐到椅子上结束,记录完成所需的时间。该测试反映老人的平衡能力、步行能力等体能水平,并采用 5 个等级代表个体的跌倒风险。

c. 日常步速（usual gait speed）:指导个体以常规步行速度通过 4m 的测试区域,计算其平均步行速度。该测试反映个体的体力水平,速度越快体能水平越高。

d. 简易五项评分问卷（SARC-F）量表（表 6-42）。

表 6-42　简易五项评分问卷（SARC-F）

序号	评估内容	评估标准
1	S(strength):力量	搬运 10lb(1lb＝0.4536kg)重物是否困难 无困难记 0 分 偶尔有记 1 分 经常或未完全不能记 2 分

序号	评估内容	评估标准
2	A(assistance in walking):行走	步行走过房间是否困难 无困难记 0 分 偶尔有记 1 分 经常或未完全不能记 2 分
3	R(rise from a chair):起身	从床上或椅子起身是否困难 无困难记 0 分 偶尔有记 1 分 经常或未完全不能记 2 分
4	C(climb stairs):爬楼梯	爬 10 层楼梯是否困难 无困难记 0 分 偶尔有记 1 分 经常或未完全不能记 2 分
5	F(falls):跌倒	过去一年跌倒次数 从没记 0 分 1~3 次记 1 分 ≥4 次记 2 分

得分：

评估人签名：

（3）注意事项 站位测握力时握力器尽量不要碰到身体或者衣服；测定时不要让握力器来回摆动，尽量保持不动的状态来进行测量。

4. 评估结论

（1）亚洲肌少症工作组诊断标准 （AWGS）

① 握力：男性<28kg，女性<18 kg。

② 6m 步速：<1.0m/s。

③ 骨骼肌指数：DXA 男性<7.0kg/m^2，女性<5.4kg/m^2；BIA 男性<7.0kg/m^2，女性<5.7kg/m^2。

（2）SPPB 简易体能状况量表 根据平衡能力、步速、站立情况进行评分。每项分数为 0~4 分，最高 12 分；0~6 分提示肌肉功能很差，7~9 分提示肌肉功能中等差，10~12 分提示肌肉功能良好。

（3）定时起立-行走试验 ①<10s，可自由活动；②<20s，大部分可独立活动；③20~29s，活动不稳定；④>30s，存在活动障碍。除了记录所用的时间外，对测试过程中的步态及可能会摔倒的危险性按以下标准打分。1 分：正常。2 分：非常轻微异常。3 分：轻度异常。4 分：中度异常。5 分：重度异常。

（4）简易五项评分问卷（SARC-F）量表 以 0~10 分表示体能水平，总分≥4分，有肌少症风险，分数越高体能越差。是一种肌少症风险的筛查工具，用于早期识别肌少症风险的老人。

5. 社区肌少症诊疗流程

社区医疗机构的肌少症诊疗流程见图 6-4。

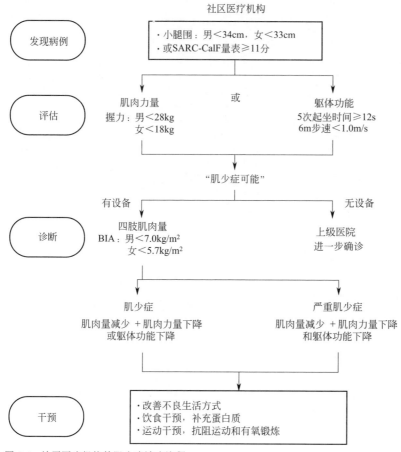

图 6-4　社区医疗机构的肌少症诊疗流程

BIA—生物电阻抗分析法

三、案例

1. 案例

老人江××，女性，69岁。老人近半年来逐渐出现肢体无力的情况，开始表现为散步时的劳累感加重，且因腿脚无力跌倒过两次。之后情况逐渐加重，表现为越走越慢甚至完全走不动，日常也觉得拿东西不稳，稍提重物便觉得费力，肢体有明显的酸痛感且需要长时间恢复。

既往史：既往有糖尿病病史12年，使用二甲双胍控制血糖，未进行规律的监测。无手术史，无过敏史。

个人史：出生于原籍，无吸烟史，无饮酒史，饮食清淡。

婚育史：患者已婚，育有一子一女，配偶、子女体健。

家族史：无家族性遗传病，无传染病史。家庭成员无类似病史。

体格检查：体温 36.3℃，脉搏 81 次/min，呼吸 19 次/min，血压 141/82mmHg。发育正常，营养中等，神志清楚，自主体位。饮食、睡眠、二便均可。一般表现合作，定向力（时间、地点、人物）正常，记忆力、理解力异常。

2. 评估

评估结果见表 6-43。

表 6-43　评估结果

评估项目	评估结果	
简易五项评分问卷（SARC-F）	搬运 10lb 重物是否困难	经常有（2 分）
	步行走过房间是否困难	偶尔有（1 分）
	从床上或椅子起身是否困难	无困难（0 分）
	爬 10 层楼梯是否困难	经常有（2 分）
	过去一年跌倒次数	1～3 次（1 分）
	总分：6 分	
握力/kg	右手（优势手）握力为 16 左手（非优势手）握力为 14	
肌量（DXA）/（kg/m²）	3.4	
步速/（m/s）	0.5	
综合评估结果：肌少症		

3. 照护措施

运动联合营养可以提高肌肉的力量和功能。

（1）饮食照护　指导老人每日补充蛋白质 1.0～1.5 g/kg，优质蛋白质比例最好能达到 50%，并均衡分配到一日三餐中。食物蛋白质能促进肌肉蛋白质的合成，有助于预防肌少症。检测老年人体内维生素 D 的水平，低于正常范围时予以补充。虚弱老年人可给予口服营养补充。肌少症的干预主要为抗阻力训练和营养补充，包括支链氨基酸、维生素 D、乳清蛋白和羟甲基丁酸盐（HMB）强化牛奶，结果为可显著提高躯体功能、肌肉质量和力量。

（2）运动照护　指导并协助老年人进行抗阻力为基础的运动如坐位抬腿、静力靠墙蹲、拉弹力带、举哑铃等，有效改善肌肉力量和身体功能。建议每周至少 3 次，每次运动 20～30min。通过运动增加老人的灵活性、耐力和力量，改善日常活动功能。运动方案应根据老人个体实际情况制订，老人状态较差时，应适时调整。

（3）安全照护　为老人提供安全的生活环境。运动前协助老人做好准备，运动过程中做好安全防护，避免跌倒等意外事件的发生。

第十四节
帕金森综合征评估

一、概述

1. 定义

帕金森综合征是帕金森病和各种原因引起的帕金森症状的总称。

帕金森病（Parkinson disease，PD）是一种常见的中老年人脑部组织进行性变性疾病，起病隐匿，且缓慢进展，不能自行缓解。主要是由于脑内黑质-纹状体环路的多巴胺能神经元退变，导致基底节神经环路的平衡失调。帕金森病的临床特征是静止性震颤、肌强直、运动迟缓，其诊断主要依靠病史、临床症状及体征，一般的辅助检查多无异常改变。其确切病因至今未明，现有研究表明年龄老化、遗传因素、环境因素、免疫学异常等可能参与 PD 多巴胺能神经元的变性死亡过程。

各种原因引起的帕金森症状往往能找到明确的病因，可能是感染、药物、毒物等。

2. 流行病学

帕金森病的分布有种族差异，白种人发病率最高，为 1‰～3‰，黄种人和黑种人依次降低。该病与年龄相关，随着年龄增加，发病率增加，50 岁以下少见。男性患病率高于女性，并有家族遗传倾向。

二、评估

1. 评估的目的

（1）筛查可疑的帕金森综合征患者，早发现、早诊断、早治疗。

（2）对可疑帕金森综合征进行评估，掌握疾病发展的动态变化，延缓症状进展，减少非运动系统的并发症。

（3）根据评估结果，为帕金森综合征老人制订照护计划和康复措施，以提高帕金森综合征老年人的生存质量。

2. 评估内容

（1）一般医学评估，包括病史、症状及体征、辅助检查等，典型的体征有运动迟缓、运动不能、僵直、静止性震颤。

（2）综合评估。

3. 评估工具

（1）帕金森综合征快速风险筛查（表6-44）：为帕金森综合征患病风险的快速筛查方法，可帮助尽早发现可疑帕金森患者。该问卷包含9个条目，每个条目回答"是"计1分，总分超过3分，建议评估对象做进一步检查。

表6-44　帕金森综合征患病风险的快速筛查方法

序号	筛查问题	选项	得分/分
1	您从椅子上起立是否有困难	是□　否□	
2	您写的字和以前相比是不是变小了	是□　否□	
3	有没有人说您的声音和以前相比更小了	是□　否□	
4	您走路是否容易跌倒	是□　否□	
5	您的脚是不是有时突然像黏在地上一样抬不起来	是□　否□	
6	您的面部表情是不是没有以前那么丰富了	是□　否□	
7	您的胳膊或者腿是否经常颤抖	是□　否□	
8	您自己系扣子或系鞋带是否感到比较困难	是□　否□	
9	您走路时是不是脚拖着地走小步	是□　否□	

（2）综合评估　常用的有统一帕金森评定量表（UPDRS）、世界运动障碍学会帕金森统一评分量表（MDS-UPDRS）、帕金森病 Hoehn 和 Yahr 分级评分量表等，本节重点介绍统一帕金森评定量表（UPDRS）。

统一帕金森评定量表（UPDRS）是国际公认的评估 PD 患者病情严重程度的经典量表（表6-45），UPDRS 共分为 4 部分：①精神、行为和情绪评估，评估患者的精神状态；②日常生活活动（确定"开"或"关"），包括语言、翻身、书写、个人卫生等；③运动检查，包括震颤、强直、面部表情、姿势步态、运动迟缓等；④治疗的并发症，包括异动、临床波动和其他并发症。其中大部分条目采用 5 分制定量评定（即 0～4 分），第四部分中少量条目采用是/否（0～1 分）的 2 分制评定。UPDRS 得分越高说明患者症状越严重，预后越差。注意对 PD 患者进行评估时，需要记录末次服药的时间，并注明患者的状态（处于开期或关期）。

表6-45　统一帕金森病评定量表（UPDRS 3.0 版）

类型	评定项目	评估	
		关期	开期
I 精神行为和情绪	1. 智力损害 0＝无 1＝轻微智力损害,持续健忘,能部分回忆过去的事件,无其他困难 2＝中等记忆损害,有定向障碍,解决复杂问题有中等程度的困难,在家中生活功能有轻度但肯定的损害,有时需要鼓励 3＝严重记忆损害伴时间及(经常有)地点定向障碍,解决问题有严重困难 4＝严重记忆损害,仅保留人物定向,不能作出判断或解决问题,生活需要更多的他人帮助		

类型	评定项目	评估	
		关期	开期
Ⅰ精神行为和情绪	2. 思维障碍(由于痴呆或药物中毒) 0＝无 1＝生动的梦境 2＝"良性"幻觉,自知力良好 3＝偶然或经常的幻觉或妄想,无自知力,能影响日常活动 4＝持续的幻觉、妄想或富于色彩的精神病,不能自我照料		
	3. 抑郁 0＝无 1＝悲观和内疚时间比正常多,持续时间不超过1周 2＝持续抑郁(1周或以上) 3＝持续抑郁伴自主神经症状(失眠、食欲减退、体重下降、兴趣降低) 4＝持续抑郁伴自主神经症状和自杀念头或意愿		
	4. 动力或始动力 0＝正常 1＝比通常缺少决断力,较被动 2＝对选择性(非常规)活动无兴趣或动力 3＝对每天的(常规)活动无兴趣或动力 4＝退缩,完全无动力		
Ⅱ日常生活活动	5. 言语(接受) 0＝正常 1＝轻微受影响,无听懂困难 2＝中度受影响,有时要求重复才听懂 3＝严重受影响,经常要求重复才听懂 4＝经常不能理解		
	6. 唾液分泌 0＝正常 1＝口腔内唾液分泌轻微但肯定增多,可能有夜间流涎 2＝中等程度的唾液分泌过多,可能有轻微流涎 3＝明显过多的唾液伴流涎 4＝明显流涎,需持续用纸巾或手帕擦拭		
	7. 吞咽 0＝正常 1＝极少呛咳 2＝偶然呛咳 3＝需进软食 4＝需要鼻饲或胃造瘘进食		
	8. 书写 0＝正常 1＝轻微缓慢或字变小 2＝中度缓慢或字变小,所有字迹均清楚 3＝严重受影响,不是所有字迹均清楚 4＝大多数字迹不清楚		

类型	评定项目	评估	
		关期	开期
	9. 切割食物和使用餐具 0＝正常 1＝稍慢和笨拙,但不需要帮助 2＝尽管慢和笨拙,但能切割多数食物,需要某种程度的帮助 3＝需要他人帮助切割食物,但能自己缓慢进食 4＝需要喂食		
	10. 着装 0＝正常 1＝略慢,不需帮助 2＝偶尔需要帮助扣扣及将手臂放进袖里 3＝需要相当多的帮助,但还能独立做某些事情 4＝完全需要帮助		
	11. 个人卫生 0＝正常 1＝稍慢,但不需要帮助 2＝需要帮助淋浴或盆浴,或做个人卫生很慢 3＝洗脸、刷牙、梳头及洗澡均需帮助 4＝保留导尿或其他机械帮助		
Ⅱ日常生活活动	12. 翻身和整理床单 0＝正常 1＝稍慢且笨拙,但无需帮助 2＝能独立翻身或整理床单,但很困难 3＝能起始,但不能完成翻身或整理床单 4＝完全需要帮助		
	13. 跌跤(与冻结"freezing"无关者) 0＝无 1＝偶有 2＝有时有,少于每天1次 3＝平均每天1次 4＝多于每天1次		
	14. 行走中冻结 0＝无 1＝少见,可有启动困难 2＝有时有冻结 3＝经常有,偶有因冻结跌跤 4＝经常因冻结跌跤		
	15. 行走 0＝正常 1＝轻微困难,可能上肢不摆动或倾向于拖步 2＝中度困难,但稍需或不需帮助 3＝严重行走困难,需要帮助 4＝即使给予帮助也不能行走		

类型	评定项目	评估	
		关期	开期
Ⅱ日常生活活动	16. 震颤 0＝无 1＝轻微,不常有 2＝中度,感觉烦恼 3＝严重,许多活动受影响 4＝明显,大多数活动受影响		
	17. 与帕金森病有关的感觉主诉 0＝无 1＝偶然有麻木、麻刺感或轻微疼痛 2＝经常有麻木、麻刺感或轻微疼痛,不痛苦 3＝经常的痛苦感 4＝极度的痛苦感		
Ⅲ运动检查	18. 言语(表达) 0＝正常 1＝表达、理解和/或音量轻度下降 2＝单音调,含糊但可听懂,中度受损 3＝明显损害,难以听懂 4＝无法听懂		
	19. 面部表情 0＝正常 1＝略呆板,可能是正常"面无表情" 2＝轻度但肯定是面部表情差 3＝中度表情呆板,有时张口 4＝面具脸,几乎完全没有表情,口张开在 0.6cm 或以上		
	20. 静止性震颤		
	20a. 面部,嘴唇,下颌 0＝无 1＝轻度,有时出现 2＝幅度小而持续,或中等幅度间断出现 3＝幅度中等,多数时间出现 4＝幅度大,多数时间出现		
	20b. 右上肢 0＝无 1＝轻度,有时出现 2＝幅度小而持续,或中等幅度间断出现 3＝幅度中等,多数时间出现 4＝幅度大,多数时间出现		
	20c. 左上肢 0＝无 1＝轻度,有时出现 2＝幅度小而持续,或中等幅度间断出现 3＝幅度中等,多数时间出现 4＝幅度大,多数时间出现		

类型	评定项目	评估	
		关期	开期
	20d. 右下肢 0＝无 1＝轻度,有时出现 2＝幅度小而持续,或中等幅度间断出现 3＝幅度中等,多数时间出现 4＝幅度大,多数时间出现		
	20e. 左下肢 0＝无 1＝轻度,有时出现 2＝幅度小而持续,或中等幅度间断出现 3＝幅度中等,多数时间出现 4＝幅度大,多数时间出现		
	21. 手部动作性或姿势性震颤		
	21a. 右上肢 0＝无 1＝轻度,活动时出现 2＝幅度中等,活动时出现 3＝幅度中等,持物或活动时出现 4＝幅度大,影响进食		
Ⅲ运动检查	21b. 左上肢 0＝无 1＝轻度,活动时出现 2＝幅度中等,活动时出现 3＝幅度中等,持物或活动时出现 4＝幅度大,影响进食		
	22. 强直		
	22a. 颈部 0＝无 1＝轻度,或仅在镜像运动及加强试验时可查出 2＝轻到中度 3＝明显,但活动范围不受限 4＝严重,活动范围受限		
	22b. 右上肢 0＝无 1＝轻度,或仅在镜像运动及加强试验时可查出 2＝轻到中度 3＝明显,但活动范围不受限 4＝严重,活动范围受限		
	22c. 左上肢 0＝无 1＝轻度,或仅在镜像运动及加强试验时可查出 2＝轻到中度 3＝明显,但活动范围不受限 4＝严重,活动范围受限		

类型	评定项目	评估	
		关期	开期
	22d. 右下肢 0＝无 1＝轻度,或仅在镜像运动及加强试验时可查出 2＝轻到中度 3＝明显,但活动范围不受限 4＝严重,活动范围受限		
	22e. 左下肢 0＝无 1＝轻度,或仅在镜像运动及加强试验时可查出 2＝轻到中度 3＝明显,但活动范围不受限 4＝严重,活动范围受限		
	23. 手指拍打试验(拇食指尽可能大幅度、快速地做连续对掌动作)		
	23a. 右手 0＝正常(≥15 次/5s) 1＝轻度减慢和/或幅度减小(11～14 次/5s) 2＝中等障碍,有肯定的早期疲劳现象,运动中可以有偶尔的停顿(7～10 次/5s) 3＝严重障碍,动作起始困难或运动中有停顿(3～6 次/5s) 4＝几乎不能执行动作(0～2 次/5s)		
Ⅲ运动检查	23b. 左手 0＝正常(≥15 次/5s) 1＝轻度减慢和/或幅度减小(11～14 次/5s) 2＝中等障碍,有肯定的早期疲劳现象,运动中可以有偶尔的停顿(7～10 次/5s) 3＝严重障碍,动作起始困难或运动中有停顿(3～6 次/5s) 4＝几乎不能执行动作(0～2 次/5s)		
	24. 手运动(尽可能大幅度地做快速连续的伸掌握拳动作)		
	24a. 右手 0＝正常 1＝轻度减慢或幅度减小 2＝中度障碍,有肯定的早期疲劳现象,运动中可以有偶尔的停顿 3＝严重障碍,动作起始时经常犹豫或运动中有停顿 4＝几乎不能执行动作		
	24b. 左手 0＝正常(≥15 次/5s) 1＝轻度减慢和/或幅度减小(11～14 次/5s) 2＝中等障碍,有肯定的早期疲劳现象,运动中可以有偶尔的停顿(7～10 次/5s) 3＝严重障碍,动作起始困难或运动中有停顿(3～6 次/5s) 4＝几乎不能执行动作(0～2 次/5s)		
	25. 轮替动作(两手垂直或水平作最大幅度的旋前和旋后动作)		
	25a. 右手 0＝正常(≥15 次/5s) 1＝轻度减慢和/或幅度减小(11～14 次/5s) 2＝中等障碍,有肯定的早期疲劳现象,运动中可以有偶尔的停顿(7～10 次/5s) 3＝严重障碍,动作起始困难或运动中有停顿(3～6 次/5s) 4＝几乎不能执行动作(0～2 次/5s)		

类型	评定项目	评估	
		关期	开期
Ⅲ运动检查	25b. 左手 0＝正常(≥15 次/5s) 1＝轻度减慢和/或幅度减小(11～14 次/5s) 2＝中等障碍,有肯定的早期疲劳现象,运动中可以有偶尔的停顿(7～10 次/5s) 3＝严重障碍,动作起始困难或运动中有停顿(3～6 次/5s) 4＝几乎不能执行动作(0～2 次/5s)		
	26. 腿部灵活性(连续快速地脚后跟踏地,腿完全抬高,幅度约为 2cm)		
	26a. 右腿 0＝正常 1＝轻度减慢或幅度减小 2＝中度障碍,有肯定的早期疲劳现象,偶在运动中出现停顿 3＝严重障碍,动作起始时经常犹豫或运动中有停顿 4＝几乎不能执行动作		
	26b. 左腿 0＝正常 1＝轻度减慢或幅度减小 2＝中度障碍,有肯定的早期疲劳现象,偶在运动中出现停顿 3＝严重障碍,动作起始时经常犹豫或运动中有停顿 4＝几乎不能执行动作		
	27. 起立(患者双手臂抱胸从直背木或金属椅子站起) 0＝正常 1＝缓慢,或可能需要试 1 次以上 2＝需扶扶手站起 3＝向后倒的倾向,必须试几次才能站起,但不需帮助 4＝没有帮助不能站起		
	28. 姿势 0＝正常直立 1＝不很直,轻度前倾,可能是正常老年人的姿势 2＝中度前倾,肯定是不正常,可能有轻度的向一侧倾斜 3＝严重前倾伴脊柱后突,可能有中度的向一侧倾斜 4＝显著屈曲,姿势极度异常		
	29. 步态 0＝正常 1＝行走缓慢,可有曳步,步距小,但无慌张步态或前冲步态 2＝行走困难,但还不需要帮助,可有某种程度的慌张步态、小步或前冲步态 3＝严重异常步态,行走需帮助 4＝即使给予帮助也不能行走		
	30. 姿势的稳定性(突然向后拉双肩时所引起姿势反应,患者应睁眼直立,双脚略分开并做好准备) 0＝正常 1＝后倾,无需帮助可自行恢复 2＝无姿势反应,如果不扶可能摔倒 3＝非常不稳,有自发的失去平衡现象 4＝不借助外界帮助就不能站立		

类型	评定项目	评估	
		关期	开期
Ⅲ运动检查	31. 躯体少动(梳头缓慢,手臂摆动减少,幅度减小,整体活动减少) 0=无 1=略慢,似乎是故意的,在某些人可能是正常的,幅度可能减小 2=运动呈轻度缓慢和减少,肯定不正常,或幅度减小 3=中度缓慢,运动缺乏或幅度小 4=明显缓慢,运动缺乏或幅度小		
Ⅳ治疗的并发症	A. 异动症		
	32. 持续时间(异动症存在时间所占1天觉醒状态时间的比例——病史信息) 0=无 1=1%~25% 2=26%~50% 3=51%~75% 4=76%~100%		
	33. 残疾(异动症所致残疾的程度——修正) 0=无残疾 1=轻度残疾 2=中度残疾 3=严重残疾 4=完全残疾		
	34. 痛性异动症所致疼痛的程度 0=无痛性异动症 1=轻微 2=中度 3=严重 4=极度		
	35. 清晨肌张力不全 0=无 1=有		
	B. 临床波动		
	36. "关"是否能根据服药时间预测 0=不能 1=能		
	37. "关"是否不能根据服药时间预测 0=不是 1=是		
	38. "关"是否会突然出现(如持续数秒钟) 0=不会 1=会		
	39. "关"平均所占每天觉醒状态时间的比例 0=无 1=1%~25% 2=26%~50% 3=51%~75% 4=76%~100%		
	C. 其他并发症		

类型	评定项目	评估	
		关期	开期
Ⅳ治疗的并发症	40. 患者有无食欲减退、恶心或呕吐 0＝无 1＝有		
	41. 患者是否有睡眠障碍(如失眠或睡眠过多) 0＝无 1＝有		
	42. 患者是否有症状性位置性障碍(记录患者的血压、脉搏和体重) 0＝无 1＝有		

4. 评估结论

（1）帕金森综合征快速风险筛查　总分＞3分，帕金森综合征可疑，应进一步检查。

（2）统一帕金森病评定量表（UPDRS）　得分越高,症状越严重。

三、案例

1. 案例基本情况

赵某，男性，68岁，一年前无明显诱因出现左上肢不自主抖动，静坐时明显，伴行动迟缓，医院就诊诊断为帕金森病。予以美多巴125mg每天3次，症状有所改善。现生活自理，精神可，睡眠欠佳，便秘，小便正常；发音及沟通正常，可见面部表情稍减少，形体姿势基本正常，能正常行走，转身不费力，但行走时明显可见左上肢摆动减少，无肌肉强直，自诉出汗增多，扣纽扣开始出现困难，穿衣减慢。简易精神状态（MMSE）评分：29分。

2. 评估

统一帕金森病评定量表（UPDRS）：总分为18分。

3. 照护措施

（1）口服药物治疗是帕金森病治疗的主要手段，用药目的为有效改善症状，提高老人的日常生活活动能力和生活质量，延缓疾病的进展。应指导老人遵医嘱按时按量服药。服药过程中仔细观察震颤、肌强直和其他运动功能、语言功能的改善程度，如出现症状加重，需及时就医调整服药的剂量和时间。

（2）可根据情况选择健身操、太极拳、散步、慢跑等运动，并进行步态训练、姿势平衡训练，坚持运动与康复锻炼。锻炼时注意保持身体及各关节的活动强度和最大活动范围。多做力所能及的家务劳动，维持自理能力，预防跌倒等并发症。

（3）予以高热量、高维生素、高纤维素、低盐低脂、适量优质蛋白饮食，合理安排用药与就餐时间，多吃蔬菜和水果，多喝水。由于高蛋白饮食会降低左旋多巴类药物的疗效，故不宜盲目给予过多的蛋白质；槟榔为拟胆碱能食物，可降低抗胆碱能药物的疗效，也应避免食用。

（4）保持大便的通畅。减少久坐，鼓励老人进行床旁、房间内及适量的户外活动；每天双手顺时针按摩腹部，促进肠蠕动；酸奶、火龙果、香蕉、蜂蜜、香油有助于通便；必要时遵医嘱口服液状石蜡、麻仁软胶囊、番泻叶等缓泻剂，或给予开塞露塞肛、灌肠、人工排便等。

（5）注意个人卫生。对于出汗多、皮脂腺分泌亢进的老人，指导其穿柔软、宽松的棉布衣服，经常清洁皮肤，勤洗澡，勤换衣服、被褥，保持皮肤清洁干燥。

（6）帕金森病老人早期因动作迟钝笨拙、表情淡漠，容易产生自卑及忧郁心理，回避人际交往，拒绝社交活动，整日沉默寡言，闷闷不乐；随着病程延长，病情逐渐加重，老人的生活自理能力也逐渐下降，会产生焦虑、恐惧甚至绝望心理。照护者应细心观察老人的心理反应，鼓励老人表达并注意倾听他们的心理感受，及时给予正确的信息和引导，使其能够接受和适应自己目前的状态并设法改善。鼓励老人尽量维持过去的兴趣与爱好，多与他人交往，保持良好的心态，以利于疾病的治疗和症状的控制。

第十五节
骨质疏松症评估

一、概述

1. 骨质疏松症的定义

骨质疏松症是由于多种原因导致骨密度和骨质量下降，骨微结构破坏，造成骨脆性增加，从而容易发生骨折的全身性骨病。

2. 骨质疏松症的分型

（1）原发性骨质疏松症

① 绝经后骨质疏松症：主要为雌激素缺乏导致。

② 老年性骨质疏松症：随年龄增长发病率增加。

（2）继发性骨质疏松症 多继发于其他疾病，如尿毒症、甲亢、类风湿关节炎等。

3. 骨质疏松症的临床表现

（1）骨痛和肌无力 早期常无明显症状，较重时表现为腰背疼痛或全身疼痛。部分老人仅在发生骨质疏松性骨折等严重并发症后才被诊断为骨质疏松症。疼痛通常在翻身、起坐及长时间行走后出现，夜间或负重活动时疼痛加重，严重时活动受限。

（2）身高变矮、驼背　因脊柱椎体压缩变形，使老人身高变矮，严重者驼背。

（3）骨折　轻微外力或简单运动即可发生骨折。好发于胸腰椎，其次为髋部、前臂。其中髋部骨折最常见，对老人的危害也最大。

二、评估

1. 评估目的

（1）评估老人发生骨质疏松症的风险。

（2）根据评估结果为老人制订干预计划和照护措施，进行健康宣教，预防跌倒与骨折。

2. 评估内容

（1）危险因素评估。

（2）症状和体征评估。

3. 评估方法

（1）通过询问老年人及家属相关问题，获取骨质疏松症相关的危险因素，如跌倒史、用药史、吸烟史、饮酒史、有无腹泻等；通过骨密度检查判断骨质疏松症的程度。

（2）评估工具

① 国际骨质疏松症基金会（International Osteoporosis Foundation，IOF）骨质疏松症风险一分钟测试题（表 6-46）。此测试题是根据老人的简单病史，从中选择与骨质疏松症相关的问题，由老人判断是与否，从而初步筛选出可能具有骨质疏松症风险的老人。该测试题简单快速，易于操作。

表 6-46　IOF 骨质疏松症风险一分钟测试题

序号	题目
1	您是否曾经因为轻微的碰撞或者跌倒就伤到自己的骨骼
2	您的父母有没有发生过轻微碰撞或跌倒就出现髋部骨折的情况
3	您经常 3 个月以上服用可的松、泼尼松等激素类药品吗
4	您的身高是否比年轻时降低了（超过 3cm）
5	您经常大量饮酒吗
6	您每天吸烟超过 20 支吗
7	您经常患腹泻吗（由于消化道疾病或者肠炎而引起）
8	女士回答：您是否在 45 岁前就绝经了
9	女士回答：您是否曾经有过连续 12 个月以上没有月经（除了妊娠期）
10	男士回答：您是否有阳痿或者缺乏性欲这些症状

结果判定：只要其中有一项回答为"是"，即表明有患骨质疏松症的风险。如果

答案中有相当一部分或全部为"是"，就应当及时去医院进一步做骨密度测定。

② 亚洲人骨质疏松自我筛查工具（osteoporosis self-assessment tool for Asians，OSTA），见图 6-5。

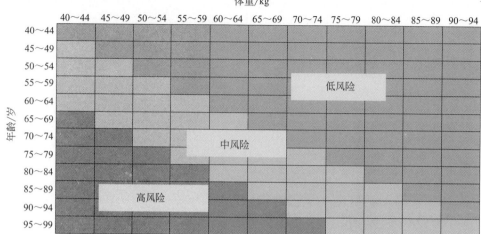

图 6-5　年龄、体质量与骨质疏松风险级别的关系（OSTA）

此工具是基于亚洲 8 个国家和地区绝经后妇女的研究，收集多项骨质疏松症危险因素并进行骨密度测定，从中筛选出 11 个与骨密度具有显著相关的风险因素，再经多变量回归模型分析，得出能最好体现敏感度和特异度的 2 项简易筛查指标，即年龄和体重。

OSTA 指数计算公式：

$$(体重-年龄)\times 0.2$$

说明：体重的单位为 kg。

其结果评定见表 6-47。

表 6-47　结果评定

风险级别	OSTA 指数
低	>-1
中	-1~-4
高	<-4

三、案例

1. 案例基本情况

老人，王某，女性，75 岁，体重 50kg，可以行走，50 岁绝经，以前身高 156cm，现在 152cm，自诉腿部力量较以前变差，偶有抽筋症状，没有过摔跤。此次入院想做一个全面体检。由家人陪同入院。

既往史：既往有高血压史，服用氨氯地平片，血压控制稳定。无手术史，无药物过敏史。

婚育史：丧偶，育有 1 子 1 女，子女体健。

个人史：无吸烟史，无饮酒史。

家族史：无家族性遗传病，无传染病史，母亲曾在 70 岁时摔倒出现股骨颈骨折。

体格检查：体温 36.5℃，脉搏 70 次/min，呼吸 18 次/min，血压 110/70mmHg。发育正常，大小便正常，神志清楚，沟通交流良好，近期记忆稍差，空间及定向力正常。

2. 结果判定

（1）老人身高下降超过 3cm，自我筛查判定为阳性。

（2）OSTA 计算：（50－80）×0.2＝－6。

（3）老人风险级别＜－4，为高风险。

3. 照护措施

（1）合理安排老人膳食，鼓励多进食高钙及高蛋白质的食物，如鱼虾、牛奶、豆制品等。

（2）鼓励老人多晒太阳，适当运动，每天进行 30min 左右的锻炼，如打太极拳、做操等。

（3）保持正确的坐姿，不弯腰驼背，尽量避免弯腰捡东西。

（4）注意预防跌倒，保持地面干燥，避免湿滑，穿合适的鞋，外出时尽量有人陪同。

（5）防止各种碰撞等意外伤害，定期进行骨密度等骨质疏松症专项检查。

（6）遵医嘱服药。

第十六节
深静脉血栓评估

一、概述

1. 定义

深静脉血栓（deep vein thrombosis，DVT）是指血液在深静脉内不正常凝结引起的静脉回流障碍性疾病，常发生于下肢。

2. 原因

（1）血管壁损伤　如血管穿刺、血管中留置导管、创伤或手术、化学刺激、心脏瓣膜病或置换术、动脉粥样硬化等。

（2）高凝状态　如高龄、肿瘤、妊娠/产褥期、口服避孕药、静脉血栓栓塞症（venous thromboembolism，VTE）个人史/家族史、肥胖、肾病综合征、真性红细胞增多症、炎症性肠病等。

（3）血液瘀滞　如卧床、瘫痪、手术后制动、久坐（长途航空、乘车）等。

3. 临床表现

（1）疼痛为最早出现的症状。常表现为小腿腓肠肌、大腿或腹股沟等处疼痛，活动后加重，卧床休息或抬高患肢可减轻。部分患者 Homans 征，即直腿伸踝试验阳性。检查时嘱患者下肢伸直；将踝关节背屈时，由于腓肠肌和比目鱼肌被动拉长而刺激小腿肌肉内病变的静脉，引起小腿肌肉深部疼痛，即为阳性，提示小腿深静脉血栓形成可能。

（2）肿胀是最主要或唯一的症状。常表现为单侧下肢肿胀。肿胀可持续数周或数月，甚至长期肿胀。

（3）皮温升高、皮肤发红。

（4）需要注意的是，深静脉血栓形成的患者都有可能发生肺栓塞。因为深静脉血栓一旦脱落，就会导致患者出现严重的肺栓塞。如果患者出现呼吸困难、胸闷、胸痛、咯血甚至晕厥等症状，需要引起足够重视，给予积极救治，因为肺栓塞患者可以从无明显症状到猝死。

二、评估

1. 评估目的

（1）评估老人发生 DVT 的风险。

（2）根据评估结果的风险程度对老人进行相应的健康宣教，制定相应的干预、照护计划和措施，预防 DVT 的发生。

（3）对发生 DVT 的老人按要求进行观察与照护。

2. 评估内容

（1）危险因素评估　评估老人发生深静脉血栓的风险。

（2）症状和体征　评估老人是否已经发生深静脉血栓。

3. 评估方法

（1）说明　通过询问老人和家属，获取 Caprini、Padua 危险因素评估相关信息，如疾病史、手术史、创伤风险、运动能力、血栓史、用药史；通过收集老人的年龄、体重指数、检验结果等数据，结合医生诊查的结果来评估老人发生深静脉血栓的风险程度。

通过观察和体格检查，评估老人肢体有无疼痛、肿胀、发热、呼吸困难、胸闷、胸痛、咯血等症状和体征，结合 D-二聚体、血管 B 超、肺部 CT 等检验检查结果，判断老人是否已发生深静脉血栓。

（2）评估工具

① Caprini 量表（表 6-48）。Caprini 量表是应用最广泛的血栓风险评估工具之一，由美国学者 Caprini 等于 1991 年研究设计，最初应用对象为外科手术患者。随着研究的深入，该量表在应用中得到修正和发展。其内容包括患者的年龄、体重指数、现病史、手术史、实验室检查、女性特有项目等条目。根据不同危险因素对 VTE 形成的影响差异，每个条目 1～5 分不等，求和后总分衡量患者血栓发生风险，共分为四级（0～1 分为低危、2 分为中危、3～4 分为高危、大于等于 5 分为极高危），并给出了不同分级的措施建议。

表 6-48　Caprini 风险评估量表

姓名：		年龄：	性别：	入住日期：			
分值	评估内容	评分	评估日期				
每项 1分	年龄 41～60 岁	1 分					
	计划小手术	1 分					
	肥胖(BMI＞25kg/m²)	1 分					
	异常妊娠	1 分					
	妊娠期或产后(一个月)	1 分					
	口服避孕药或使用雌激素	1 分					
	需要卧床休息的患者	1 分					
	肠炎病史	1 分					
	下肢水肿	1 分					
	静脉曲张	1 分					
	严重肺部疾病(1 个月内)	1 分					
	肺功能异常(COPD)	1 分					
	急性心肌梗死	1 分					
	充血性心力衰竭(1 个月内)	1 分					
	败血症(1 个月内)	1 分					
	大手术史(1 个月内)	1 分					
	其他高危因素	1 分					
每项 2分	年龄 61～74 岁	2 分					
	石膏固定(1 个月内)	2 分					
	卧床(＞72h)	2 分					
	恶性肿瘤(既往或现患)	2 分					
	中央静脉置管	2 分					
	腹腔镜手术(＞45min)	2 分					
	大手术(＞45min)	2 分					
	关节镜手术	2 分					

分值		评估内容	评分	评估日期		
每项 3分		年龄≥75岁	3分			
		VTE病史	3分			
		VTE家族史	3分			
		肝素诱导的血小板减少症	3分			
		其他先天性或获得性血栓症	3分			
		抗心磷脂抗体阳性	3分			
		凝血酶原G 20210A阳性	3分			
		凝血因子 V Leiden阳性	3分			
		狼疮抗凝物阳性	3分			
		血清同型半胱氨酸升高	3分			
每项 5分		脑卒中(1个月内)	5分			
		急性脊髓损伤(1个月内)	5分			
		择期下肢关节置换术	5分			
		髋关节、骨盆或下肢骨折(1个月内)	5分			
		多发性创伤(1个月内)	5分			
		得分				
		评估人签名				

② Padua量表(表6-49)。Padua风险评估模型由意大利学者Barbar等于2010年在Kucher模型的基础上研制而成,用于评估内科住院患者的血栓风险。该模型由11个危险因素组成,包括活动性癌症、VTE病史、活动度降低、血栓形成倾向、一个月内的创伤手术、高龄(≥70岁)、心/肺衰竭、急性心肌梗死/缺血性脑卒中、急性感染/风湿性疾病、肥胖、正进行激素治疗。每个因素评分为1～3分,总分>4分为VTE高危患者,≤4分为VTE低危患者。

表6-49 Padua风险评估量表

姓名: 年龄: 性别:	入住日期:
危险因素	分数/分
活动性恶性肿瘤,有局部或远端转移和/或6个月内接受过化疗或放疗	3
静脉血栓栓塞症病史(浅静脉血栓除外)	3
卧床≥3天	3
有血栓形成倾向,抗凝血酶缺陷症,蛋白C或S缺乏,凝血因子 V Leiden、凝血酶原G 20210A突变,抗磷脂抗体综合征	3
近期创伤或外科手术(≤1个月)	2
年龄≥70岁	1
心脏和/或呼吸衰竭	1
急性心肌梗死或缺血性脑卒中	1
急性感染和/或风湿性疾病	1
肥胖(体重指数≥30kg/m^2)	1
正在进行激素治疗	1
得分	
评估人签名	

（3）Caprini 评分表注意事项

① 需要卧床休息的患者（1分）是指卧床时间不到 3 天，行走距离不到 9m，每天只能短时间在床旁活动仅限解决大小便，大部分时间卧床的患者，如年老体弱、慢性心肺功能不全、血小板低、晚期肿瘤等。

② 计划小手术（1分）是指 1 个月内，进行过 ≤45min 的局麻手术。

③ 入院第二天需结合医生的诊断对评估量表进行完善，以免漏项而影响评估结果。

④ 评估时机：入住机构时、病情变化时、离开机构时。

4. 评估结论

（1）Caprini 评分表危险分级　低危，0～1分；中危，2分；高危，3～4分；极高危，≥5分。

（2）Padua 评分表危险分级　低危，<4分；高危，≥4分。

三、案例

1. 案例基本情况

老人，男性，74岁，帕金森病，髋关节骨折术后 3 周，卧床，生活不能自理，左小腿疼痛、稍肿胀 3 天。查体：左小腿腓肠肌有压痛，皮肤温度有升高，髌骨下 10cm 测量左小腿周径较右小腿大 1.5cm。下肢深静脉血管 B 超示：左小腿腓静脉血栓形成。

2. Caprini 深静脉血栓风险评估

（1）分析患者的危险因素　年龄 74 岁，2分；卧床（>72h），2分；髋关节手术，5分。

（2）患者的风险评分　2+2+5=9（分）。

（3）患者的风险等级　总分 ≥5分，为 DVT 极高危人群。

3. 照护措施

（1）下肢深静脉血栓急性期绝对卧床休息 10～14 天，抬高患肢高于心脏水平 20～30cm，促进静脉回流，降低下肢静脉压，减轻患肢水肿与疼痛。

（2）禁止按摩、热敷患肢，防止血栓脱落。

（3）观察患者双侧肢体皮温、皮色及足背动脉搏动。每日测量患者肢体周径，并做好记录。

（4）遵医嘱使用抗凝药物治疗，观察患者有无牙龈出血、皮下瘀斑等出血倾向。

（5）如果患者出现呼吸困难、胸闷、胸痛、咯血甚至晕厥等肺栓塞症状，需立即报告医生，积极救治。

（6）积极预防其他部位深静脉血栓形成。多喝水，每日 1500～2000ml；多活动，主动运动及被动运动未发生血栓的肢体，如拳泵运动、踝泵运动；使用间歇充气加压装置（IPC）预防深静脉血栓。

第十七节
肺血栓栓塞症评估

一、概述

1. 定义

肺栓塞（pulmonary embolism，PE）是指各种栓子阻塞肺动脉或其分支导致的一组疾病或临床综合征的总称，包括肺血栓栓塞症（pulmonary throm-boembolism，PTE）、空气栓塞、脂肪栓塞综合征、羊水栓塞、肿瘤栓塞等。其中 PTE 为肺栓塞的最常见类型。

PTE 是指来自静脉系统或右心的血栓，阻塞肺动脉或其分支导致的肺循环和呼吸功能障碍的疾病。引起 PTE 的血栓主要来源于下肢的深静脉血栓。PTE 和 DVT 合称为静脉血栓栓塞症，是 VTE 在不同部位、不同阶段的两种临床表现形式，两者具有相同易患因素。

2. 危险因素

所有可导致静脉血流淤滞、血管内皮损伤和血液高凝状态的因素均是 VTE 的危险因素，包括遗传性和获得性两类。

（1）遗传性因素 如凝血因子Ⅶ缺陷、蛋白 C 缺陷、纤溶酶原不良血症等。以反复发生的动、静脉血栓形成为主要临床表现。

（2）获得性因素 如手术、创伤、感染、恶性肿瘤、某些慢性疾病、口服避孕药、脱水、制动等。多为暂时性或可逆性的。

3. 临床表现

呼吸困难、气促、胸痛、晕厥、烦躁不安、惊恐甚至濒死感、咳嗽、咯血、心悸、低血压和/或休克、猝死（发生率<1%）。呼吸困难为最常见的症状。

二、评估

1. 评估目的

（1）评估老人发生 PTE 的风险，筛查可疑的肺栓塞老人。

（2）对风险评估为肺栓塞可能的老人立即进行进一步的检查，一旦确诊立即予以相应治疗、照护。

2. 评估内容

（1）危险因素评估。

（2）症状和体征评估。

3. 评估方法

（1）说明　通过体格检查及询问老人和家属，获取 Wells、Geneva 危险因素评估相关信息。

（2）评估工具

① 简化 Wells 评分法（表 6-50）。Wells 评分法是加拿大的 Wells 等在前人基础上研制的肺栓塞诊断预测方法。

表 6-50　简化 Wells 评分法

项目	计分/分
既往 PTE 或 DVT 病史	1
心率≥100 次/min	1
过去 4 周内有手术或制动史	1
咯血	1
肿瘤活动期	1
DVT 症状或体征	1
其他鉴别诊断的可能性低于肺栓塞	1
临床可能性	总分
PTE 低度可能	0～1
PTE 高度可能	≥2

② 修订版 Geneva 评分法（表 6-51）。Geneva 评分法是瑞士 Geneva 大学的 Wicki 等制订的评分法。法国的 LeGal 等对该评分法进行了修订，修订后的评分法易于计算和推广。

表 6-51　修订版 Geneva 评分法

项目	计分/分
PTE 或 DVT 病史	1
1 个月内手术或骨折	1

项目		计分/分
活动性肿瘤		1
心率（次/min）	75～94	1
	≥95	2
咯血		1
单侧下肢疼痛		1
下肢深静脉触痛及单侧下肢水肿		1
年龄＞65 岁		1
临床可能性		总分
PTE 低度可能		0～2
PTE 高度可能		≥3

4. 评估结论

（1）简化 Wells 评分法　肺栓塞低度可能，0～1 分；肺栓塞高度可能，≥2 分。

（2）修订版 Geneva 评分法　肺栓塞低度可能，0～2 分；肺栓塞高度可能，≥3 分。

三、案例

1. 案例基本情况

老人，男性，75 岁，左侧肢体无力两周，经上一级医院治疗后病情稳定转当地康复医院进一步康复治疗。入院诊断：脑梗死、高血压病、高血脂、下肢深静脉血栓形成。目前左上肢肌力Ⅰ级，左下肢肌力Ⅱ级，卧床。一天前大便后突发呼吸困难，休息后略有缓解。查体：体温 36.3℃、心率 112 次/min、呼吸 22 次/min、血压 100/65mmHg，神志清楚。左下肢轻度肿胀，双侧足背动脉搏动良好。辅助检查：D-二聚体 16.0mg/l。肺部 CTA 诊断为肺栓塞。

2. 肺栓塞风险评估

（1）简化 Wells 评分法　5 分，肺栓塞高度可能。

（2）修订版 Geneva 评分法　4 分，肺栓塞高度可能。

3. 照护措施

（1）一旦确诊 PTE 或疑是 PTE，立即进入紧急诊治流程。

（2）绝对卧床。

（3）吸氧，保持血氧饱和度（SPO_2）＞90％。

（4）严密监测呼吸、心率、血压、心电图及血气分析的变化，并给予积极的呼吸与循环支持。

（5）心理支持。对有焦虑和惊恐症状的患者予以安慰，可适当应用镇静药。

（6）对症治疗。胸痛者予以镇痛药治疗；对于有发热、咳嗽等症状的老人予以对症治疗，以尽量降低耗氧量；对于合并高血压的患者，应尽快控制血压。

（7）注意保持大便通畅，避免用力，以防止血栓脱落。

（8）配合医生给予抗凝治疗、溶栓治疗，注意观察有无出血倾向。

（9）保证水分的摄入。

（10）左下肢禁止按摩、热敷，防止血栓脱落。按深静脉血栓实施照护。

第十八节
晕厥评估

一、概述

1. 定义

晕厥是指一过性全脑血液低灌注导致的短暂意识丧失，特点为发生迅速、一过性、自限性并能够完全恢复。临床表现为突然发生的肌肉无力、姿势性肌张力丧失、不能直立和意识丧失。晕厥是一种常见的老年综合征，老年人晕厥通常并非由单一疾病造成，可有多种病因和机制并存。当存在多种因素时，晕厥更容易发生或发作时症状更严重，有致残甚至致死的风险。

2. 流行病学

晕厥是临床多种疾病的常见症状，超过 1/3 的人一生中至少有过 1 次晕厥经历。国外研究报道，晕厥可见于 3% 的男性和 3.5% 的女性。另有研究显示，晕厥发病率呈逐年上升趋势，60 岁以上的老年人晕厥发病率较高，为 30%～52%。由于晕厥发作多呈间断性，存在多种潜在病因，同时缺乏统一的诊疗标准，部分晕厥病例不易诊断。

3. 晕厥的原因与分类

引起晕厥的原因很多，根据病例生理特征将晕厥分为神经介导性晕厥、直立性低血压晕厥和心源性晕厥（表 6-52）。

（1）神经介导性晕厥　包括血管迷走性晕厥（VVS）、情境性晕厥、颈动脉窦综合征和不典型反射性晕厥。血管迷走性晕厥是最常见的反射性晕厥，年轻人多典型，为单纯性的 VVS。老年人出现的反射性晕厥常伴有心血管或神经系统异常，表现为直立位或餐后低血压，这种反射性晕厥多是病理性的。

（2）直立性低血压晕厥　当自主神经系统对血管张力、心率和心脏收缩力的调节功能存在缺陷时，在直立位，血液过多存留于内脏和下肢血管，造成回心血量减少、心排血量下降、血压降低，又称直立不耐受综合征。

（3）心源性晕厥　为晕厥第2位原因，危险性最高、预后较差。心律失常所致的晕厥是最常见的心源性晕厥。心律失常发作时伴有血流动力学障碍，心排血量和脑血流量明显下降。影响晕厥发作的因素有心率的快慢、心律失常类型、左心室功能、体位和血管代偿能力，特别是压力感受器对低血压的反应性高低。器质性心脏病所致的晕厥多见于老年患者，当大脑需要的供血量超过心脏的供血能力时，如果相应的心排血量增加不足则可引起晕厥。

表 6-52　晕厥分类

分类	亚类
神经介导性晕厥	血管迷走性晕厥(VVS)： 　　直立性 VVS：站立，坐位少见 　　情绪性 VVS：恐惧、疼痛、操作、恐血症 情境性晕厥：排尿、胃肠刺激(吞咽、排便)、咳嗽、打喷嚏、运动后、其他(如大笑) 颈动脉窦综合征 不典型晕厥(无先兆和/或无明显诱发因素和/或不典型临床表现)
直立性低血压(OH)晕厥	药物直立性低血压(OH 最常见的原因)：如血管扩张药、利尿药、吩噻嗪类、抗抑郁药 血容量不足：出血、腹泻、呕吐等 原发性自主神经功能衰竭：单纯性自主神经功能衰竭、多系统萎缩、帕金森病、路易体痴呆 继发性自主神经功能衰竭：糖尿病、淀粉样变性、脊髓损伤、自身免疫性自主神经病、副肿瘤自主神经病、肾衰竭
心源性晕厥	心律失常性晕厥： 　　心动过缓： 　　　窦房结功能障碍 　　　房室传导系统疾病 　　心动过速： 　　　室性 　　　室上性 结构性心脏病：主动脉瓣狭窄、急性心肌梗死/缺血、肥厚型心肌病、心脏肿物、心包疾病/心包压塞、冠状动脉先天畸形、人工瓣膜功能障碍 心肺及大血管：肺栓塞、急性主动脉夹层、肺动脉高压

4. 晕厥的预防

晕厥治疗目标是减少晕厥发作，治疗基础疾病。明确晕厥的病因，针对病因进行有针对性的预防和干预，是减少晕厥发作的有效措施。

二、晕厥的评估

1. 评估目的

（1）评估是否为晕厥。

（2）明确晕厥的病因和类型。

（3）根据评估结果，为老人制订干预措施和照护计划。

2. 评估内容与流程

对晕厥进行评估，正确地认识晕厥，积极地预防晕厥发生具有十分重要的意义。晕厥评估主要包括初步评估和危险分层。

（1）初步评估　初步评估包括病史采集、体格检查（包括仰卧和立位血压测量）和心电图，进一步检查有心电监测、颈动脉窦按摩、倾斜试验、超声心电图、心电生理检查、运动试验、自主神经功能测试、血红蛋白、血氧饱和度分析等。初步评估的目的包括：明确是否是晕厥，是否能确定晕厥的病因，是否有心血管事件或猝死高风险。

① 详细询问老人的病史，对明确晕厥诊断具有极其重要的意义，大多数反射性晕厥通过典型病史和症状即可诊断。病史询问应包括目击者描述的发病情况，晕厥发生前是否有突发事件，是否有先兆症状，是否存在可引起晕厥的药物等。

② 体格检查。通过血压测量，结合脉搏评估，判断有无动脉血管病变；心脏听诊有杂音提示器质性心脏病；认知及语言能力下降、震颤和步态异常等提示神经系统病变等。

③ 心电图。心电图检查可发现具体或潜在的晕厥病因及心脏猝死可能相关的疾病。晕厥患者心电图检查多正常，如心电图明显异常则多为心律失常相关性晕厥。心电图异常是预测心源性晕厥和死亡危险性的独立危险因素。

④ 晕厥的初步评估诊断标准如下。

a. 如果晕厥是由疼痛、恐惧或站立引起的，并且伴有典型的进行性加重的先兆（苍白、出汗、恶心），很可能是VVS。

b. 如果晕厥发生在特定诱因期间或之后，很可能是情境性晕厥。

c. 当晕厥发生在站立时，并伴有明显OH，可诊断为OH晕厥。

d. 在没有达到上述标准的情况下，当存在反射性晕厥或OH的特征，且不存在心源性晕厥的特征时，应考虑可能的放射性晕厥或OH。

e. 当心电图显示下列情况时，可能是心律失常性晕厥：持续性窦性心动过缓＜40次/min或窦性停搏＞3s且患者处于清醒无体力活动；Ⅱ度二型和Ⅲ度房室传导阻滞；室性心动过速或快速阵发性室上性心动过速等。

f. 当晕厥伴有急性心肌缺血时，可确诊为心肌缺血相关晕厥。

g. 当心房黏液瘤脱垂、左心房球形血栓、严重主动脉瓣狭窄、肺栓塞或急性主动脉夹层出现晕厥时，可能是结构性心肺疾病引起的晕厥。

（2）危险分层　危险分层对指导治疗和减少复发与死亡有极其重要的意义。对经初步评估后原因不明的晕厥患者，危险分层至关重要，涉及下一步的处理策略。晕厥的初步评估和危险评估流程见图 6-6。

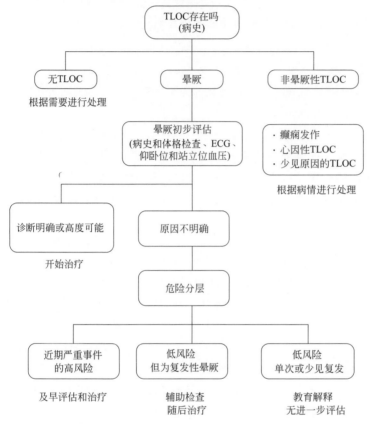

图 6-6　晕厥的诊断流程
TLOC—短暂性意识丧失

三、病例

1. 案例基本情况

刘某某，男性，67 岁，因"发作性意识丧失"3 天入院。3 天前活动劳累后突发心悸、头晕、乏力，伴大汗，站立不稳，脸色苍白，随后意识丧失，旁人抱住未摔倒在地，无双眼凝视，无口吐白沫，无大小便失禁，约 2～3min 患者意识恢复，立即送当地急诊，测患者的血压偏低（具体数不详），血糖正常。自诉 6 个月前有类似发作情况。患者 2004 年有肛瘘手术史，否认高血压、糖尿病、冠心病病史，无特殊疾病家族史。目前精神、食欲、睡眠可，大小便正常；入院后完善血生化、动态心电图、动态血压、颅脑磁共振等检查，无明显异常；直立倾斜试验：基础试验阴性，药物试验阳性，阳性表现为血管抑制型。

2. 评估

经评估患者为晕厥，病因明确，诊断为血管迷走性晕厥，无心血管猝死高风险。

3. 照护措施

（1）详细宣教晕厥的原因、预防措施等，缓解老人紧张、焦虑的情绪，减轻心理负担，增加其战胜疾病和积极生活的信心。

（2）鼓励老人适当增加水钠摄入，避免使用可引起体位性低血压的药物，尽量避免诱发因素，如劳累、情绪紧张、封闭环境等。

（3）指导老人积极进行直立训练和抗阻力训练，增强骨骼肌的泵血、增加静脉回心血量，而改善心排血量。

① 站立训练：每天靠墙壁站立 5min，逐渐增加至 15～30min。

② 抗组训练：a. 交叉双腿并用力收缩双腿、臀部和腹部肌肉，同时调控呼吸频率，均匀深呼吸；b. 双手挤压一个橡皮球，用力收缩手臂肌肉或反扣双手并用力拉开。每天分别进行两项训练 1 次，每次训练时间至少为 5min。

（4）指导老人出现晕厥前驱症状时，立即平躺，屈伸手臂和小腿，避免跌倒外伤。

（5）如晕厥发作频繁，应积极就医，遵医嘱进行预防性治疗，减少严重晕厥事件发生的频率及避免外伤。

第十九节
常见口腔问题

一、概述

社会人口老龄化带来一系列健康问题，老年人口腔问题就是其中之一。随着年龄增长，老年人口腔各组织器官发生明显的增龄性变化，口腔组织修复能力减弱、口腔生理功能减退、牙周组织增龄性变化等。加之老年人常患有多种慢性疾病，且认知功能、运动功能减退，以及多重用药等影响，老年人口腔健康问题的易感性增加。老年人的口腔健康问题有其独特性，如龋病的发病率高，呈多发性，使老年人味觉下降，影响进食，导致营养不良；老年人牙缺损与缺失修复的口腔状况也非常复杂，导致口腔健康问题成为老年健康的研究热点。下面是老年人常见的口腔问题。

1. 龋病

（1）定义　龋病是在以细菌为主的多种因素影响下，牙体硬组织发生慢性进行性破坏的一种疾病，是老年人口腔常见的牙体硬组织疾病。

（2）原因

① 细菌和牙菌斑：细菌是发生龋病的先决条件，没有细菌就没有龋病的发生。

② 宿主：导致龋病发病的宿主因素主要有牙齿和唾液。随着年龄的增加，老年人易患龋病正是牙齿、唾液增龄性变化的结果。

（3）临床表现　龋齿的临床表现主要是牙齿颜色、质地、形态的变化和患者的主观感觉。龋齿的颜色可发展为棕黄色，进而出现牙体组织的实质性缺损，形成龋洞。患者在龋齿早期一般没有症状，当龋损波及牙本质层时，会出现温度刺激敏感和食物嵌塞后的不适。

2. 牙周炎

（1）定义　慢性牙周炎是老年人牙周疾病中最常见的一类，是由牙菌斑中的微生物引起的牙周支持组织的慢性感染性疾病，导致牙周支持组织的炎症和破坏，如牙周袋形成、进行性附着丧失和牙槽骨吸收，最后可导致牙齿松动和被拔除。

（2）原因

① 由长期存在的慢性牙龈炎症逐渐向深部牙周组织发展而成，微生物是引发牙周炎的始动因子。

② 牙周炎是多因素疾病，如老年人自身对细菌挑战的应答反应、基础疾病、环境因素等。

（3）临床表现

① 牙龈颜色为暗红或鲜红，牙龈肿大，牙龈出血。

② 牙周袋形成，即龈缘向冠方移动以及龈沟底向根方延伸。

③ 牙槽骨吸收，牙齿松动、移位，最终脱落或拔除。

④ 牙周脓肿。

⑤ 牙周牙髓联合病变。

⑥ 牙龈退缩。

3. 口腔念珠菌病

（1）定义　口腔念珠菌病是由念珠菌引起的口腔真菌病，白色念珠菌是最常见的致病菌种。

（2）原因

① 念珠菌为条件致病菌，致病力弱。

② 老年人往往伴有全身系统疾病，易引起口腔念珠菌感染。

③ 全身及局部应用广谱抗生素、糖皮质激素等。

④ 老年人佩戴可摘局部义齿，其材料为甲基丙烯酸甲酯，是白色念珠菌的亲和性材料。

（3）临床表现

① 口干。

② 发黏。

③ 口腔黏膜烧灼感。

④ 疼痛。

⑤ 味觉减退。

二、评估

1. 评估目的

（1）评估老人口腔健康生存质量。

（2）根据评估结果的风险程度对老人进行相应的健康教育，制订相应的照护计划和措施，提高老年人口腔健康。

（3）对发生口腔相关问题的老年人按要求进行观察与照护。

2. 评估内容与评估方法

（1）评估内容

① 生理功能：咀嚼食物有无困难、牙齿是否妨碍说话等。

② 心理社会功能：对牙齿外观的感受、因为牙齿问题在别人面前是否感到不自在等。

③ 疼痛不适：对冷热刺激是否过敏、是否用药物缓解口腔的疼痛等。

（2）评估工具　老年口腔健康评价指数（geriatric oral health assessment index, GOHAI）为老年人特异的口腔健康生存质量量表，见表 6-53。GOHAI 与自我评价的口腔健康呈显著正相关，提示自我评价的口腔健康状况越好，口腔健康生存质量越高。

表 6-53　老年口腔健康评价指数（GOHAI）

1. 您经常因为牙齿或假牙的原因而限制您所吃食物的种类和数量吗
□很经常 □经常 □有时 □很少 □无
2. 您在咬或者咀嚼食物时有困难吗
□很经常 □经常 □有时 □很少 □无
3. 您吞咽食物时经常感到不舒服或困难吗
□很经常 □经常 □有时 □很少 □无

4. 您的牙齿或假牙妨碍您说话吗
□很经常 □经常 □有时 □很少 □无
5. 你吃东西时经常会感到口腔内不舒服吗
□很经常 □经常 □有时 □很少 □无
6. 您经常因为牙齿或假牙的原因而限制自己与他人的交往吗
□很经常 □经常 □有时 □很少 □无
7. 您经常对您牙齿、牙龈或假牙的外观感到不满意或不愉快吗
□很经常 □经常 □有时 □很少 □无
8. 您经常用药物缓解口腔的疼痛或不适吗
□很经常 □经常 □有时 □很少 □无
9. 您经常担心或关注您的牙齿、牙龈或假牙的问题吗
□很经常 □经常 □有时 □很少 □无
10. 您经常因为牙齿、牙龈或假牙的问题而在别人面前感到紧张或不自在吗
□很经常 □经常 □有时 □很少 □无
11. 您经常因为牙齿或假牙的问题而在别人面前吃东西时感到不舒服吗
□很经常 □经常 □有时 □很少 □无
12. 您的牙齿或牙龈对冷、热或甜刺激过敏吗
□很经常 □经常 □有时 □很少 □无

（3）注意事项　老年健康评价指数 GOHAI 包括生理功能、心理社会功能和疼痛不适三个方面的 12 项问题，每个问题分为 5 级，即很经常（1 分）、经常（2 分）、有时（3 分）、很少（4 分）、无（5 分），总分为 12～60 分，分数越高表明口腔健康生存质量越好。

（4）评估结论　按 GOHAI 总分将老年人口腔相关生命质量分为高（57～60 分）、中（51～56 分）、低（≤50 分）。单个条目，得分 1～2 分评估为对口腔健康有负面影响。

三、案例

1. 案例基本情况

老人陈××，男性，78 岁，发现有龋洞 3 个月余，进食食物常有嵌塞痛，经就医检查，诊断为龋齿。

既往史：既往有糖尿病病史 20 年，长期规律注射胰岛素控制血糖，现血糖控制可；无手术史，无药物过敏史。

个人史：出生于原籍，无吸烟及饮酒史，低盐、低糖饮食。

婚育史：老人丧偶，育有一女，女儿体健。

家族史：无家族性遗传疾病，无传染病史。

体格检查：体温 36.5℃，脉搏 72 次/min，呼吸 18 次/min，血压 128/79mmHg，神志清楚，发育正常，睡眠、大小便正常，右下 6 牙颌面龋洞，有大量腐质，颜色黑褐色，质地松软，探诊有轻度酸痛感。

2. 评估

评估员利用老年口腔健康评价指数 GOHAI 评估表对陈爷爷进行评估，评估总分为 53 分，提示陈爷爷口腔相关生命质量为中等。

3. 照护措施

（1）应急处理措施

① 选择软毛牙刷，使用正确的刷牙方法，如巴氏刷牙法刷牙。将牙刷与牙长轴呈 45°角指向根尖方向，按牙龈-牙交界区，使刷毛一部分进入龈沟，另一部分铺于龈缘上，并尽可能伸入邻间隙内，用轻柔的压力，使刷毛在原位做前后方向短距离的水平颤动 4～5 次；颤动时牙刷移动仅约 1mm，每次刷 2～3 个牙；在将牙刷移到下一组牙时，注意重叠放置。

② 使用含氟牙膏刷牙，每次刷牙时间不少于 3min，至少每天早晚刷牙一次。

③ 陪伴老人，耐心指导老人正确的刷牙方法，与老人有效沟通交流，维护其自尊。

（2）健康教育及预防措施

① 老年人应定期进行口腔保健检查，发现问题及时治疗。

② 定期洗牙洁齿，正确使用牙线、牙缝刷等口腔保健用品。

③ 戒烟限酒。

④ 保持健康的生活方式，多吃富含维生素的蔬菜、水果，多饮水。

⑤ 避免吃过冷、过热和过于坚硬的食物。

⑥ 手部运动不灵活时可以使用电动牙刷达到清洁效果。

⑦ 佩戴活动假牙的老年人，至少每天取出清洗假牙两次。在晚上睡前要取出假牙放入杯内用专用清洁液浸泡去渍消毒，预防义齿口炎发生。

⑧ 按摩牙龈，每次刷牙后，用洗干净的拇指和食指顺着一定的顺序按摩牙龈，每次 3～5min；按摩牙龈后，可以进行 2min 的叩齿保健，上下牙齿轻轻叩击，先前牙再后牙。

第二十节
常见皮肤问题

皮肤是人最大的器官，是人体抵御外界伤害的屏障。随着年龄的增加，老年人的皮肤各层都发生着退化和功能改变，皮肤也不同于正常成人的状态，呈现出皱纹、色斑、粗糙的外观，触之萎缩或肥厚。在衰老的过程中，老年人也更容易发生各种皮肤状况，如老年瘙痒症等，故本节只介绍老年皮肤瘙痒症。

一、概述

1. 定义

老年皮肤瘙痒症是发生于 60 岁以上人群的、无原发性皮肤损害而仅有瘙痒症状的皮肤病。70 岁以上的老年人中至少有半数发生持续性的全身瘙痒，其中男性明显多于女性。

老年皮肤瘙痒症可累及局部或全身皮肤，每日或几乎每日皮肤瘙痒，持续 6 周以上。患者无原发性皮肤损害，但因持续抓挠及摩擦，会出现较多的抓痕及血痂，随着病情进展，可能会出现色素沉积，严重影响其生活质量。

2. 原因

老年皮肤瘙痒症发病机制复杂，目前尚未完全了解，多数学者认为与老年人激素水平下降、皮肤退行性萎缩、皮脂腺功能减退、内分泌功能改变、周围血管病变、局部血液循环欠佳、习惯性便秘、甲状腺异常及神经衰弱等有关。有研究显示，老年皮肤瘙痒症常见的诱导和刺激因素，生活中应注意避免，如干燥症、接触性刺激、药物因素、食物因素、感染因素、肿瘤疾病、皮肤病原因、神经系统原因等。

3. 临床表现

老年皮肤瘙痒症是一种全身性瘙痒病，该疾病在全身各个部位均可发病，呈阵发性瘙痒，且往往由一处移到另一处。主要表现为皮肤干燥、瘙痒剧烈，分为泛发性瘙痒和局限性瘙痒两种。泛发性瘙痒常由一处开始，逐渐扩散，甚至可遍布全身；局限性瘙痒则集中于阴囊、女阴、肛门。瘙痒以晚间为剧，影响患者睡眠，严重者可出现皮肤继发感染。

二、评估

1. 评估目的

（1）了解老年人的瘙痒状况及严重程度。

（2）根据评估结果进行有针对性的干预，制订相应的照护措施，提高老年人的生活质量。

2. 评估内容

（1）瘙痒分布部位。

（2）瘙痒严重程度。

（3）瘙痒频率。

（4）瘙痒对睡眠的影响。

3. 评估方法

（1）评估工具　FIIQ 量表由 Reich 教授及 Szepietowski 教授于 2012 年联合开发，包括 4 个条目，分别调查瘙痒的部位、瘙痒的严重程度、瘙痒频率、瘙痒对睡眠的影响；总分为 4 个条目的评分总和，得分越高，症状越重。中文版 FIIQ 量表见表 6-54。

表 6-54　中文版 FIIQ 量表

过去一周您有无皮肤瘙痒，如有请填下表			
1. 瘙痒的部位	（此条可√多项）	2. 瘙痒的严重程度	（只需√1 个□）
躯体□ 上肢□ 下肢□ 头皮□		（1）不要抓	□
其他＿＿＿＿＿＿		（2）要抓但没有抓痕	□
全身 □		（3）抓出抓痕才能止痒	□
		（4）经常抓出抓痕	□
		（5）完全坐立不安	□
3. 瘙痒频率	（只需√1 个□）	4. 瘙痒对睡眠的影响（只需√1 个□）	
（1）很少时候		（1）无影响	□
（2）较少时候		（2）一夜痒醒 1 次	□
（3）较多时候		（3）一夜痒醒 2 次	□
（4）很多时候		（4）一夜痒醒 3 次	□
（5）一直持续			

（2）注意事项　瘙痒分布部位（计分范围 1～3 分；一个部位瘙痒计 1 分，最多得 3 分，选全身计 3 分），瘙痒严重程度（计分范围 1～5 分），瘙痒频率（计分范围 1～5 分；瘙痒有过 4 次，每次<10min 或有 1 次瘙痒>10min 计 1 分，以此类推，一直持续计 5 分），瘙痒对睡眠的影响（计分范围 0～6 分；无影响计 0 分，一夜痒醒 1 次计 2 分，一夜痒醒 2 次计 4 分，一夜痒醒 3 次以上计 6 分）。

（3）评估结论　总分值 3～19 分。轻度瘙痒：3～6 分；中度瘙痒：7～10 分；重度瘙痒：11～15 分；特重度瘙痒：16～19 分。

三、案例

1. 案例基本情况

老人李××，女性，72 岁，近 3 个月来常感周身瘙痒，夜间双下肢瘙痒剧烈，影响睡眠。经就医检查，诊断老年人为老年皮肤瘙痒症。

既往史：既往有高血压病史 8 年，口服苯磺酸氨氯地平片控制血压，坚持规律监测，血压控制可。无外伤及手术史，无药物过敏史。

个人史：出生于原籍，无吸烟及饮酒史，低盐低脂饮食。

婚育史：老人已婚，育有一子，配偶、儿子均体健。

家族史：无家族性遗传疾病，无传染病史。

体格检查：体温 36.9℃，脉搏 72 次/min，呼吸 17 次/min，血压 131/79mmHg，神志清楚，自主体位，睡眠差，皮肤干燥，双下肢多处抓痕，上覆细薄鳞屑。

2. 评估

评估员利用中文版 FIIQ 量表对李奶奶进行评估：瘙痒的部位，3 分；瘙痒的严重程度，4 分；瘙痒频率，3 分；瘙痒对睡眠的影响，3 分。总分 13 分，为重度瘙痒。

3. 照护措施

（1）应急处理措施

① 遵医嘱使用水合剂、止痒洗剂、抗组胺药、外用或可注射的糖皮质激素缓解瘙痒。

② 心理护理，避免过分紧张，保持乐观心情，保证充足的睡眠。

③ 保护皮肤，选取不含激素的软膏制剂涂抹，使皮肤得到有效滋润。

（2）健康教育及预防措施

① 注意保护皮肤，有干燥症表现的老年瘙痒症首选含高脂成分的润肤膏。

② 饮食宜清淡，多喝水，多吃新鲜蔬菜水果，避免辛辣刺激性或海鲜类饮食，不饮浓茶及咖啡。

③ 秋冬季节，不能洗浴过于频繁，水温不宜太高，尽量在 36～38℃，不能用碱性沐浴液，不用力搓澡，沐浴后及时涂抹润肤品保湿。

④ 老年人衣着应选用全棉宽松的衣物，避免皮毛类、化学纤维类、羊毛织物、羽绒类衣物紧贴皮肤，从而引起皮肤瘙痒症的发生。

⑤ 心理及认知行为干预。心理压力是引起和加重瘙痒的重要因素，医护人员应具备良好的亲和力，与老人建立可信赖的关系，增强老人的意志力，保持积极乐观的心态，鼓励老人多参加娱乐活动，培养良好的兴趣爱好，转移注意力，做好心理疏导，提高治疗配合度。

⑥ 适当参加体育锻炼，可以促进皮肤新陈代谢，减轻皮肤干燥，缓解症状。可以选择散步、打太极拳等活动。

⑦ 遵医嘱使用药物，密切观察用药后反应。

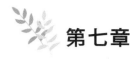

第七章

老年社会学评估

第一节
老年人角色评估

一、概述

1. 定义

角色，也就是社会角色，原本是戏剧的一个术语，美国社会学家米德于20世纪30年代将这一术语引入社会心理学领域。他认为每个人在社会中都扮演着不同的角色，一个人就是各种社会角色的综合。角色不能单独存在，它需要存在于与他人的相互关系之中。角色功能是指个人从事正常角色活动的能力，包括正式的工作、社会活动、家务活动等。角色功能随着老年人年龄增长和某些功能的退化而降低。

2. 老年人角色的分类

按照老年人在一定时间和空间内所发挥的功能和地位不同，从事的社会活动不同，老年人具有不同的社会角色。

老年人社会角色是社会规定的表现老年人社会地位的行为模式。随着老年人社会地位的改变，老年人一生中要经历多种角色的转变。社会角色一般包括职业角色与闲暇角色、主体角色与依赖角色、配偶角色与单身角色等。

老年人离开工作岗位后，家庭就成了他们的主要生活场所。家庭角色是老年人在家庭生活中的特定身份，由血缘关系决定。一般来说，老年人在家庭生活中充当的角色有爷爷、奶奶、外公、外婆、父亲、母亲、岳父、岳母、夫妻、兄弟、姐妹等。

另外，结合老年人个体进行角色分类，可以将老年人的角色分为第一角色、第二角色和第三角色。

第一角色：男性和女性；老年状态。

第二角色：指的是其在生活中作为他人称呼或评价的角色，包括父母、祖父母、丈夫或妻子；工人（或领导）、退休人员等。

第三角色：是一些临时性的角色，如会员、病人等其他角色。

3. 老年人角色转变的特点

老年人离职后，家庭角色、社会角色、角色期望等都会发生变化。一旦老人不能适应角色的转变，便会在心理和生理上产生不利影响。如老年人心理上会出现挫折感、空虚感、孤独感，一旦退休便不知所措，很难接受，自认为被社会抛弃，表现为沉默寡言、抑郁等；在行为上会表现出烦躁不安、发脾气、不想出门、怕见人、不想活动的状态等。

4. 老年人角色转变与社会适应

角色转变与社会适应的矛盾是老年人退休带来的矛盾。虽然退休、离休是一种正常的角色转换，但不同职业群体的人对离退休有不同的心理感受。工人退休后摆脱了繁重的体力劳动，有更多的时间打理家务、娱乐、交友，有足够的养老金和公共医疗，因此，他们心满意足，情绪稳定，社会适应良好。但离退休干部的情况就大不相同，退休前，这些老干部具有较高的社会地位和广泛的社会关系，退休后，生活的重点由事业变成了家庭琐事，广泛的社会关系骤然减少，这让他们感到很不习惯、很不适应。

5. 老年人应如何看待自己的角色转变

伴随着子女和自己年龄的增长，子女要上学、工作、成家或离家，老年人家庭角色特征发生转变，对待儿媳或女婿不能像对待儿女那样简单随意，只有经过一段时间的磨合和适应，才能真正地相互接纳。此外老年人应该学习与子女们和谐相处的知识和经验，并在家庭生活中引入更多的民主。部分老人可能会患有"家庭空巢综合征"，情绪低落、郁闷、自责、失落、不愿交际、活动兴趣降低、食欲缺乏和睡眠障碍等。老年人应自己进行适当的调理，正确面对空巢的两人世界。

二、评估

1. 评估目的

（1）了解老人对自己角色的感知、角色行为是否正常、对角色是否适应以及对所承当的角色是否满意，发现角色适应不良的原因和影响因素。

（2）根据评估结果为老人制订干预和照护计划，避免角色适应对老人生理和心理产生不良影响，保障老人的身心健康和生活质量。

2. 评估内容

（1）角色承担

① 一般角色：要了解老年人过去的职业、职位，离退休年龄，现在有没有工作和现在所担任的角色，以及对目前的角色是否适应等。

② 家庭角色：了解老年人家庭地位和角色的变化情况，有哪些家庭成员、配偶情况，是否存在配偶去世的角色丧失情况。

③ 社会角色：询问老年人是否了解自己的角色权利和义务，评估老年人的社会关系状况，退休后是否承担了一些社会职务，了解老人自己的日常活动和个人的兴趣爱好，是否存在社会角色缺失或无法融入社会等情况。

（2）角色认知　请老年人描述他们对现在角色的看法和他人对其角色的期望，并询问他们是否同意别人对他或她的角色期望。

（3）角色适应　请老年人描述他们对自己现在角色的满意度，是否符合他们的角色期望。同时观察老人是否有因为角色适应不良而出现的任何身心行为反应（如头痛、发晕、失眠、焦虑、抑郁、忽视疾病等）。

3. 评估方法

（1）访谈法、参与式观察法和文献法

① 访谈法：访谈法是采取近距离沟通询问的方式。对老年人进行询问时要做到耐心、礼貌。请老年人描述对现在角色的感知以及别人对其承担的角色的期望，并询问老年人是否认同别人对他或她的角色期望。

② 参与式观察法：需深入老人的日常生活，在实际参与老人日常生活的过程中进行观察和评估。主要观察被评估对象的生活方式、活动内容，并倾听他们谈话的内容，大体上对被评估对象的基本情况有所了解。

③ 文献法：通过在图书馆查阅相关社会学类书籍，搜集并整理国内外学者有关社会角色理论和退休人员角色调适的研究成果，从中选取有用的信息，并利用网络查阅相关的文献，加深对被评估对象问题的了解，为社会工作专业方法的介入提供理论依据和实践指导，方便后续研究。

（2）评估工具

① 角色-关系评估量表（表7-1）为问卷式量表，通过一对一询问和回答，对老年人的角色进行初步定位，判断老年人现在所处的角色是什么。另外，对老年人的人际关系进行了评估，从中了解老年人在人际关系中行使角色功能的能力。

表 7-1　角色-关系评估量表

序号	问题(角色-关系)	回答
1	您从事什么职业及担任什么职位或退休	
2	做这项工作多少年了	
3	目前在家庭、单位、社会所承担的角色与任务有哪些	
4	您与谁住在一起	
5	谁在您生活中最重要	
6	您感到社交孤独吗	
7	有社交孤独或社交障碍吗	
8	您觉得这些角色是否现实、合理? 您是否感到角色任务过重过多或不足? 您感到太闲还是休息娱乐的时间不够?	
9	交流能力受限/障碍	
10	您对自己的角色期望有哪些,他人对您的角色期望又有哪些	
11	您认为您的角色发生了哪些变化,对您有影响吗? 是否感受到期望的角色受挫	
评价:根据被询问老人的回答做出判断		

② 人际关系自我评定量表 (表 7-2),目的是让老年人自己对自己的人际关系进行评估,从评估结果中推断出老年人的角色期望与角色适应。

表 7-2　人际关系自我评定量表

序号	评估项目	评估选项	分值/分	得分/分
1	在人际交往中,我的信条是	A. 大多数人是友善的,可与之为友的	3	
		B. 人群中有一半是狡诈的,一半是善良的,我将选择善良的人作为朋友	2	
		C. 大多数人是狡诈虚伪的,不可与之为友的	1	
2	最近我新交一批朋友,这是	A. 因为我需要他们	1	
		B. 因为他们喜欢我	2	
		C. 因为我发现他们有意思,令人感兴趣	3	
3	外出旅游时,我	A. 很喜欢交上新朋友	3	
		B. 喜欢一个人独处	2	
		C. 想交朋友,但又感到困难	1	
4	我已约定要去看望一位朋友,但因太累而失约。在这种情况下,我感到	A. 这是无所谓的,对方肯定会谅解我的	1	
		B. 有些不安,但又总是在自我安慰	3	
		C. 很想了解对方是否对自己有不满情绪	2	
5	我结交朋友的时间通常是	A. 数年之久	3	
		B. 不一定,合得来的朋友能长久相处	2	
		C. 时间不长,经常更换	1	
6	一位朋友告诉我一件极有趣的私事,我是	A. 尽量为其保密,不对任何人讲	2	
		B. 根本没考虑过要继续扩大宣传此事	3	
		C. 当朋友刚一离去随即与他人议论此事	1	

序号	评估项目	评估选项	分值/分	得分/分
7	当我遇到困难时,我	A. 通常是靠朋友解决 B. 要找自己信赖的朋友商量办 C. 不到万不得已时,绝不求人	1 2 3	
8	当朋友遇到苦难时,我觉得	A. 他们都喜欢找我帮忙 B. 只有那些与我关系密切的朋友才来找我商量 C. 一般都不愿意麻烦我	3 2 1	
9	我交朋友的一般途径是	A. 经过熟人的介绍 B. 在各种社交场合 C. 必须经过相当长的时间,并且还相当困难	2 3 1	
10	我认为选择朋友最重要的品质是	A. 具有吸引我的才华 B. 可以信赖 C. 对方对我感兴趣	3 2 1	
11	我给人们的印象是	A. 经常会引人发笑 B. 经常启发人们思考问题 C. 和我相处时别人会感到舒服	2 1 3	
12	在晚会上,如果有人提议让我表演或唱歌时,我会	A. 婉言拒绝 B. 欣然接受 C. 直截了当地拒绝	2 3 1	
13	对于朋友的优缺点,我喜欢	A. 诚心诚意地当面赞扬他的优点 B. 会诚实地对他提出批评意见 C. 既不奉承,也不批评	3 1 2	
14	我所结交的朋友	A. 只能是那些与我的利益密切相关的人 B. 通常能和任何人相处 C. 有时愿与自己相投的人和睦相处	1 3 2	
15	如果朋友和我开玩笑(恶作剧),我总是	A. 和大家一起笑 B. 很生气并有所表示 C. 有时高兴,有时生气,依自己当时的情绪和情况而定	2 1 2	
16	当别人依赖我的时候,我是这样想的	A. 我不在乎,但我自己却喜欢独立于朋友之中 B. 这很好,我喜欢别人依赖于我 C. 要小心点!我愿意对一些事物的稳妥可靠保持冷静、清醒的态度	2 3 1	

③ 自我调适能力评估量表（7-3），对老年人角色转变的适应能力进行评估，判断老年人是否有能力适应现有角色的转变；判断老年人角色转变之后是否会出现不良心理和生理反应，从而及时采取相应措施进行干预。

表 7-3 自我调适能力量表　　　　　　　　　　　　　　　　　　　　　　　单位：分

说明:欢迎您参加本次调查,请您认真阅读以下问题,并在答题纸上相应的位置打"√"。回答没有正确错误之分,每个问题只能选择一个答案,请按照您的实际情况回答,谢谢

请用下面的评价尺度描述您的真实情况:

1分:完全不符合

2分:基本不符合

3分:一般

4分:基本符合

5分:完全符合

序号	问题	选项				
1	您认为您现在的身体健康状况不如退休前吗	1	2	3	4	5
2	您胸前经常出现压迫感吗	1	2	3	4	5
3	您在退休后经常感觉生活很无聊吗	1	2	3	4	5
4	您的精神状态不如退休前吗	1	2	3	4	5
5	您常产生孤独的感觉吗	1	2	3	4	5
6	和家人在一起常常无话可说吗	1	2	3	4	5
7	您认为退休生活缺少重心吗	1	2	3	4	5
8	您排斥参加各种针对老年人的活动吗	1	2	3	4	5
9	您认为退休后朋友比以前少了吗	1	2	3	4	5
10	您比工作时变得不快乐吗	1	2	3	4	5
11	您难以结识新的朋友吗	1	2	3	4	5
12	您认为自己退休后变得没有地位吗	1	2	3	4	5
13	您不愿与家人分享快乐或忧伤吗	1	2	3	4	5
14	您对任何事情都失去了兴趣吗	1	2	3	4	5
15	您不愿意退休后继续服务社会吗	1	2	3	4	5
16	您不能帮扶子女吗	1	2	3	4	5
17	您从未对退休生活有过规划吗	1	2	3	4	5
18	您不能接受现在的生活状态吗	1	2	3	4	5
19	与他人交往,您常以自我为中心吗	1	2	3	4	5
20	您对现在的收入不满意吗	1	2	3	4	5
21	您从未有二次就业的想法或经历吗	1	2	3	4	5
22	您认为自己已经丧失继续学习的能力吗	1	2	3	4	5
23	退休后您喜欢自己独处吗	1	2	3	4	5
24	您的心情不被人理解吗	1	2	3	4	5
25	相较于退休,您更愿意工作吗	1	2	3	4	5

通过以上三项评估量表对老年人的情况做基本了解,包括角色承担、角色认知、角色适应三个方面,然后根据老年人的具体回答做具体分析,从而判断出老年人存在的生理与心理问题,并采取相应的措施给予干预。

(3)注意事项

① 提供适宜的评估环境,室内温度不可过热或过冷,一般22~24℃为宜。同时要保持环境安静,避免阳光直射,注重保护老年人隐私。

② 应安排充分的评估时间,分多次评估以避免老年人身体和心理疲惫。

③ 注意沟通时的态度和语言,要尊重老人,尽量使用关心体贴的语气和通俗易懂的语言。同时要做到耐心倾听,让老年人感觉到温暖与安全。

④ 注意观察非语言性的信息,如肢体语言、表情等,如果在访谈过程中发现老年人有反感的表现应尽快停止或切换话题。

⑤ 采用观察法时,要事先取得老人同意,同时不能影响到评估者。

⑥ 对评估结果定期分析,评估过程适时重复进行。

4. 评估结论

（1）角色-关系评估量表　为访谈形式的评估量表，应当根据被询问老年人的回答做出判断。

（2）人际关系自我评定量表　总分 38～48 分，人际关系很融洽，在广泛的交往中这样的老年人很受大家的欢迎；总分 28～37 分，人际关系不稳定，有相当数量的人不喜欢这样的老年人，如果他或她想得到别人的欢迎，还得做出很大的努力；总分 16～27 分，人际关系不融洽，这类老年人的交往圈子确实太小了，很有必要帮助他或她扩大交往范围。

（3）自我调适能力量表　总分≥100 分，使用者因环境的变迁具有严重的抗拒感，自我调适能力为极差程度；总分≤75 分，代表使用者基本上能够适应环境的变迁，自我调适能力为良好程度。

综合上述评估方法进行评估，对得到的内容进行整理分析，并判断被评估对象存在的问题，然后采取相应的措施进行干预，以满足被评估对象的角色需求，降低其生理与心理的不良反应，使被评估对象拥有良好的生活质量。

三、案例

1. 案例基本情况

退休干部李某，男性，62 岁，某市高尔夫花园小区退休不满两年。李某退休前为某地劳动局科长，为人处世不错，应酬较多，热心，乐于助人，一次因为醉酒发生意外导致腿部受伤，走路稍有颠簸。退休后整日在家游手好闲，经常酗酒，常常因为小事和妻子吵架，脾气更加暴躁；不喜欢运动且自尊心较强，习惯了以前被人尊重和重视，退休后得不到尊重内心感到不舒服，社交活动较少。评估流程如图 7-1 所示。

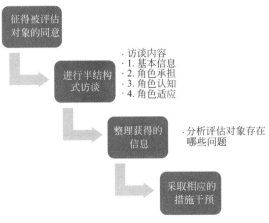

图 7-1　评估流程

（1）如图 7-1 所示，在进行评估访谈之前征得被评估对象的同意。

（2）在交谈时采用半结构访谈的形式进行，以保证访谈内容不会显得过于正式，为访谈制造轻松可信赖的环境，让被评估对象放松，全身心地投入到交流当中，从而了解被评估对象的真实情感，有针对性地采取相应的措施干预。

根据角色-关系评估量表和具体情况拟定出访谈大纲，如表 7-4 所示，并且按照访谈大纲与李某进行交流沟通。访谈内容根据具体情况进行灵活变动。

表 7-4　访谈大纲

一、基本信息

1. 姓名

2. 年龄

3. 受教育程度

4. 退休前从事职业

二、基本特征

5. 您现在与谁一起居住

6. 您现在的健康情况如何？您是如何看待老年常发病呢

7. 你对退休的态度如何

8. 您有几个孩子？你们之间经常联系吗？您每个月大概有多少退休金？平时的开支大概在什么方面

9. 您感觉在退休以后与周围人的交往频率有什么变化吗

10. 您平时有什么兴趣爱好吗

11. 您可以描述一下你退休后的生活方式吗（例如照顾孙代、看电视、看报、遛弯、养花、做家务、找人聊天、二次就业等）？这与您之前的退休规划是否有差距

12. 您曾经想过退休后重新就业吗？结果如何

13. 离开您的职业生活重新回归家庭生活，您的身体或心理有什么不适应的表现吗？您感觉自己的身份地位是否有所下降

14. 面对退休之后角色的变化带给您的困扰，您希望您的家人怎样做呢

15. 对于社区为退休人员提供的服务，您对哪些项目比较满意？还有哪些项目需要改进和完善

16. 您是否经常参加社区组织的活动？如果不是，原因是什么呢

17. 面对社会快速发展，您是否有继续学习的意愿？您希望学习哪些新知识或者技能

18. 您是否参加过老年大学的培训？您对它的认识是怎样的？你会选择参加老年大学的课程吗

19. 如果社区开展针对退休老年人的活动，您会参加什么类型的项目呢

20. 您是否有时间和精力将您积累的知识和经验为社会做贡献

（3）在访谈结束后让被评估对象李某填写人际关系自我评定量表和自我调适能力量表。

（4）综合被评估对象李某的回答、人际关系自我评定量表和自我调适能力量表的分值进行分析，判断李某承担的什么角色、对角色的期望、能否适应现有角色以及在心理和行为上具有什么不良反应。例如在心理上会出现挫折感、空虚感、孤独感；在行为上会表现出烦躁不安、发脾气、不想出门、怕见人、不想活动的状态等。

2. 评估

整理获得的信息，分析被评估对象李某存在的问题，如表 7-5 所示。

表 7-5　评估结论

评估项目	评估结果
角色-关系评估量表＋访谈	（1）人际交往的需求，孤独感增加，感觉被社会孤立。精神空虚，无所事事，频繁看钟（表） （2）自我价值实现的需求，在初退休时，生活上找不到重心，能力得不到施展。精神沮丧抑郁，情绪低落，对未来失去信心和出现失落感 （3）生活平淡无奇，希望参与多样的社区活动 （4）存在一定的认知错误，不能正确地认识自己 （5）不能接受退休的事实，不能从心理上对新的社会角色平稳适应
人际关系自我评定量表	28 分，李某人际关系不稳定，有相当数量的人不喜欢李某，如果李某想得到别人的欢迎，还得做出很大的努力
自我调适能力量表	76 分，李某因退休内心具有不适感，自我调适能力为中等程度，需要他人辅助
综合评估结果：李某退休后角色适应不良，存在一定的认知错误，生活不够积极，社交活动较少，无法接受退休的事实	

3. 照护措施

（1）对李某予以心理疏导，使其正视现实，接受现实。同时与李某的家人、亲友进行沟通，让他们在生活上多加关爱李某，在精神给予安慰，让李某顺利适应角色转变。

（2）建议与规划。建议李某充分利用自己的闲暇时间，做一些他在工作时间里没有时间关心的事情，如阅读、写作、绘画和旅游等，并为其进行时间规划。另外，建议李某多承担一些家务劳动，适应家庭角色的转换。

（3）鼓励李某积极参与社会交往活动，减少孤独感。培养自己的兴趣爱好，让生活充实起来，找到生活的意义。安排李某有偿性的工作岗位，让李某有所事事，感受到自己的社会价值。

第二节
老年人文化与信仰评估

一、概述

1. 老年人文化与信仰定义

老年文化，从广义上讲，是指老年阶层参加的物质文明和精神文明建设的总和；从狭义上讲，是指以老年群体为服务对象的精神文化，包括娱乐休闲、旅游、教育、道德规范、信念、信仰以及习俗等。其中，老年人信仰是一种典型的老年人信仰形态，它是指信奉某种特定宗教的老人在思想、行为（包括特定的教理教义等）以及价值取向方面的遵奉。以健康为目的的信仰是一种健康信仰。

2. 老年文化评估的重要性和老年人信仰宗教的原因

（1）老年文化评估的重要性 老年文化是社会主义文化事业的重要组成部分，随着生活水平的提高，老年人对文化生活的需求越来越迫切，越来越多样化。在老年阶层中，文化是某种特定区域的大多数人必须遵守的老年社会规范，决定着人们对健康、老化和死亡的看法，是老年社会评估的重要内容。在养老服务机构中，物质基础可以得到基本保障，而精神文化如价值观、信仰、信念、风俗习惯等则对老年人的生活态度和精神状态起着支配性作用。

（2）老年人信仰宗教的原因 在面对社会生活变迁时，老年人通常会采取各种不同的应对方式，包括强化健康行为、增加社区娱乐活动、参加社会公益组织等。其中信仰宗教是老年人可能采用的一种常见应对方式。老年人信教的目的多元化，不仅存在寻求精神寄托与心理慰藉，寻求生活上的帮助与支持，寻求幸福、平安与欢乐，寻求内心世界的平静等世俗的目的；也存在寻求死后灵魂的永存与归宿，寻求生与死的解脱，实现自我价值和提高自身素质的终极目的。

3. 文化休克

（1）定义 文化休克是个体生活在陌生文化环境中产生的迷惑与失落的经历；个体从一个熟悉环境去到一个新环境，由于沟通障碍，生活改变，风俗习惯以及态度、信仰的差异等因素，所表现出的不适应。

（2）分期 陌生期、觉醒期、适应期。

（3）表现症状 主要表现出失眠、食欲减退、沮丧、焦虑、恐惧等。

二、评估

1. 评估目的

（1）了解老人的文化背景和信仰。

（2）评估老人的精神文化状态，发现问题老人。

（3）根据评估结果，制订出符合老人文化背景和民族差异的有效照护措施。

2. 评估内容

（1）价值观。

（2）信仰。

（3）信念。

（4）风俗习惯。

3. 评估方法

（1）说明　评估员主要采用交谈法、观察法、问卷法等形式对老人进行文化评估。

（2）评估工具

① 交谈法：与老人面谈，了解其价值观、生活信念、信仰以及饮食文化和沟通文化，为最终评估做参考。

A. 正式交谈：先告知被评估者，有计划地交谈。这种交谈方式可以使交谈内容始终围绕交谈目的进行。正式交谈一般分为 4 个步骤。a. 准备和计划：按照交谈目的拟定交谈提纲，必要时要查阅资料，选择合适的时机和良好的交谈环境。b. 交谈开始：进行资料的收集，首先礼貌地称呼对方并介绍自己，说明交谈的目的和交谈时间，整个过程都应以收集资料为主。c. 交谈展开：按计划有序地交谈，先提问易于回答和易于被接受的问题，如"你喜欢旅游吗？"，再提及较敏感的话题，如"你有什么疾病吗？"；核实资料，未听清楚或仍不明白的地方可再次提问以证实清楚，如"你说感到孤独，可以具体说明一下吗？"；也可进行内容的复述，如"你是说你最近都没有去参加宗教活动吗？"d. 交谈结束：向被评估者表达"感谢"，并分析、整理资料。

B. 非正式交谈：评估者与被评估者间的随意交谈，不需要提前准备。评估者在日常工作或生活中，与被评估者进行语言上的沟通和简单交流，谈话范围不受限制，谈话方式比较自由，如在一起进餐时的日常交流"你不吃猪肉啊，这个是什么原因呢？"。被评估者可以自由表达，评估者可从中了解多方面的信息，效果取决于交谈双方信任的程度以及交谈的深度和广度。

② 观察法：通过观察被评估者与人交流时的表情、肢体动作等对非语言沟通文化进行评估，也可通过观察其进餐及饮食行为了解被评估者的饮食习惯，还可通过观察其穿着、饮食等了解与信仰相关的信息，或通过观察被评估者的精神状态，判断其是否存在文化休克现象。观察法包括自然观察法、设计观察法、掩饰观察法以及机器观察法，可根据被评估者的行为模式以及个人意愿选择其中一种或者多种方法进行。一般地，在观察前，需要进行准备工作，如完善观察目的及工作流程，指定任务清单；观察进行时，适时做好记录，如笔记、照片；完成观察后，对获得的信息进行整理、分析。

③ 问卷法：根据评估内容制订相应的问卷供被评估者或其家人填写，以了解其文化背景。根据填写对象不同，有自填式问卷和代填式问卷。自填式问卷由被评估者自己填写，代填式问卷由被评估者家人或朋友代填。问卷的设计要以混合型回答为主。

采用以上三种评估工具的评估流程如图 7-2 所示。

（3）老年人的文化评估

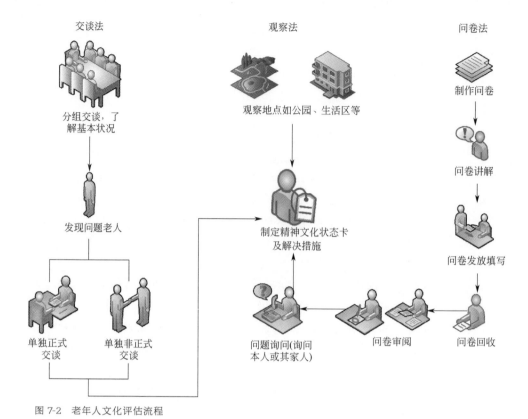

图 7-2 老年人文化评估流程

① 价值观评估：价值观是不能直接被观察到的，同时又难以表述出来，因此，价值观的评估比较困难，目前尚无确定评估工具。一般通过问题调查方式进行价值观的评价，常见的问题如表 7-6 所示。

表 7-6　价值观评估常用问题表

1. 你觉得自己健康吗
2. 一般情况下,你认为什么对你最重要
3. 遇到困难,你一般是如何应对的
4. 你认为疾病对你的生活影响大吗

② 信仰评估：对信仰的评估可以询问被评估者表 7-7 中的问题，以了解老年人的信仰及依赖情况。

表 7-7　信仰评估常用问题表

1. 你有信仰吗？是哪一种信仰
2. 信仰对你来说有多重要
3. 你平日经常参加宗教活动吗？何种类型的宗教活动
4. 你是否有因信仰而禁食某种食物和禁做某件事情
5. 养老机构的生活对你的宗教生活有何影响
6. 由于信仰,你对养老服务在疗养、起居以及餐饮方面有何需求

③ 信念评估：对于信念的评估，通常采用克莱曼（Kleiman）等提出的健康信念评估模式，见表7-8。

表 7-8　健康信念评估模式

1.你觉得什么是健康？什么是不健康
2.你觉得是什么引起了你的健康问题
3.你是如何发现你的健康问题的
4.该健康问题对你的生理、精神、心理有哪些影响
5.该健康问题严重吗？持续了多长时间
6.你希望得到何种关怀和疗养
7.你希望通过疗养达到哪些效果
8.你的健康问题给你造成了哪些困扰
9.通常在什么情况下，你会觉得自己有或大或小的健康问题并且需要就医

④ 风俗习惯评估：对老年人的风俗习惯进行评估时，应该了解来自不同区域的老年人的文化风俗，包括饮食、礼节、沟通文化和传统医药等。

饮食：可以从食物种类、制作方式、食用习惯、饮食与健康关系的认识等方面进行会谈或者问卷调查。

沟通文化：包括语言沟通和非语言沟通，可以针对语言种类、称谓、语言禁忌等进行面谈，也可通过观察被评估者的表情、眼神、音调等了解其肢体语言。

传统医药：通过会谈了解常用的民间疗法及其效果，了解被评估者采用的疗养方法。

总的来说，对风俗习惯的评估可以做表7-9中的询问。

表 7-9　风俗习惯评估常用问题表

1. 你的主食是什么？对哪些食物有所禁忌、过敏
2. 你一日几餐？一般在什么时间饮食
3. 你习惯的烹饪方式是什么
4. 你讲何种语言？喜欢用方言沟通吗
5. 你习惯的沟通交流方式是什么
6. 你喜欢哪种称谓？有什么言语禁忌
7. 你们民族有哪些常用的民间疗法

⑤ 文化休克评估：刚进入养老机构的老年人容易发生文化休克，应结合观察进行询问。

（4）注意事项

① 进行面谈时要选择开放的环境，语言要和蔼亲切，涉及隐私问题，注意回避或者保密；直接提问时，避免套问或诱问，如"你是不是信仰佛教啊？"。

② 评估时间选择要恰当，以不影响被评估者正常生活为主要原则，注意面谈时间点及时长，一般不超过30min为宜。

③ 采用观察法时，要事先取得被评估者同意，同时不能影响到被评估者的原本生活，过程中多一些友善的表情和关心爱护的眼神。

④ 采用问卷法时，问卷题量要适宜，题型选择要合适，要考虑到被评估者的文化程度，必要时进行口头性的问卷内容解读。

⑤ 使用通俗易懂的语言，尽量使用被评估者能够理解的、熟悉的词汇进行交谈，避免使用一些特定的专业术语，如"精神困扰"，以免造成误解。

⑥ 适当增加一些非语言沟通，要多一些肯定性的肢体动作，如支持性触摸，避免皱眉或摇头等。

⑦ 注意文化差异。不同文化背景的人信仰和价值观等有所不同，评估者要意识到这种差异，尊重被评估者的文化素养，保证自己的言行要符合他们的文化背景。

⑧ 对评估结果定期分析，评估过程适时重复进行。每经历一段时间，老年人的文化阅历就可能会发生变化，他们的信仰、价值观以及风俗习惯也会发生变化，评估要分期进行。

4. 评估结论（结果判定）

结合由交谈法、观察法以及问卷法获得的对被评估者的了解，对其精神文化状态进行定性判断，包括：

(1) 情况正常　个体的生活信念、信仰、行为习惯和价值观系统正常。

(2) 精神困扰　个体处于生活信仰和价值观系统紊乱的状态。

(3) 有精神困扰的危险　个体的精神状态有紊乱的趋势。

(4) 有增强精神健康的愿望　个体有强烈的丰富精神文化的需求。

三、案例（案例+ 照护措施）

1. 案例基本情况

张大爷，65 岁，退休后就住进了市里的养老机构，就开始放纵自己。因为他觉得退休就是解放，养老就是玩乐，想干什么就干什么。他每天最喜欢的事就是打麻将，白天经常一打一天或在一旁围观，有时候觉得白天玩得不尽兴，晚上继续打。困了就抽口烟，饿了就随便吃一口，以前的宗教仪式也基本不再参加了，生活根本没有规律。日子一长他就受不了了，身体十分虚弱。一天，他打牌到12 时多，突然，眼一黑，腿一软，就昏过去了，被送往医院救治后，张大爷整日精神不振。

针对以上案例，进行老年人文化评估的说明。

(1) 在征求了张大爷的同意后，进行面谈问题大纲、问卷问题的准备工作。

(2) 选取恰当时机综合运用访谈法、观察法和问卷法（涉及敏感问题使用问卷法更容易被接受）。

2. 评估

对三种方法了解到的内容进行整合，张大爷存在的问题及评估结果如表 7-10

所示。

表 7-10 张大爷评估结论依据指标表

1. 觉得生活没有意义,表达出自己没有生存下去的欲望
2. 认为信仰是虚幻的,没有实际意义,对信仰持怀疑态度
3. 选择不遵守日常的宗教仪式
4. 表现出绝望
5. 感到空虚、孤独和恐慌
6. 渴望在精神世界得到救赎

综合评估结果:精神困扰

3. 照护措施

（1）增加信任度，改善价值观。首先对张大爷进行感情疏导，增进与张大爷的情感交流，使得张大爷能够信任照护者；然后通过让张大爷参加适当的体育锻炼、集体活动、培养有益身心的爱好，引导张大爷树立积极向上的人生观和价值观。

（2）改善养老居住环境，保证老年人的舒适与安全；根据老人不同的文化背景、生活习惯，允许老人按自己的喜好布置居室；介绍文化背景、兴趣爱好相同的老人互相认识，增进交流，让老人尽快适应机构的生活。

（3）开展适合老年人的娱乐活动，丰富老年人的生活；让老人从事力所能及的日常工作，体现老人的价值，逐渐引导老人找到生活的意义。

第三节
老年社会支持系统评估

一、概述

1. 老年社会支持系统的定义

"社会支持"一词于 20 世纪 70 年代首次出现在美国精神病学研究中，由拉什克（Raschke）提出，80 年代末开始广泛见于社会学、心理学、医学、精神病学等领域。社会支持是指个体从社会支持网络获得的心理上和物质上的支持性资源。社会支持可来源于家人、朋友、同事和健康从业人员等。老年社会支持是老年人从社会和他人处得到的各种支持，也是老年人与他人、社会沟通所形成的比较稳定的社会关系。老年社会支持是老年人心理健康、主观幸福感的重要影响因素，是目前公认的空巢老人心理健康最为重要的影响因素之一。对于无法独立生活的老年人，家人和朋友能否提供帮助是决定老人可以居家养老还是需要入住养老院的重要因素。即使是健康老年人，也需要了解如果患病后由谁来照顾，以便提早明确这些社会支持问题。

2. 老年社会支持系统的作用

老年社会支持系统是老年群体的基本需求之一，良好的社会支持系统既可以改善老年人群的生活质量，也可以提升老年人的主观幸福感和心理健康水平。目前老年社会支持系统的作用主要体现在以下几个方面。

（1）自尊的实现 无论老年群体是否遇到客观或情感上的困难，能够得到来自家庭或者社会的关心和照顾，都能在很大程度上增加老年群体的自尊，使其有被关爱、被重视的感觉和体验，增强克服困难的信心和动力。

（2）自我肯定 家庭和社会对于老年群体在社会参与上的精神和物质支持，能够帮助老年人更好地融入社会和集体，有更多的机会来展示和提升自己的能力，实现和肯定自我价值，提升幸福感。

（3）信息获取 来自家庭成员的分享或者社会媒体的宣传等，使老人尽可能多地了解社会，学习新的技能，处理各种信息，一方面防止老人脱离社会，另一方面也可以帮助老年人在遇到事情时能够有能力去处理。

（4）社会参与 当老年群体能够得到来自家人、朋友和社会团体等各方面的支持时，其生活能够更加丰富，获得更多的归属感。

（5）实质性帮助 家庭、社会和政府组织都能给老年群体带来经济与物质上的支持与帮助，让老年人更好地生活和参与社会性活动。

二、评估

1. 评估目的

（1）评估老年人获得社会支持的程度，识别缺乏社会支持的老年人。
（2）评估社会支持的薄弱之处，采取措施加强和补充。
（3）对导致老年人心理障碍的社会原因进行分析，力求改善。

2. 评估内容

（1）评估老年人客观的或实际的支持，包括物质上的直接援助、社会网络和团体关系的存在与参与。后者主要指稳定的婚姻关系（如家庭、婚姻、朋友、同事等）或不稳定的社会联系如非正式团体、暂时性的社会交际等，这类支持独立于个体的感受之外，是客观存在的现实。

（2）评估老年人主观的、体验到的情感上的支持，即个体在社会中被尊重、理解、支持的情感体验和满意程度，与个体的主观感受密切相关。

3. 评估方法

（1）说明 在开始前评估员先介绍自己，若老人有视力、听力或书写障碍，则需要评估员协助完成。告知老人：以下的问题用于反映您在社会中所获得的支持，请按各个问题的具体要求，根据您的实际情况来回答。需要花费3~5min时间作答，我们会对您的答案保密，谢谢您的合作。

（2）评估工具

① 评估老年人的社会支持系统可采用肖水源设计的社会支持评定量表（social support rating scale，SSRS），见表7-11。该量表包含客观支持（2、6、7题）、主观支持（1、3~5题）和对支持的利用度（8~10题）3个维度，共10个条目。将10个题目的得分相加，得到社会支持总分；将第2、6、7题得分相加，得到客观支持分；将第1、3~5题得分相加，得到主观支持分；将第8~10题得分相加，得到支持利用度分。该量表设计合理、简便、有效，条目易于理解、无歧义，具有良好的信度和效度，适合我国老年人群使用。

表 7-11 社会支持评定量表（SSRS）

姓名：　性别：　年龄：　文化程度：　　职业：
婚姻状况：　　　住址或工作单位：

评估内容	评分细则	分值/分	得分/分
1. 您有多少关系密切、可以得到支持和帮助的朋友（只选一项）	1个也没有	1	
	1~2个	2	
	3~5个	3	
	6个或6个以上	4	
2. 近一年来您（只选一项）	远离家人，且独居一室	1	
	住处经常变动，多数时间和陌生人住在一起	2	
	和同学、同事或朋友住在一起	3	
	和家人住在一起	4	
3. 您和邻居（只选一项）	相互之间从不关心，只是点头之交	1	
	遇到困难可能稍微关心	2	
	有些邻居很关心您	3	
	大多数邻居很关心您	4	
4. 您和同事（只选一项）	相互之间从不关心，只是点头之交	1	
	遇到困难可能稍微关心	2	
	有些同事很关心您	3	
	大多数同事很关心您	4	
5. 从家庭成员得到的支持和照顾（在合适的框内打"√"）	A. 夫妻（恋人）	每项从无/极少/一般/全力支持分别记1~4分	
	B. 父母		
	C. 儿女		
	D. 兄弟姐妹		
	E. 其他成员（如嫂子）		
6. 过去，在您遇到急难情况时，曾经得到的经济支持和解决实际问题的帮助的来源	无任何来源	0	
	下列来源（可选多项）：A. 配偶；B. 其他家人；C. 亲戚；D. 朋友；E. 同事；F. 工作单位；G. 党团工会；H. 宗教；I. 其他（请列出）	有几个来源就计几分	
7. 过去，在您遇到急难情况时，曾经得到的安慰和关心的来源	无任何来源	0	
	下列来源（可选多项）：A. 配偶；B. 其他家人；C. 亲戚；D. 朋友；E. 同事；F. 工作单位；G. 党团工会；H. 宗教；I. 其他（请列出）	有几个来源就计几分	

评估内容	评分细则	分值/分	得分/分
8. 您遇到烦恼时的倾诉方式(只选一项)	从不向任何人倾诉	1	
	只向关系极为密切的1~2个人倾诉	2	
	如果朋友主动询问您会说出来	3	
	主动倾诉自己的烦恼,以获得支持和理解	4	
9. 您遇到烦恼时的求助方式(只选一项)	只靠自己,不接受别人帮助	1	
	很少请求别人帮助	2	
	有事请求别人帮助	3	
	困难时经常向家人、亲友、组织求援	4	
10. 对于团体(如党团组织、宗教组织、工会、学生会等)组织活动,您(只选一项)	从不参加	1	
	偶尔参加	2	
	经常参加	3	
	主动参加并积极活动	4	
评定总分	评分结果	评估者签名	评估日期

注:量表计分方法:第1~4、8~10题,每条只选一项,选择1~4项分别计1~4分;第5题分A、B、C、D四项计总分,每项从无到全力支持分别计1~4分;第6、7题如回答"无任何来源"则计0分,回答"下列来源"者,有几个来源就计几分。总分即是各条目计分之和。

② 社会关系评估量表(Lubben social network scale,LSNS)包括10个项目,每个项目0~5分,总分0~50分(表7-12)。

表7-12 社会关系评估量表(LSNS)

家庭网络		
1. 一个月内你至少见到或听到多少你家的亲戚	(	)
①0次 ②1次 ③2次 ④3或4次 ⑤5~8次 ⑥9或更多次		
2. 告诉我谁和你关系最亲近,以及一个月内你见到或听到他几次	(	)
①0次 ②1次 ③2次 ④3或4次 ⑤5~8次 ⑥9或更多次		
3. 你感觉到亲近的人有多少次	(	)
①0次 ②1次 ③2次 ④3或4次 ⑤5~8次 ⑥9或更多次		
朋友网络		
4. 你有多少亲近的朋友	(	)
①0个 ②1个 ③2个 ④3或4个 ⑤5~8个 ⑥9或更多个		
5. 一个月内,你见到或听说这些朋友多少次	(	)
①0次 ②1次 ③2次 ④3或4次 ⑤5~8次 ⑥9或更多次		
6. 告诉我在这些朋友中,谁和你关系最亲近,以及一个月内你能见到或听到他几次	(	)
①0次 ②1次 ③2次 ④3或4次 ⑤5~8次 ⑥9或更多次		
知己关系		
7. 当你要做一个重要决定时,你会告诉其他人吗	(	)
①从不 ②很少 ③有时 ④经常 ⑤很多时候 ⑥总是		
8. 当你知道其他人有重要的决定时,他们会告诉你吗	(	)
①从不 ②很少 ③有时 ④经常 ⑤很多时候 ⑥总是		
其他		
9a. 每天有没有其他人依靠你做一些事?如购物、做饭、修理、照顾孩子、打扫卫生等		
没有——如果没有,继续9b题		
有——如果有,9题得分为5并且跳到第10题		
9b. 你是否帮助过其他人,如购物、修理、照顾孩子等	(	)
①从不 ②很少 ③有时 ④经常 ⑤很多时候 ⑥总是		

生活安排	
10. 你是独自还是跟其他人生活	（　　）
①独自生活（0 分）　②跟其他无关系的人生活（1 分）　③跟亲戚或朋友生活（4 分）　④跟配偶生活（5 分）	

4. 评估结论

（1）社会支持评定　总分越高，表明社会支持程度越高。一般认为，总分小于 20 分，为获得社会支持较少，20～30 分为具有一般社会支持度，30～40 分为具有满意的社会支持度。

（2）社会关系评估　总分<20 分，表示社会关系及社会支持差，≥20 分表示社会关系及社会支持良好。

三、提高社会支持的措施

（1）养老方式的选择　养老方式分为家庭养老、机构养老和社区居家养老。家庭养老指老年人住在家里，主要由家人、亲属进行赡养；机构养老指老年人入住老年公寓、养老院、敬老院等养老机构进行养老；社区居家养老指老年人住在家里，得到家人照顾的同时，享受社区提供的各种养老资源与服务。其中家庭养老又分为同堂式（与子女合住）、守巢式（仅老年夫妻居住）、独居式（单身老人独自居住）三种。研究显示，独居老人的各项社会支持状况最差，机构养老者的总体社会支持、工具性支持和提供支持水平也显著低于同堂组、守巢组和社区养老组，说明家庭对于中国老年人来说是最大的支持来源，亲人是社会支持的主要方面。子女需加强与父母的沟通和联系，多看望和陪伴父母，使老年人感受到家庭的温暖。此外，研究显示，有配偶老年人的各项社会支持状况均显著优于无配偶者。配偶在经济支持、日常生活照料和精神慰藉方面发挥重要作用。老人一旦失去伴侣，其生活质量和身心健康都将受到较大影响。

（2）养老机构的完善　在传统的"养儿防老"观念影响下，老人尤其是高龄老人对于机构养老存在一定程度的个人偏见，因此使机构养老的老人心理、情绪上受到一定影响。一方面，应增大对于机构养老的社会宣传力度，提高社会对机构养老的认可，消除偏见；另一方面，养老机构应从客观上保证老人的生活环境和生活质量，增进同行业间学习交流，改进服务设施，提高养老护理人员素质，为老人提供优质、专业的养老服务，造福老人。此外，养老机构应开展多种形式的活动供老人参与。可以通过健康教育活动，使老人了解疾病相关知识，或规避风险的方法，利于疾病康复；也可以通过一些缓和的肢体活动，促进老人肢体的活动，有助于改善老人情绪；还可以通过一些趣味的小游戏，增进老人之间的感情，增加生活的趣味性，或者是座谈会，使老人们之间的沟通增加，感情加深，也提升老人的自我价值和成就感。

（3）建立健全社会保障体系　我国一直在努力建立多支柱、全覆盖、公平、持续的社会保障体系，考虑引入老年长期护理保险产品，减轻家庭和社会的压力，满足老年人的护理服务需求。

四、案例

1. 案例基本情况

张爷爷，70岁，患脑梗死、冠心病、糖尿病、高血压，五年前丧偶，居住于养老机构，平时没有来往的朋友，也没有参与团体或社会活动，49岁的女儿每周一次前来探望和照料。张爷爷行动不便，只可借助轮椅外出。近日张爷爷情绪不稳定，多次表达思念女儿和外孙，想回家，食欲欠佳，不配合服药，血压不稳定。

2. 评估

患者社会支持评定量表评估结果见表 7-13。

表 7-13　患者社会支持评定量表评估结果

评估内容	评分细则	分值/分	得分/分
1. 您有多少关系密切、可以得到支持和帮助的朋友（只选一项）	1个也没有	1	1
	1～2个	2	
	3～5个	3	
	6个或6个以上	4	
2. 近一年来您（只选一项）	远离家人，且独居一室	1	1
	住处经常变动，多数时间和陌生人住在一起	2	
	和同学、同事或朋友住在一起	3	
	和家人住在一起	4	
3. 您和邻居（只选一项）	相互之间从不关心，只是点头之交	1	1
	遇到困难可能稍微关心	2	
	有些邻居很关心您	3	
	大多数邻居很关心您	4	
4. 您和同事（只选一项）	相互之间从不关心，只是点头之交	1	1
	遇到困难可能稍微关心	2	
	有些同事很关心您	3	
	大多数同事很关心您	4	
5. 从家庭成员得到的支持和照顾（在合适的框内打"√"）	A. 夫妻（恋人）	每项从无/极少/一般/全力支持分别记1～4分	4
	B. 父母		
	C. 儿女		
	D. 兄弟姐妹		
	E. 其他成员（如嫂子）		
6. 过去，在您遇到急难情况时，曾经得到的经济支持和解决实际问题的帮助的来源	无任何来源	0	
	下列来源（可选多项）：A. 配偶；B. 其他家人；C. 亲戚；D. 朋友；E. 同事；F. 工作单位；G. 党团工会；H. 宗教；I. 其他（请列出）	有几个来源就计几分	1

评估内容	评分细则	分值/分	得分/分
7. 过去,在您遇到急难情况时,曾经得到的安慰和关心的来源	无任何来源	0	
	下列来源(可选多项):A. 配偶;B. 其他家人;C. 亲戚;D. 朋友;E. 同事;F. 工作单位;G. 党团工会;H. 宗教;I. 其他(请列出)	有几个来源就计几分	1
8. 您遇到烦恼时的倾诉方式(只选一项)	从不向任何人倾诉	1	
	只向关系极为密切的1～2个人倾诉	2	2
	如果朋友主动询问您会说出来	3	
	主动倾诉自己的烦恼,以获得支持和理解	4	
9. 您遇到烦恼时的求助方式(只选一项)	只靠自己,不接受别人帮助	1	
	很少请求别人帮助	2	
	有事请求别人帮助	3	3
	困难时经常向家人、亲友、组织求援	4	
10. 对于团体(如党团组织、宗教组织、工会、学生会等)组织活动,您(只选一项)	从不参加	1	
	偶尔参加	2	2
	经常参加	3	
	主动参加并积极活动	4	
评定总分	评分结果　17 分	评估者签名	评估日期

社会支持评定量表评分结果为 17 分,获得社会支持较少。

患者社会关系评估结果见表 7-14。

表 7-14　患者社会关系评估结果

家庭网络

1. 一个月内你至少见到或听到多少你家的亲戚　　　　　　　　　　　　　　(3)
　①0 次　②1 次　③2 次　④3 或 4 次　⑤5～8 次　⑥9 或更多次

2. 告诉我谁和你关系最亲近,以及一个月内你见到或听到他几次　　　　　　(3)
　①0 次　②1 次　③2 次　④3 或 4 次　⑤5～8 次　⑥9 或更多次

3. 你感觉到亲近的人有多少次　　　　　　　　　　　　　　　　　　　　　(3)
　①0 次　②1 次　③2 次　④3 或 4 次　⑤5～8 次　⑥9 或更多次

朋友网络

4. 你有多少亲近的朋友　　　　　　　　　　　　　　　　　　　　　　　　(0)
　①0 个　②1 个　③2 个　④3 或 4 个　⑤5～8 个　⑥9 或更多个

5. 一个月内,你见到或听说这些朋友多少次　　　　　　　　　　　　　　　(0)
　①0 次　②1 次　③2 次　④3 或 4 次　⑤5～8 次　⑥9 或更多次

6. 告诉我在这些朋友中,谁和你关系最亲近,以及一个月内你能见到或听到他几次　　(0)
　①0 次　②1 次　③2 次　④3 或 4 次　⑤5～8 次　⑥9 或更多次

知己关系

7. 当你要做一个重要决定时,你会告诉其他人吗　　　　　　　　　　　　　(3)
　①从不　②很少　③有时　④经常　⑤很多时候　⑥总是

8. 当你知道其他人有重要的决定时,他们会告诉你吗　　　　　　　　　　　(1)
　①从不　②很少　③有时　④经常　⑤很多时候　⑥总是

其他	
9a. 每天有没有其他人依靠你做一些事？如购物、做饭、修理、照顾孩子、打扫卫生等	
没有——如果没有,继续 9b 题	
有——如果有,9 题得分为 5 分并且跳到第 10 题	
9b. 你是否帮助过其他人,如购物、修理、照顾孩子等	(0)
①从不 ②很少 ③有时 ④经常 ⑤很多时候 ⑥总是	
生活安排	
10. 你是独自还是跟其他人生活	(1)
①独自生活 ②跟其他无关系的人生活 ③跟亲戚或朋友生活 ④跟配偶生活	

社会关系评估：总分 14 分，提示社会关系和社会支持差。

3. 照护措施

（1）存在的问题

① 身体状况：老人自理能力重度依赖，跌倒、压力性损伤高风险，有营养不良的风险，有抑郁倾向。

② 社会支持评定：老人社会关系差，社会支持程度低。

（2）提供生理-心理-社会全方位的照护　根据老人的具体情况提供生理-心理-社会全方位的照护。生理方面，随着年龄增长，老年人的生理功能发生退行性变化，认知功能减退，反应迟缓，行动不便，各脏器功能衰减，发生跌倒、压力性损伤等事件的风险增高；心理方面，超过 1/5 的老人有轻度心理症状，中重度心理症状者也有 2.5%，老年人的心理活动更细腻和敏感，更容易产生焦虑和抑郁的心理，也常被忽略。应根据张爷爷的综合评估结果，对存在的跌倒、压力性损伤、营养不良等高风险制订预防和照护措施，防止不良事件的发生；多关心、关注张爷爷，鼓励并协助张爷爷参与机构组织的活动，与其他老人交流沟通，减轻张爷爷的孤独感。

（3）建立老年人健康促进的社会支持系统　应从家庭、养老机构、社会 3 个层面给予老年人良好的社会支持，使老年人融入社会，积极生活，保持乐观的情绪，最大程度地维护老年人的健康。

第四节
照护者负担评估

一、概述

1. 照护者负担的定义

Zarit 等认为照护者负担（caregiver's burden）是指照护者由于照顾患者而在情

感和身体健康、社会生活和经济状况上受影响的程度。家庭照护者不仅为患者提供实际的帮助，更是其康复的动力，对其疾病的康复至关重要。照护者负担强调照护过程中的负面影响。

2. 照护者负担的影响因素

（1）病人因素　研究显示，病人的病情严重程度、年龄、是否独居、每月医药费用、患病情况、日常生活活动能力、抑郁和焦虑状况、照护者的职业、教育程度和所获得的社会支持是影响照护者照护负荷的主要因素。

（2）照护者因素　研究发现，照护者因素包括文化程度、经济状况、社会支持、焦虑情绪等方面。文化程度较高的照护者能较好地掌握照护知识和技能，对病人患病这一社会生活事件有正确的认识和应对方式，其照护负担相对较低；对低收入家庭，医药经济负担、照护者的照护负荷会加重这些家庭的经济压力，照护者的照护负担也因此加重；照护者的社会支持水平与照护负担存在负相关，照护者在面对病人的影响时，如能获得一定的社会支持，如亲人、朋友、邻居等的理解和支持，会有助于照护者适应过程，降低照护负担；照护者的焦虑情绪越严重，其感知到的负担就越重。另外，照护者自身如果还患有其他慢性疾病，其照护负担会高于没有患慢性疾病的照护者。

3. 照护者负担的症状

（1）愤怒　主要针对照护老年性痴呆患者和其他类似疾病患者，有的照护者会因为自己照护的病人患了这种疾病，让自己的生活产生了翻天覆地的变化而感到愤怒，为现代医学还无法治愈像老年性痴呆等类似疾病而感到愤怒，为无法与被照护者正常沟通交流而感到愤怒，为得不到家人、朋友的理解而感到愤怒，因而变得脾气暴躁，对家属、被照护者、医疗机构的工作人员口出恶言等。

（2）与社会隔离、回避社交　因为目前照护者社会地位不高，照护工作常得不到足够的理解和尊重。有的照护者怕别人知道了自己的工作，尤其是男性照护者，也有的家庭照护者认为亲人患了这种病不光彩，不愿意让别人知道或者给别人添麻烦，因而选择回避社交活动，远离社会。

（3）焦虑、抑郁　部分照护者长期在医疗机构照护老年人，工作量大而且枯燥无趣，时间久了会产生一些负面情绪，如感到压力、忧虑未来，不知道如何面对新的一天，可能会导致焦虑和抑郁。特别是一些老年性痴呆患者的照护者，他们无法与被照护者沟通，可能会在身体、心理、社交等方面出现障碍，发生焦虑或抑郁的问题。

（4）其他　有的照护者会出现沮丧、疲倦、失眠、易激、体重增加或减少等一系列问题，还有的照护者则是过着闷闷不乐、郁郁寡欢的日子，他们积年累月煎熬，对生活失去了乐趣和方向。

二、照护者负担的评估

1. 评估目的

（1）评估照护者负担的现状。

（2）了解照护者负担的主要原因和严重程度，采取个体化的干预措施，减轻照护者的身心负担，改善其生活质量。

（3）身心健康的照护者有利于照护对象的身心健康与疾病康复。

2. 评估内容

照护者负担量表从五个维度来进行评估，包括生理性负担（4个条目）、情感性负担（6个条目）、社交性负担（4个条目）、时间依赖性负担（5个条目）、发展受限负担（5个条目），能够全面地反映照顾者负担的状况。

3. 评估方法

（1）说明　在开始前评估员先介绍自己。评估的主要内容为工作对自己的影响，评估时间大概3～5min。

此量表主要用于了解您在照顾患者时，对您的身体、心理、社交、个人发展、感情等方面的影响。请您仔细阅读每一项叙述，根据您的真实情况做出选择。

（2）评估工具　照顾者负担量表（caregiver burden inventory，CBI）见表7-15。此量表共24个条目，其中8个条目来自作者Novak对相关文献的回顾，其余16个条目来自作者对照顾者的访谈结果。每个条目分为5个等级，从非常同意（4分）到非常不同意（0分），得分范围为0～96分。

表7-15　照顾者负担量表（CBI）

为了照顾患者,您有这样的感觉
（选项注释:A:非常同意;B:有些同意;C:中立态度;D:有些不同意;E:非常不同意）

评估内容	A	B	C	D	E
1. 我觉得我没有足够的睡眠	4	3	2	1	0
2. 我觉得身体相当疲惫	4	3	2	1	0
3. 我觉得照顾患者让我生病	4	3	2	1	0
4. 我觉得我的健康受到影响	4	3	2	1	0
5. 我和我的家人相处得没有像以前一样融洽	4	3	2	1	0
6. 我以患者为耻	4	3	2	1	0
7a. 我觉得我的婚姻出了问题（已婚者回答） 7b. 我觉得我的婚姻大事受到了影响（未婚者回答）	4	3	2	1	0
8. 我对患者的行为感到不好意思	4	3	2	1	0
9. 我觉得我家务工作做得没像以前那么好	4	3	2	1	0
10. 我为照顾患者所做的努力并没有得到其他家人的欣赏与肯定	4	3	2	1	0

评估内容	A	B	C	D	E
11. 我觉得那些能帮忙但又不肯帮忙的亲人让我生气	4	3	2	1	0
12. 我对自己与患者的互动感到生气	4	3	2	1	0
13. 当朋友来访见到患者,我觉得不自在	4	3	2	1	0
14. 我讨厌患者	4	3	2	1	0
15. 患者需要我协助他处理许多日常生活事务	4	3	2	1	0
16. 患者依赖我	4	3	2	1	0
17. 我必须一直注意患者,以防他出现危险情况	4	3	2	1	0
18. 我必须协助他做许多最基本的照顾事项	4	3	2	1	0
19. 我忙于照顾患者而没有时间休息	4	3	2	1	0
20. 因照顾患者,我觉得人生有许多事情我没有经历过	4	3	2	1	0
21. 我希望我能逃离这情景	4	3	2	1	0
22. 照顾患者的工作影响了我的社交生活	4	3	2	1	0
23. 我觉得照顾患者让我心力交瘁	4	3	2	1	0
24. 我期盼在此时事情会变得不一样了	4	3	2	1	0

4. 评估结论

得分越高,说明照护者负担越重。0～32 分为轻度负担,33～64 分为中度负担,65～96 分为重度负担。

三、照护者负担的应对

(1) 生理性负担的应对 一方面,照护任务需要大量的劳动投入,被照护者可能需要生活照护如洗澡、喂饭、洗衣、体位变换等工作,耗用照护者大量的时间和体力;另一方面,照护者随着年龄增大,自身体力下降,可能罹患心血管系统、神经系统或者骨关节等慢性疾病,睡眠质量差,使照护者感到疲劳。照护者自身健康状况受影响,在生理、心理、社会关系和环境领域的生活质量均下降。患者-照护者共同衰弱问题也是老年照护必须要面对的问题。因此,需要全面了解照护负担,分析哪些方面的负担对生活质量影响最大,可与照护者商讨如何减轻照护负担,对于已经出现的生理性负担多关注、早干预。一方面积极治疗身体方面的不适,另一方面,尽量避免工作量对照护者身体的进一步影响,也避免因生理性负担诱发照护者其他方面的负担,避免产生"另一位患者"。

(2) 情感性负担的应对 在照护工作中,照护者常会因患者的疾病或者自己的生活发生变化而感到愤怒、焦虑,对繁重的照护工作、患者病情的变化感到忧愁、抑郁。所以,照护者在面对一些患有无法治愈的疾病或预后较差的疾病的患者时,要有充分的心理准备,接受被照护者病情不会好转,并且会逐渐恶化这一现实。只有在心理上接受了这一点,才能在照护过程中坦然面对出现的困难。在漫长的照护生活中,照护者会出现孤独、内疚、悲伤、沮丧、无助或充满希望等情感,要学会接受自己的情感，调整好心态，多看到事物好的方面；也可以培养自己的兴趣爱好，比如听音乐、跳舞等，工作之余放松自己，排解压力，在有其他人帮助照看的时候，安排时间出门活动，调节生活节奏；还可以与其他照护者或某些类似的支持团体沟通交流，分享经验和体会，排解心中的忧愁，寻求心灵的慰藉。

（3）社交性负担的应对　　照护活动具有关爱的内涵，这种发自内心的关爱对照护质量至关重要，因为老年患者往往不会决定谁来照护或者要求照护者提供多少服务，他们得到的照护通常由照护者决定。因此，对被照护者的情感是患者获得高质量、低成本和稳定服务的保障。所以在解决照护矛盾问题上，要深入老年照护的真实环境，了解问题产生的过程、沟通方式及家庭生活或关系的转变，体会照护者在当时照护情景中的压力，将照护问题具体化，变成家庭在特定情景中的交流，以增强照护者的心理韧性和应对能力，获得照护的价值感。照护者也应理解被照护者家庭的文化，保持虚心，倾听家庭的故事，这样会更有助于照护者理解被照护者家庭，采纳他们的观点。如果被照护者被诊断出老年性痴呆的问题，建议照护者邀请患者和其家属一起，对家庭重大的法律和财务问题作出决策，清点并妥善处置好贵重的物品，以免产生不必要的纠纷。

（4）时间依赖性负担的应对　　研究显示，慢性病照护者中最主要的负担是日常生活被打乱。他们每日照护时间长，难有时间去联络朋友、邻居、亲戚和参与社会活动，甚至往往在他们最需要人帮忙买东西或做家务时却无人问津。一个人的力量是有限的，只有获得家人、朋友、社区的帮助和支持，自己才能得以放松，稍作休息。照护者必须要知道，寻求他人帮助绝不意味着自己的工作做得不好。在疾病的不同阶段，都可以寻求一切有利的资源如社区老年活动中心、居家服务、家政服务、老年病医院、老年护理院、敬老院、养老院等，通过沟通、交流获得帮助和支持。

（5）发展受限负担的应对　　目前照护者的社会地位不高，照护工作常得不到充分的理解和尊重。有的照护者因为怕被别人知道自己的工作，或者担心别人歧视自己而选择离开原来的社交圈子。在照护过程中，由于照护者的呵护，使得被照护者得以保持一定的生活质量和人格尊严，也让照护者感受到自己的价值得以体现，每个人都应该看到事情积极的方面，在被照护者需要时，陪伴和照顾就是最珍贵的。随着医学的进步，知识和技能在不断更新，疾病的进展也需要有新的照护技能与之适应。照护者需要学习新的照护知识，了解别人的故事，从中获得更多的信息，也可以通过参加医疗机构开展的照护培训或者从书籍中学习使用照护技能和经验，轻松应对照护工作，提升职业荣誉感和自豪感。

四、案例

1. 案例基本情况

何姐，女，55 岁，照护一位 90 岁的老年性痴呆患者 3 年多，一直居住在老人家中。老人生活起居全由她负责，所以近些年何姐很少回家与家人团聚。近日，何姐感觉上腹部偶有胀痛不适，心情也越发烦躁。

2. 评估

照护者负担量表评估结果见表 7-16。

表 7-16　照顾者负担量表评估结果

为了照顾患者，您有这样的感觉

（选项注释：A：非常同意；B：有些同意；C：中立态度；D：有些不同意；E：非常不同意）

评估内容	A	B	C	D	E
1. 我觉得我没有足够的睡眠	4	3	2	1√	0
2. 我觉得身体相当疲惫	4√	3	2	1	0
3. 我觉得照顾患者让我生病	4√	3	2	1	0
4. 我觉得我的健康受到影响	4√	3	2	1	0
5. 我和我的家人相处得没有像以前一样融洽	4	3	2	1√	0
6. 我以患者为耻	4	3	2	1	0√
7a. 我觉得我的婚姻出了问题（已婚者回答） 7b. 我觉得我的婚姻大事受到了影响（未婚者回答）	4	3	2	1	0√
8. 我对患者的行为感到不好意思	4	3	2	1	0√
9. 我觉得我家务工作做得没像以前那么好	4√	3	2	1	0
10. 我为照顾患者所做的努力并没有得到其他家人的欣赏与肯定	4	3	2	1√	0
11. 我觉得那些能帮忙但又不肯帮忙的亲人让我生气	4	3	2√	1	0
12. 我对自己与患者的互动感到生气	4	3	2	1√	0
13. 当朋友来访见到患者，我觉得不自在	4	3	2	1	0√
14. 我讨厌患者	4	3	2	1	0√
15. 患者需要我协助他处理许多日常生活事务	4√	3	2	1	0
16. 患者依赖我	4√	3	2	1	0
17. 我必须一直注意患者，以防他出现危险情况	4√	3	2	1	0
18. 我必须协助他做许多最基本的照顾事项	4√	3	2	1	0
19. 我忙于照顾患者而没有时间休息	4	3√	2	1	0
20. 因照顾患者，我觉得人生有许多事情我没有经历过	4	3√	2	1	0
21. 我希望我能逃离这情景	4	3√	2	1	0
22. 照顾患者的工作影响了我的社交生活	4	3√	2	1	0
23. 我觉得照顾患者让我心力交瘁	4	3√	2	1	0
24. 我期盼在此时事情会变得不一样了	4√	3	2	1	0

何姐经评估，照护者负担 57 分，为中度负担。

3. 照护措施

（1）负担原因分析。对何姐进行照护者负担评估，了解负担程度，何姐在社交性负担、情感性负担、时间依赖性负担方面负担较重。

（2）建议何姐及时就医，以缓解身体不适症状。如果忽视了身体的症状，很有可能会使症状加重，甚至带来心理、社交等其他方面的问题，影响生活质量。作为家属、社区、养老机构等，应与照护者多沟通交流，掌握被照护者情况的同时，也了解照护者身体、心理、家庭等各方面的情况，及时给予必要的帮助和支持。作为照护者，首先要照顾好自己，这是让自己成为一名健康照护者的首要条件。因此，照护者应保证自己足够的休息，注意饮食的营养搭配，尽量规律地参加锻炼来提高身体抵抗力，定期体检防患于未然，培养一定的兴趣爱好适当地放松自己，在有其他人照护时，可以安排时间外出解压。

（3）当照护者出现心情烦躁，疲于工作时，家属、社区或医疗机构人员应与照护者沟通交流，分析照护者出现的心理问题，必要时需咨询专业医生进行对症治疗。照护者出现心理问题的原因可能来自被照护老人、家属、自身家庭及对未来的忧虑等，找出原因进行分析解决。来自社会支持系统的帮助可以在一定程度上缓解照护者的心理问题，适当的休息也可以在某些方面缓解照护者的压力。

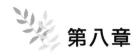

第八章

老年生活质量评估

第一节
概述

一、生活质量的背景

　　美国经济学家加尔布雷斯（Calbraith J K）在 1958 年首次提出生活质量（quality of life，QOL）的概念，即人们在满足生活、便利的基础上，在精神层次上获得的乐趣，用于说明人们最基本的福利状况和社会发展情况。之后，生活质量的社会学属性领域得到不断的丰富，与此同时，生活质量渐渐成为众多学科的共同研究领域，如医学、心理学、生态学和环境学等。各种学科研究的角度不同，因而形成了不同的生活质量理论，它们对生活质量都做了不同的定义。20 世纪 50 年代后，关于生活质量的定义已发展为"人们对生活环境的满意程度和对生活的全面评价"，为生活质量这一概念的医学属性奠定了理论基础。

二、生活质量的医学属性

　　随着医学模式的改变，医学的目标不再是单纯关注"治愈率"或"生存率"（即保存局部残存的躯体功能和延长生命），与此同时，还要关注健康的全面性，保持和提高人们的生活质量，即保持和促进人们在生理、心理、社会功能各方面的完好状态。生活质量是在生物-心理-社会-环境的现代社会医学模式下产生的一种全新的健康评估方法，又称为生命质量、生存质量等。

三、生活质量的概念

1. 生活质量

　　世界卫生组织生活质量小组（World Health Organization Quality of Life Group，WHOQOL Group）从医学角度对 QOL 做出了定义，是指不同文化和价值体系的个体对与他们目标、期望、标准和所关心的事情有关的生活状况的体验，同时强调对自身价值和自我实现的认知及社会的责任和义务。

2. 健康相关生活质量

健康相关生活质量（health related quality of life，HRQOL）是指在疾病、意外损伤及医疗干预的影响下个人的健康状态（包括生理机能、心理能力、社会功能）以及与其经济、文化背景和价值取向相联系的主观满意度，是生活质量的一个分类。

3. 老年人生活质量

生活质量的高低取决于个体对生活的主观满意程度和客观物质条件的优劣程度。与一般群体相比，老年人具有其特殊性，他们的身体健康状况是反映老年群体生活质量的敏感指标，健康与否对老年人的生活质量有重要影响。

1994 年，经中华医学会老年医学专业委员会流行病学学术小组全体专家讨论，针对老年人生活质量给出了如下定义：是指 60 岁及以上老年人群对自己社会生活的满意程度及对自身精神状态、身体状况、家庭生活等老年生活的综合评价。因此生活质量是一个与个人身体健康情况、心理状态、独立水平、社会关系、个人信仰以及所处环境特点有着明显关系的、内容复杂的概念。

四、老年人生活质量评估

过去人们对生活质量的评价注重客观指标。20 世纪 60 年代开始，人们开始意识到个体主观幸福的重要性，80 年代中后期，生活质量的评价同时关注个体的主观感受和客观功能，重视个体与其具有的生理、心理、社会属性的统一性与整体性。

随着人口老龄化的日趋严重、疾病谱的变化以及老年人对健康需求的提高，老年人生活质量的评估日益受到人们的重视。

第二节
生活质量的评估方法

生活质量的评价有较强的主观依存性，因此其评估方法有着特异性和灵活性。根据评估目的和内容的不同，将生活质量的评估方法归纳为访谈法、观察法、主观报告法、症状定式检查法及标准化量表法等多种评估方法。

一、访谈法

评估者通过当面访谈或电话访谈了解被评估对象的心理特点、健康状况、生活方式和生活水平等，进而对其生活质量进行评价。

1. 访谈法的优点

（1）较灵活　双方在评估过程中可以随时改变方式和转换话题，以便于了解被评估对象在量表中无法体现的深层内容。

（2）适用面广　可应用于不同类型的人群，包括文盲、儿童、因病不能活动的特殊人群。

2. 访谈法的缺点

（1）主观性太强　评估者的价值观和倾向会影响被评估对象的反应，并影响其作出的判断，进而影响最终的评估结果。

（2）花费较多的时间和精力。

（3）评价结果的分析处理比较困难。

二、观察法

在一定时间内由评估者对被评估对象的心理行为表现或活动、疾病的症状等进行观察，从而判断被评估对象的生活质量。

（1）观察法的优点　评估较全面。

（2）观察法的缺点　被评估对象主观感受性弱，适用范围较局限，比较适合特殊患者的生存质量评估，如精神病患者、老年性痴呆患者、危重患者等。

三、主观报告法

由被评估对象根据自己的健康状况和对生活质量的理解自行在评价表上进行评分，这是一种简单和一维的全局评定法。

（1）主观报告法的优点　更关注被评估对象的自我感受，主观性强、简单、容易分析及处理。

（2）主观报告法的缺点　报告结果受到文化层次、地域特点、生活环境等方面的影响，可靠性较差。因此该法一般不用或不单独使用，只能作为其他评估方法的补充。

四、症状定式检查法

该评估方法将被评估对象可能出现的疾病症状或治疗的不良反应列成表格，由评估者或被评估对象在评估量表上逐一选择选项。其选项可以是"有""无"两项，也可根据程度分为不同项。其临床应用少，目前仅用于评估某种疾病的症状和治疗的不良反应。

五、标准化的量表评定法

评估者通过应用较好信效度和反应度的正式标准化评定量表对被评估对象的生活质量进行多维度的综合评估，这是目前广为应用的评估方法，根据评定主体的不同可分为自评法和他评法两种。

（1）优点　量表客观性强、程式标准化、可比性好，方便临床操作。

（2）缺点　量表的制作程序复杂，且特异性较高，根据人群不同，量表选用也不同。

在临床使用过程中，不同评估方法评价的层次和侧重点不同，因而其适用条件和人群也有不同。目前，标准化量表评定是主要的评估方法。

第三节
老年生活质量评估常用工具

老年人的生活质量不能单独从躯体、心理、社会功能等方面进行评估，评估时最好以老年人的体验为基础进行评价，即不仅要评估老年人生活的客观状态，同时还要关注老年人的主观评价。临床上常用的量表有简易健康调查量表（short form-36 health survey，SF-36）、生存质量测定量表（WHOQOL-100）、生活质量测定表简表（WHOQOL-BREF）、生活满意度指数（life satisfaction index，LSI）、老年幸福度量表（MUNSH）。此外，临床上还会用到两个脑卒中专用量表，即脑卒中专用生活质量量表（stroke- specific quality of life，SS-QOL）和卒中影响量表（stroke impact scale，SIS）3.0 版。下面介绍几种老年人常用的生活质量评估量表。

一、简易健康调查量表

（1）简易健康调查量表（SF-36）使用的范围非常广泛，是为评估疾病的结果而设计的。由于它有高的信效度、评价方法程序化等优点，已经广泛应用于老年人的健康调查。评估内容包括躯体功能、机体疼痛、躯体角色、社会功能、心理卫生、情绪角色、活力和总体健康状况等 8 个领域，共 36 个条目。SF-36 量表具体的评估内容和方法见表 8-1。

表 8-1　简易健康调查量表（SF-36）

下面的问题是询问您对自己健康状况的看法、您的感觉如何以及您进行日常活动的能力如何
说明：本调查涉及您对自身健康的观点。这些信息将有助于追踪您从事日常活动的能力及自身感觉。请回答所有问题，按指定方法作标记（直接在数字上打√）。如果您对答案不确定，请给出您认为最好的答案

1. 总体来讲,您的健康状况是

① 非常好(5.0)

② 很好(4.4)

③ 好(3.4)

④ 一般(2.0)

⑤ 差(1.0)

2. 跟 1 年以前比您觉得自己的健康状况是

① 比 1 年前好多了

② 比 1 年前好一些

③ 跟 1 年前差不多

④ 比 1 年前差一些

⑤ 比 1 年前差多了

健康和日常活动

3. 以下这些问题都和日常活动有关。请您想一想,您的健康状况是否限制了这些活动? 如果有限制,程度如何

项目	1 很受限	2 稍受限	3 完全不受限
① 重体力活动(如跑步、举重、参加剧烈运动等)			
② 适度的活动。如移动一张桌子、扫地、打太极拳、做简单体操等			
③ 手提日用品。如买菜、购物等			
④ 上几层楼梯			
⑤ 上一层楼梯			
⑥ 弯腰、屈膝、下蹲			
⑦ 步行 1500m 以上的路程			
⑧ 步行 800m 左右的路程			
⑨ 步行 100m 的路程			
⑩ 自己洗澡、穿衣			

4. 在过去 4 周里,您的工作和日常活动有无因为身体健康的原因而出现以下这些问题

项目	1 有	2 没有
① 减少了工作或其他活动时间		
② 本来想要做的事情只能完成一部分		
③ 想要干的工作或活动种类受到限制		
④ 完成工作或其他活动困难增多(比如需要额外的努力)		

5. 在过去 4 周里,您的工作和日常活动有无因为情绪的原因(如压抑或忧虑)而出现以下这些问题

项目	1 有	2 没有
① 减少了工作或其他活动时间		
② 本来想要做的事情只能完成一部分		
③ 做工作或其他活动不如平时仔细		

6. 在过去 4 周里,您的健康或情绪不好在多大程度上影响了您与家人、朋友、邻居或集体的正常社会交往

① 根本没影响(5)

② 很少有影响(4)

③ 有中度影响(3)

④ 有较大影响(2)

⑤ 有极大影响(1)

7. 在过去 4 周里,您有身体疼痛吗

① 根本没有疼痛

② 有很轻微疼痛

③ 有轻微疼痛

④ 有中度疼痛

⑤ 有严重疼痛

⑥ 有很严重疼痛

8. 在过去 4 周里,您的身体疼痛影响了您的工作和家务吗

① 根本没有影响

② 有一点影响

③ 有中度影响

④ 有较大影响

⑤ 有极大影响

您的感觉

9. 以下这些问题是关于过去 1 个月里您自己的感觉。对每一道题所说的事情,您的情况是什么样的

在过去 1 个月里持续的时间	1 所有时间	2 大部分时间	3 比较多时间	4 一部分时间	5 小部分时间	6 没有此感觉
① 您觉得生活充实吗*						
② 您是一个精神紧张的人吗						
③ 您感到情绪低落、沮丧,怎么也快乐不起来						
④ 您觉得平静吗*						
⑤ 您精力充沛吗*						
⑥ 您的情绪低落吗						
⑦ 您觉得精疲力竭吗						
⑧ 您是个快乐的人吗*						
⑨ 您觉得厌烦吗						
⑩ 您的不健康限制了您的社会活动(如走亲访友)吗						

总体健康情况

10. 请看下列每一条问题,哪一种答案最符合您的情况

项目	1 绝对正确	2 大部分正确	3 不能肯定	4 大部分错误	5 绝对错误
① 我好像比别人容易生病					
② 我跟周围人一样健康*					
③ 我认为我的健康状况在变坏					
④ 我的健康状况非常好*					

*代表逆向条目。

(2) SF-36 量表各领域及计分方法见表 8-2。

SF-36 量表最终得分=(实际初得分-最低可能得分)/(最高可能得分-最低可能得分)×100%

表 8-2　SF-36 量表各领域及计分方法

纬度	条目数	得分范围/分	计分方法(粗分)	换算得分/分
生理功能	10	10~30	3 题各条目相加	(实际得分-10)/20×100%
生理职能	4	4~8	4 题各条目相加	(实际得分-4)/4×100%

纬度	条目数	得分范围/分	计分方法(粗分)	换算得分/分
躯体疼痛	2	2~12	7+8	(实际得分－2)/10×100%
总体健康	5	5~25	1+10	(实际得分－5)/20×100%
精力	4	4~24	9①+9⑤+9⑦+9⑨	(实际得分－4)/20×100%
社会功能	2	2~10	6+9⑩(＊计分依次为1~5分)	(实际得分－2)/8×100%
情感职能	3	3~6	5题各条目相加	(实际得分－3)/3×100%
精神健康	5	5~30	9②+9③+9④+9⑥+9⑧	(实际得分－5)/25×100%

（3）评估注意事项

① 其中2题为自我报告的健康变化，不参与量表得分的计算。

② 第1、6~8题及9①、9④、9⑤、9⑧、10②、10④为逆向条目，在计分时要进行正向变换。

③ 躯体疼痛（问题7、8）的答案选项及计分见表8-3、表8-4。

表8-3　问题7的答案选项及计分　　　　　　　　　　　　　　　　　单位：分

选项	没有疼痛	很轻微疼痛	轻微疼痛	中度疼痛	严重疼痛	很严重疼痛
取值	1	2	3	4	5	6
计分	6.0	5.4	4.2	3.1	2.2	1.0

表8-4　问题8的答案选项及计分　　　　　　　　　　　　　　　　　单位：分

选项	根本没有	有一点影响	中度影响	较大影响	极大影响
取值	1	2	3	4	5
问题7选①	6.0	4.0	3.0	2.0	1.0
问题7选②~⑥	5.0	4.0	3.0	2.0	1.0
问题7未回答	6.0	4.75	3.5	2.25	1.0

二、生存质量测定量表

（1）生存质量测定量表（WHOQOL-100）是一个跨国家、跨文化的普通适用性量表，于1995年开发。以下是WHOQOL-100量表的结构表（表8-5）和WHOQOL-100量表（表8-6）。

表8-5　WHOQOL-100量表的结构表

序号	评估领域	评估项目
I	生理领域	1. 疼痛与不适 2. 精力与疲倦 3. 睡眠与休息 4. 积极感受 5. 思想、学习、记忆和注意力
II	心理领域	6. 自尊 7. 身材与相貌 8. 消极感受 9. 行动能力 10. 日常生活活动能力

序号	评估领域	评估项目
Ⅲ	独立性领域	11. 对药物及医疗手段的依赖性 12. 工作能力
Ⅳ	社会关系	13. 个人关系 14. 所需社会支持的满足程度 15. 性生活
Ⅴ	环境领域	16. 社会安全保障 17. 住房环境 18. 经济来源 19. 医疗服务与社会保障：获取途径与质量 20. 获取新信息、知识、技能的机会 21. 休闲娱乐活动的参与机会和参与程度 22. 环境条件(污染/噪声/交通/气候) 23. 交通条件
Ⅵ	精神支柱/宗教/个人信仰	24. 精神支柱/宗教/个人信仰

表 8-6　WHOQOL-100 量表

序号	评估项目	评估选项与评分标准/分					得分/分
		1	2	3	4	5	
1	您对自己的疼痛或不舒服担心吗	根本不担心	很少担心	担心(一般)	比较担心	极担心	
2	您在对付疼痛或不舒服时有困难吗	根本没困难	很少有困难	有困难(一般)	比较困难	极困难	
3	您觉得疼痛妨碍您去做自己需要做的事情吗	根本不妨碍	很少妨碍	有妨碍(一般)	比较妨碍	极妨碍	
4	您容易累吗	根本不容易累	很少容易累	容易累(一般)	较容易累	极容易累	
5	疲乏使您烦恼吗	根本不烦恼	很少烦恼	有烦恼(一般)	比较烦恼	极烦恼	
6	您睡眠有困难吗	根本没困难	很少有困难	有困难(一般)	比较困难	极困难	
7	睡眠问题使您担心吗	根本不担心	很少担心	担心(一般)	比较担心	极担心	
8	您觉得生活有乐趣吗	根本没乐趣	很少有乐趣	有乐趣(一般)	较有乐趣	极有乐趣	
9	您觉得未来会好吗	根本不会好	很少会好	会好(一般)	会比较好	会极好	
10	在您生活中有好的体验吗	根本没有	很少有	有(一般)	比较多	极多	
11	您能集中注意力吗	根本不能	很少能	能(一般)	比较能	极能	
12	您怎样评价自己	根本没价值	很少有价值	有价值(一般)	较有价值	极有价值	
13	您对自己有信心吗	根本没信心	很少有信心	有信心(一般)	较有信心	极有信心	
14	您的外貌使您感到压抑吗	根本没压抑	很少压抑	压抑(一般)	比较压抑	极压抑	
15	您外貌上有无使您感到不自在的部分	根本没有	很少有	有(一般)	比较多	极多	
16	您感到忧虑吗	根本不忧虑	很少忧虑	忧虑(一般)	比较忧虑	极忧虑	
17	悲伤或忧郁等感觉对您每天的活动有妨碍吗	根本不烦恼	很少烦恼	烦恼(一般)	比较烦恼	极烦恼	
18	忧郁的感觉使您烦恼吗	根本不烦恼	很少烦恼	烦恼(一般)	比较烦恼	极烦恼	
19	您从事日常活动时有困难吗	根本不困难	很少困难	困难(一般)	比较困难	极困难	

序号	评估项目	评估选项与评分标准/分					得分/分
		1	2	3	4	5	
20	日常活动受限制使您烦恼吗	根本不烦恼	很少烦恼	烦恼（一般）	比较烦恼	极烦恼	
21	您需要依靠药物的帮助进行日常生活吗	根本不需要	很少需要	需要（一般）	比较需要	极需要	
22	您需要依靠医疗的帮助进行日常生活吗	根本不需要	很少需要	需要（一般）	比较需要	极需要	
23	您的生存质量依赖于药物或医疗辅助吗	根本不依赖	很少依赖	依赖（一般）	比较依赖	极依赖	
24	生活中,您觉得孤独吗	根本不孤独	很少孤独	孤独（一般）	比较孤独	极孤独	
25	您在性方面的需求得到满足吗	根本不满足	很少满足	满足（一般）	比较满足	极满足	
26	您有性生活困难的烦恼吗	根本没烦恼	很少有烦恼	有烦恼（一般）	比较烦恼	极烦恼	
27	日常生活中您感觉安全吗	根本不安全	很少安全	安全（一般）	比较安全	极安全	
28	您觉得自己居住在一个安全和有保障的环境里吗	根本没安全保障	很少有安全保障	有安全保障（一般）	比较有安全保障	极有安全保障	
29	您担心自己的安全和保障吗	根本不担心	很少担心	担心（一般）	比较担心	极担心	
30	您住的地方舒适吗	根本不舒适	很少舒适	舒适（一般）	比较舒适	极舒适	
31	您喜欢自己住的地方吗	根本不喜欢	很少喜欢	喜欢（一般）	比较喜欢	极喜欢	
32	您有经济困难吗	根本不困难	很少困难	困难（一般）	比较困难	极困难	
33	您为钱财担心吗	根本不担心	很少担心	担心（一般）	多数担心	极担心	
34	您容易得到好的医疗服务吗	根本不容易得到	很少容易得到	容易得到（一般）	比较容易得到	极容易得到	
35	您空闲时间享受乐趣吗	根本没乐趣	很少有乐趣	有乐趣（一般）	多有乐趣	极有乐趣	
36	您的生活环境对健康好吗	根本不好	很少好	好（一般）	比较好	极好	
37	居住地的噪声使您担心吗	根本不担心	很少担心	担心（一般）	多数担心	极担心	
38	您有交通上的困难吗	根本没困难	很少有困难	有困难（一般）	多有困难	极有困难	
39	交通上的困难限制您的生活吗	根本不限制	很少有限制	有限制（一般）	多有限制	极有限制	
40	您有充沛的精力去应付日常生活吗	根本没精力	很少有精力	有精力（一般）	多数有精力	完全有精力	
41	您认为自己的外形过得去吗	根本过不去	很少过得去	过得去（一般）	多数过得去	完全过得去	
42	您能做自己日常生活的事情吗	根本不能	很少能	能（一般）	多数能	完全能	
43	您依赖药物吗	根本不依赖	很少依赖	依赖（一般）	多数依赖	完全依赖	
44	您能从他人那里得到您所需要的支持吗	根本不能	很少能	能（一般）	多数能	完全能	

序号	评估项目	评估选项与评分标准/分					得分/分
		1	2	3	4	5	
45	当需要时您的朋友能依靠吗	根本不能依靠	很少能依靠	能依靠(一般)	多数能依靠	完全能依靠	
46	您住所的质量符合您的需要吗	根本不符合	很少符合	符合(一般)	多数符合	完全符合	
47	您的钱够用吗	根本不够用	很少够用	够用(一般)	多数够用	完全够用	
48	在日常生活中您需要的信息都齐备吗	根本不齐备	很少齐备	齐备(一般)	多数齐备	完全齐备	
49	您有机会得到自己所需要的信息吗	根本没机会	很少有机会	有机会(一般)	多数有机会	完全有机会	
50	您有机会进行休闲活动吗	根本没机会	很少有机会	有机会(一般)	多数有机会	完全有机会	
51	您能自我放松和自找乐趣吗	根本不能	很少能	能(一般)	多数能	完全能	
52	您有充分的交通工具吗	根本没有	很少有	有(一般)	多数有	完全有	
53	您对自己的生存质量满意吗	很不满意	不满意	既非满意也非不满意	满意	很满意	
54	总的来讲,您对自己的生活满意吗	很不满意	不满意	既非满意也非不满意	满意	很满意	
55	您对自己的健康状况满意吗	很不满意	不满意	既非满意也非不满意	满意	很满意	
56	您对自己的精力满意吗	很不满意	不满意	既非满意也非不满意	满意	很满意	
57	您对自己的睡眠情况满意吗	很不满意	不满意	既非满意也非不满意	满意	很满意	
58	您对自己学习新事物的能力满意吗	很不满意	不满意	既非满意也非不满意	满意	很满意	
59	您对自己作决定的能力满意吗	很不满意	不满意	既非满意也非不满意	满意	很满意	
60	您对自己满意吗	很不满意	不满意	既非满意也非不满意	满意	很满意	
61	您对自己的能力满意吗	很不满意	不满意	既非满意也非不满意	满意	很满意	
62	您对自己的外形满意吗	很不满意	不满意	既非满意也非不满意	满意	很满意	
63	您对自己做日常生活事情的能力满意吗	很不满意	不满意	既非满意也非不满意	满意	很满意	
64	您对自己的人际关系满意吗	很不满意	不满意	既非满意也非不满意	满意	很满意	
65	您对自己的性生活满意吗	很不满意	不满意	既非满意也非不满意	满意	很满意	
66	您对自己从家庭得到的支持满意吗	很不满意	不满意	既非满意也非不满意	满意	很满意	
67	您对自己从朋友那里得到的支持满意吗	很不满意	不满意	既非满意也非不满意	满意	很满意	

序号	评估项目	评估选项与评分标准/分					得分/分
		1	2	3	4	5	
68	您对自己供养或支持他人的能力满意吗	很不满意	不满意	既非满意也非不满意	满意	很满意	
69	您对自己的人身安全和保障满意吗	很不满意	不满意	既非满意也非不满意	满意	很满意	
70	您对自己居住地的条件满意吗	很不满意	不满意	既非满意也非不满意	满意	很满意	
71	您对自己的经济状况满意吗	很不满意	不满意	既非满意也非不满意	满意	很满意	
72	您对得到卫生保健服务的方便程度满意吗	很不满意	不满意	既非满意也非不满意	满意	很满意	
73	您对社会福利服务满意吗	很不满意	不满意	既非满意也非不满意	满意	很满意	
74	您对自己学习新技能的机会满意吗	很不满意	不满意	既非满意也非不满意	满意	很满意	
75	您对自己获得新信息的机会满意吗	很不满意	不满意	既非满意也非不满意	满意	很满意	
76	您对自己使用空闲时间的方式满意吗	很不满意	不满意	既非满意也非不满意	满意	很满意	
77	您对周围的自然环境（如污染、气候、噪声、景色等）满意吗	很不满意	不满意	既非满意也非不满意	满意	很满意	
78	您对自己居住地的气候满意吗	很不满意	不满意	既非满意也非不满意	满意	很满意	
79	您对自己的交通情况满意吗	很不满意	不满意	既非满意也非不满意	满意	很满意	
80	您与家人的关系愉快吗	很不愉快	不愉快	既非愉快也非不愉快	愉快	很愉快	
81	您怎样评价您的生存质量	很差	差	不好也不差	好	很好	
82	您怎样评价您的性生活	很差	差	不好也不差	好	很好	
83	您的睡眠好吗	很差	差	不好也不差	好	很好	
84	您怎样评价自己的记忆力	很差	差	不好也不差	好	很好	
85	您怎样评价自己可以得到的社会服务的质量	很差	差	不好也不差	好	很好	
86	您有疼痛吗	没有疼痛	偶尔有疼痛	时有时无	经常有疼痛	总是有疼痛	
87	您通常有满足感吗	没有满足感	偶尔有满足感	时有时无	经常有满足感	总是有满足感	
88	您有消极感受吗（如情绪低落、绝望、焦虑、忧郁）	没有消极感受	偶尔有消极感受	时有时无	经常有消极感受	总是有消极感受	
89	您能工作吗	根本不能	很少能	能（一般）	多数能	完全能	
90	您觉得您能完成自己的职责吗	根本不能	很少能	能（一般）	多数能	完全能	

序号	评估项目	评估选项与评分标准/分					得分/分
		1	2	3	4	5	
91	您对自己的工作能力满意吗	很不满意	不满意	既非满意也非不满意	满意	很满意	
92	您如何评价自己的工作能力	很差	差	不好也不差	好	很好	
93	您行动的能力如何	很差	差	不好也不差	好	很好	
94	行动困难使您烦恼吗	根本不烦恼	很少烦恼	烦恼(一般)	比较烦恼	极烦恼	
95	行动困难影响您的生活方式吗	根本不影响	很少有影响	影响(一般)	有比较大影响	有极大影响	
96	您对自己的行动能力满意吗	根本不满意	很少满意	满意(一般)	比较满意	极满意	
97	您的个人信仰增添您生活的意义吗	根本没增添	很少有增添	有增添(一般)	有比较大增添	有极大增添	
98	您觉得自己的生活有意义吗	根本没意义	很少有意义	有意义(一般)	较有意义	极有意义	
99	您的个人信仰给您力量去对待困难吗	根本没力量	很少有力量	有力量(一般)	较有力量	极有力量	
100	您的个人信仰帮助您理解生活中的困难吗	根本没帮助	很少有帮助	有帮助(一般)	较有帮助	极有帮助	
101	家庭摩擦影响您的生活吗	根本不影响	很少影响	影响(一般)	有比较大影响	有极大影响	
102	您的食欲怎么样	很差	差	不好也不差	好	很好	
103	如果让您综合以上各方面(生理健康、心理健康、社会关系和周围环境等方面)给自己的生存质量打一个总分,您打多少分?(满分100分)_____分 您是在别人的帮助下填完这份调查表的吗?是_____,否_____ 您花了多长时间来填完这份调查表?(　　)min 您对本问卷有何建议:						

（2）量表使用说明

① WHOQ-100 量表的计分方法。各个领域和方面的得分均为正向得分，即得分越高生存质量越好。

② 关于数据缺失。当一份问卷中有 20% 的数据缺失时，该份问卷便作废。如果一个方面中有一个问题条目缺失，则以该方面中另外条目的平均分代替该缺失条目的得分。如果一个方面中有多于两个（包含两个）条目缺失，那么就不再计算该方面的得分。对于生理、心理和社会关系领域，如果有一个方面的得分缺失，可以用其他方面得分的平均值代替；对于环境领域，可以允许有两个方面的缺失，此时用其他方面得分的平均值代替缺失值。

（3）注意事项

① 需要由经过培训的专业评估人员实施评估。

② WHOQOI-100 量表是评估老年人的生存质量、健康情况和日常活动的感觉，需要老年人按照自己的标准、愿望或感觉回答所有问题。

③ 评估的所有问题都只是老年人最近两周内的情况。

④ 在实际工作中，根据某些疾病的特殊性，该量表可以评估不同长度时间段的生存质量。如评估一些老年慢性疾病如关节炎、腰酸背痛患者的生存质量，可调查近 4 周的情况。在接受老年化疗患者的生存质量评价中，主要根据所要达到的疗效或产生的副作用来考虑时间长度。

三、生活质量测定表简表

（1）在临床实践中，为了便于操作，在 WHOQOl-100 量表的基础上，又研制了生活质量测定表简表（WHOQOL-BREF）。它包含 4 个领域：生活领域、心理领域、社会关系领域、环境领域。同样，它评估的是老年人最近 2 周生活质量的情况。该量表能够帮助临床医生判断老年患者受疾病影响最严重的方面，从而决定患者的治疗方法。以下是 WHOQOL-BREF 量表的结构（表 8-7）和 WHOQOL-BREF 量表（表 8-8、表 8-9）。

表 8-7　WHOQOL-BREF 量表的结构

序号	评估领域	评估项目
I	生活领域	1. 疼痛与不适 2. 精力与疲倦 3. 睡眠与休息 4. 行动能力 5. 日常生活活动能力 6. 对药物及医疗手段的依赖性 7. 工作能力 8. 积极感受 9. 思想、学习、记忆和注意力 10. 自尊 11. 身材与相貌 12. 消极感受 13. 精神支柱
II	心理领域	14. 个人关系 15. 所需社会支持的满足程度 16. 性生活 17. 社会安全保障 18. 住房环境 19. 经济来源
III	社会关系领域	20. 医疗服务与社会保障:获取途径与质量
IV	环境领域	21. 获取新信息、知识、技能的机会 22. 休闲娱乐活动的参与机会和参与程度 23. 环境条件(污染/噪声/交通/气候) 24. 交通条件

总的健康状况与生存质量:

表 8-8　被评估者的基本情况登记表

有关您个人的情况：

1. 您的性别？　　男　　女
2. 年龄？_____岁
3. 您的出生日期？_____年_____月_____日
4. 您的最高学历是：　小学　初中　高中或中专　大专　大学本科　研究生
5. 您的婚姻状况？　未婚　已婚　同居　分居　离异　丧偶
6. 现在您正生病吗？是　　否
7. 目前您有什么健康问题？_____
8. 您的职业是：　　工人　农民　行政工作者　服务行业　知识分子　其他

表 8-9　WHOQOL-BREF 量表

序号	评估项目	评估选项与评分标准/分					得分/分
		1	2	3	4	5	
1	您怎样评价您的生存质量	很差	差	不好也不差	好	很好	
2	您对自己的健康状况满意吗	很不满意	不满意	既非满意也非不满意	满意	很满意	
3	您觉得疼痛妨碍您去做需要做的事情吗	根本不妨碍	很少妨碍	有妨碍（一般）	比较妨碍	极妨碍	
4	您需要依靠医疗的帮助进行日常生活吗	根本不需要	很少需要	需要（一般）	比较需要	极需要	
5	您觉得生活有乐趣吗	根本没乐趣	很少有乐趣	有乐趣（一般）	比较有乐趣	极有乐趣	
6	您觉得自己的生活有意义吗	根本没意义	很少有意义	有意义（一般）	较有意义	极有意义	
7	您能集中注意力吗	根本不能	很少能	能（一般）	比较能	极能	
8	日常生活中您感觉安全吗	根本不安全	很少安全	安全（一般）	比较安全	极安全	
9	您的生活环境对健康好吗	根本不好	很少好	好（一般）	比较好	极好	
10	您有充沛的精力去应付日常生活吗	根本没精力	很少有精力	有精力（一般）	多数有精力	完全有精力	
11	您认为自己的外形过得去吗	根本过不去	很少过得去	过得去（一般）	多数过得去	完全过得去	
12	您的钱够用吗	根本不够用	很少够用	够用（一般）	多数够用	完全够用	
13	在日常生活中需要的信息都齐备吗	根本不齐备	很少齐备	齐备（一般）	多数齐备	完全齐备	
14	您有机会进行休闲活动吗	根本没机会	很少有机会	有机会（一般）	多数有机会	完全有机会	
15	您行动的能力如何	很差	差	不好也不差	好	很好	
16	您对自己的睡眠情况满意吗	很不满意	不满意	既非满意也非不满意	满意	很满意	
17	您对自己做日常生活事情的能力满意吗	很不满意	不满意	既非满意也非不满意	满意	很满意	

序号	评估项目	评估选项与评分标准/分					得分/分
		1	2	3	4	5	
18	您对自己的工作能力满意吗	很不满意	不满意	既非满意也非不满意	满意	很满意	
19	您对自己满意吗	很不满意	不满意	既非满意也非不满意	满意	很满意	
20	您对自己的人际关系满意吗	很不满意	不满意	既非满意也非不满意	满意	很满意	
21	您对自己的性生活满意吗	很不满意	不满意	既非满意也非不满意	满意	很满意	
22	您对自己从朋友那里得到的支持满意吗	很不满意	不满意	既非满意也非不满意	满意	很满意	
23	您对自己居住的条件满意吗	很不满意	不满意	既非满意也非不满意	满意	很满意	
24	您对得到卫生保健服务的方便程度满意吗	很不满意	不满意	既非满意也非不满意	满意	很满意	
25	您对自己的交通情况满意吗	很不满意	不满意	既非满意也非不满意	满意	很满意	
26	您有消极感受吗(如情绪低落、绝望、焦虑、忧郁)	没有消极感受	偶尔有消极感受	时有时无	经常有消极感受	总是有消极感受	
27	家庭摩擦影响您的生活吗	根本不影响	很少影响	影响(一般)	有比较大影响	有极大影响	
28	您的食欲怎么样	很差	差	不会也不差	好	很好	
29	如果让您综合以上各方面(生理健康、心理健康、社会关系和周围环境等方面)给自己的生存质量打一个总分,您打多少分?(满分100分)_____分 您是在别人的帮助下填完这份调查表的吗?是_____,否_____ 您花了多长时间来填完这份调查表?_____min 您对本问卷有何建议:						

(2) 量表使用说明

① WHOQOL-BREF 量表的计分方法:WHOQOL-BREF 量表能够产生 4 个领域的得分。该量表包含两个独立分析的问题条目:条目 1 询问个体关于自身生存质量总的主观感受;条目 2 询问个体关于自身健康状况总的主观感受。领域得分按正向记(即得分越高,生存质量越好)。领域得分通过计算其所属条目的平均分再乘以 4 得到,结果与 WHOQOL-100 量表的得分具有可比性。

② 关于数据缺失:当一份问卷中有 20% 的数据缺失时,该份问卷便作废。如果一个领域中有少于三个问题条目缺失,则以该领域中另外条目的平均分代替该缺失条目的得分。如果一个领域中有多于两个条目缺失,那么就不再计算该领域的得分(社会关系领域除外,该领域只允许不多于一个问题条目缺失)。

(3) 注意事项

同 WHOQOL-100 量表。

四、老年幸福度量表

（1）老年幸福度量表（MUNSH）简介　　1980年，Albert Kozma 对情感平衡量表、生活意感指数-*Z* 和费城老年病中心量表进行了对比研究，在此基础上，制订了老年幸福度量表，即纽芬兰纪念大学幸福度量表（memorial university of Newfoundland scale of happiness，MUNSH）。MUNSH 的理论结构是情感平衡理论，这一理论把幸福理解为正性情感与负性情感之间的平衡，正性情感增加老年人的幸福度，负性情感降低老年人的幸福度，总的幸福度是两者之间平衡的结果。老年幸福度量表（MUNSH）见表 8-10。

表 8-10　老年幸福度量表（MUNSH）

序号	评估内容	评分标准/分			得分/分
		是	不知道	否	
1	你处于巅峰状态吗	2	1	0	
2	你情绪很好吗	2	1	0	
3	你对自己的生活特别满意吗	2	1	0	
4	你感到很走运吗	2	1	0	
5	你烦恼吗	2	1	0	
6	你非常孤独或与人疏远吗	2	1	0	
7	你忧虑或非常不愉快吗	2	1	0	
8	你会因为不知道将会发生什么事情而担心吗	2	1	0	
9	你为自己目前的生活状态感到哀怨吗	2	1	0	
10	总的来说,生活处境变得使你满意吗	2	1	0	
11	这段时间是你一生中最难受的时期吗	2	1	0	
12	你像年轻时一样高兴吗	2	1	0	
13	你所做的大多数事情都单调或令你厌烦吗	2	1	0	
14	过去你感兴趣做的事情,现在仍然乐在其中吗	2	1	0	
15	当你回顾一生时,感到相当满意吗	2	1	0	
16	随着年龄的增加,一切事情更加糟糕吗	2	1	0	
17	你感到很孤独吗	2	1	0	
18	今年一些小事使你烦恼吗	2	1	0	
19	如果你能随便选择自己的住处的话,你愿意选择哪里	2	1	0	
20	有时你感到活着没意思	2	1	0	
21	你现在和年轻时一样快乐吗	2	1	0	
22	大多数时候你感到生活是艰苦的吗	2	1	0	
23	你对你当前的生活满意吗	2	1	0	
24	和同龄人相比,你的健康状况与他们差不多,甚至更好些	2	1	0	
总分					

注：PA（正性情感）条目：1～4、10；NA（负性情感）条目：5～9；PE（一般正性体验）条目：12、14、15、19、21～24；NE（一般负性体验）条目：11、13、16～18、20、22。

（2）量表的使用说明

① 该量表由 24 个条目组成，每个条目都是关于情感或体验的一句描述。10 个条目反映情感，其中正性情感（PA）和负性情感（NA）各 5 个；另 14 个条目反映体验，其中正性体验（PE）和负性体验（NE）各 7 个。要求被评估者根据近期的生活感受回答"是"（2 分）、"否"（0 分）或"不知道"（1 分）。

② 第 19 项"现在住地"记 2 分，"别的住地"记 0 分；第 23 项答"满意"，记 2 分，"不满意"，记 0 分。

③总分（总的幸福度）＝PA－NA＋PE－NE。得分范围：－24～＋24分。为了便于计算，加上常数24，记分范围为0～48分。

五、脑卒中专用生活质量量表

（1）脑卒中专用生活质量量表（SS-QOL）是第一个以患者为中心建立起来的脑卒中专用生存质量量表，由美国印第安纳大学医学院的Wiliams等研制。SS-QOL不仅包括了躯体功能、社会参与、心理及主观感受等方面的健康概念，还涵盖了对脑卒中人群有特异性影响的方面，比如语言、认知、视力、上肢功能等。该量表包括49个项目，共分为12个领域：精力、情绪、个性、家庭角色、语言、活动、自理能力、社会角色、思维、上肢功能、视力、工作/劳力。脑卒中专用生活质量量表（SS-QOL）见表8-11。

表8-11　脑卒中专用生活质量量表（SS-QOL）

序号	评估项目	评估选项与评分标准/分					得分/分
	这些问题是关于脑卒中对您精力的影响（3项）	完全是这样	基本是这样	不能肯定	基本不是这样	完全不是这样	
1	您觉得最近1周以来：						
	（1）大多数时间感到疲倦	1	2	3	4	5	
	（2）白天必须时常休息	1	2	3	4	5	
	（3）非常疲惫，不能从事想干的工作	1	2	3	4	5	
	这些问题是关于脑卒中对您在家庭中所担角色的影响（3项）	完全是这样	基本是这样	不能肯定	基本不是这样	完全不是这样	
2	您觉得最近2周以来：						
	（1）不与家人一起进行消遣活动	1	2	3	4	5	
	（2）是家庭的负担	1	2	3	4	5	
	（3）身体状况影响家庭生活	1	2	3	4	5	
	这些问题是关于脑卒中对您语言的影响（5项）	完全困难（不能做）	有很大困难	中等困难	有一点困难	完全没有困难	
3	您觉得最近2周以来：						
	（1）语言是否有困难，比如停顿、结巴、口吃、吐字不清等	1	2	3	4	5	
	（2）是否由于说话不清、打电话存在困难	1	2	3	4	5	
	（3）他人是否难以理解你的话语	1	2	3	4	5	
	（4）是否常常难以找到恰当的词达意	1	2	3	4	5	
	（5）是否得重复说才能让他人明白你的意思	1	2	3	4	5	
	这些问题是关于脑卒中对您活动能力的影响（6项）	完全困难（不能做）	有很大困难	中等困难	有一点困难	完全没困难	
4	您觉得最近2周以来：						
	（1）走路是否有困难［如是，见问题（4）］	1	2	3	4	5	
	（2）俯身或取物时是否会失去平衡	1	2	3	4	5	

序号	评估项目	评估选项与评分标准/分					得分/分
4	(3)上楼梯是否困难	1	2	3	4	5	
	(4)走路或者乘坐轮椅时,是否不得不时常休息	1	2	3	4	5	
	(5)站立是否有困难	1	2	3	4	5	
	(6)从椅子上起来是否有困难	1	2	3	4	5	
	这些问题是关于脑卒中对您情绪的影响(5项)	完全是这样	基本是这样	不能肯定	基本不是这样	完全不是这样	
5	您觉得最近2周以来:						
	(1)对前途失望	1	2	3	4	5	
	(2)对他人、对周围活动没兴趣	1	2	3	4	5	
	(3)不愿与他人交往	1	2	3	4	5	
	(4)对自已没信心	1	2	3	4	5	
	(5)对事物没兴趣(厌食)	1	2	3	4	5	
	这些同题是关于脑卒中对您个性的影响(3项)	完全是这样	基本是这样	不能肯定	基本不是这样	完全不是这样	
6	您觉得最近1周以来:						
	(1)爱发脾气	1	2	3	4	5	
	(2)对别人没耐心	1	2	3	4	5	
	(3)性格变了	1	2	3	4	5	
	这些同题是关于脑卒中对您自理能力的影响(3项)	完全困难(不能做)	有很大困难	中等困难	有一点困难	完全没有困难	
7	您觉得最近2周以来:						
	(1)吃饭是否有困难	1	2	3	4	5	
	(2)做饭,比如在切食品或者准备特殊食品时是否有困难	1	2	3	4	5	
	(3)穿衣,比如穿袜子、穿鞋、解衣扣,或者拉拉锁时是否困难	1	2	3	4	5	
	(4)洗浴是否有困难	1	2	3	4	5	
	(5)大小便是否有困难	1	2	3	4	5	
	这些同题是关于脑卒中对您社会角色的影响(5项)	完全是这样	基本是这样	不能肯定	基本不是这样	完全不是这样	
8	您觉得最近2周以来:						
	(1)想出去,但常常不能出去	1	2	3	4	5	
	(2)想消遣娱乐,但是不能时间长	1	2	3	4	5	
	(3)想见朋友,但是常常不能如愿去见	1	2	3	4	5	
	(4)性生活不如以前	1	2	3	4	5	
	(5)身体状况影响了社交	1	2	3	4	5	
	这些同题是关于脑卒中对您思维的影响(3项)	完全是这样	基本是这样	不能肯定	基本不是这样	完全不是这样	
9	您觉得最近2周以来:						
	(1)思想很难集中	1	2	3	4	5	
	(2)记事困难	1	2	3	4	5	
	(3)把事情写下来才能记住	1	2	3	4	5	
	这些同题是关于脑卒中对您上肢功能的影响(5项)	完全困难(不能做)	有很大困难	中等困难	有一点困难	完全没困难	

序号	评估项目	评估选项与评分标准/分					得分/分
10	您觉得最近2周以来： （1）书写是否有困难	1	2	3	4	5	
	（2）穿袜子是否有困难	1	2	3	4	5	
	（3）解衣扣是否有困难	1	2	3	4	5	
	（4）拉拉锁是否有困难	1	2	3	4	5	
	（5）开启瓶盖是否有困难	1	2	3	4	5	
	这些问题是关于脑卒中对您视力的影响（3项）	完全困难 （不能做）	有很大困难	中等困难	有一点困难	完全没困难	
11	您觉得最近2周以来： （1）是否因看不清而难以有爱看的电视节目	1	2	3	4	5	
	（2）因视力不好而有难以看清的东西吗	1	2	3	4	5	
	（3）从旁边经过的东西难以看见吗	1	2	3	4	5	
	这些问题是关于脑卒中对您工作或劳动的影响（3项）	完全困难 （不能做）	有很大困难	中等困难	有一点困难	完全没困难	
12	您觉得最近2周以来： （1）户外日常活动有困难吗	1	2	3	4	5	
	（2）做已经开始的工作或活计完成起来有困难吗	1	2	3	4	5	
	（3）以前的工作或活计现在干有困难吗	1	2	3	4	5	
总计							
	这个问题是关于脑卒中对您总的健康状况的影响	差多了	差一些	差不多			
	您觉得现在与脑卒中前比较： 您的健康状况	1	2	3			

您对上述的评价，自己以为准确可靠吗
1＝不准确可靠　　　2＝不十分可靠　　　3＝相当准确可靠　　　4＝绝对准确可靠

（2）量表使用说明。SS-QOL为自评量表，采用的是等距等级条目形式，由脑卒中患者按照自己的感受在等距离的程度语词间选择；采用5级评分制（1～5分），得分越高说明患者的健康状况越好。

第四节
老年生活质量评估意义

一、生活质量评估的必要性

由于现代医学模式的转变，患者由被动治疗的地位转变为复合主体地位，共同参与临床诊断、医疗决策和治疗方案的选择。老年患者治疗效果的评定开始兼顾老年人的生存时间与生活质量。

二、生活质量评估的重要性

生活质量评估不但能评价老年人的负向健康，也能反映出老年人健康的积极方面。其在评价老年人躯体健康状况的同时也获得了一些老年人主观感受的相关资料，如满意度、幸福感、疼痛情绪和对自身健康状况的认识等。研究发现，根据评估结果给予以下干预可以提高老年人的生活质量。

（1）家庭干预对老年人生活质量的影响　家庭是老年人生活的重要环境，约四分之一的家庭功能存在障碍。通过家庭干预可以提高老年人的家庭功能，加强老年人的生活以及健康支持系统，是提高老年人生活质量的重要途径。

（2）社区干预对老年人生活质量的影响　人口老龄化是一个严重的社会问题，提高老年人的健康和生活质量，也是目前社会面临的重要问题。要解决好这个问题，不能脱离社区。通过社区来提供专业化的服务，如在社区建立老年大学和社区老年活动中心来改善闲暇活动，以及组织社区疾病防治和健康教育等活动，均可提高老年人的生活质量。

三、生活质量评估的应用

（1）不同老年人群生活质量的评估　针对不同老年人群的生活质量进行评估，如农村和城市、离退休的老年人和不同养老模式下的老年人，分析不同老年人群的生活质量水平、影响因素以及差异原因，并予以相应的干预，从而提高老年人的生活质量。

（2）生活质量评估在老年患者康复中的应用

① 生活质量评估是康复评定的重要内容　康复医学是一门最终以改善各种疾病患者生活质量的医学学科。其他康复评定可能只关注老年患者的结构或功能上有无异常，而生活质量评定涉及老年患者的总体结局，全面反映康复干预对疾病及其导致的躯体、心理和社会功能等方面产生的影响，且更注重体现老年人自身的主观感受。

② 生活质量评估有助于了解影响老年患者生活质量的主要因素　通过生活质量的评估来了解疾病和功能受损对于老年患者生活质量的影响，以便对老年人进行针对性的干预。

③ 有利于评价和比较各种康复干预措施的疗效　在老年患者康复的评定中，生活质量评估的各项指标也是判断各种康复治疗效果的重要参考指标。根据生活质量评估的结果，可以制订更加有效的康复干预措施，能够显著提高老年人的康复疗效，进而改善老年人的生活质量。

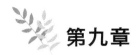

第九章

老年人居住环境评估

第一节
老年物理环境评估

一、概述

老年人的居住环境包括物理环境和社会环境。物理环境又称自然环境，是指一切机体外环境的物理因素的总和。老年人的物理环境评估包括居家生活环境评估和室外生活环境评估。居住环境是老年人生活的场所，评估时应了解其生活环境、社区中的特殊资源及其对目前生活的特殊要求，应把居家危险因素作为重点评估。

二、评估

1. 评估目的

评估老年人的室内生活环境及室外居住环境，找出不良因素，并及时改进，为老人创造一个安静、舒适、安全、适用、美观的生活及居住环境，避免不良事件的发生，增进老年人的独立生活能力。

2. 评估内容

（1）室内环境

① 居室条件：以安全、实用、舒适为原则。卧室以朝南的房间为佳，室内家具沿墙摆放，方便老年人行走；卧室设置夜灯，床铺高度合适，床垫硬度适中，不宜用化纤混纺做被套、被单，以免刺激皮肤，引起瘙痒或过敏；门厅有坐凳或扶手，

便于老年人扶靠，保证出入时安全；卫生间与卧室不宜太远，地面防滑，尽量少设置台阶，坐便器靠墙侧设扶栏或把手。

② 噪声评估：噪声能损伤听觉，刺激神经系统，让人烦躁不安，使人心跳加速，血压升高。因此说话声音不要太大，应轻关门，脚步轻盈。

③ 温度评估：室温对人体的生理平衡有重要影响。室温过高，人会因散热不良而引起体温升高、血管扩张、脉搏加快、情绪烦躁、出汗、血容量减少，甚至发生循环障碍；室温过低，血液会从皮肤流向内脏，周身寒战，增加心脏负担，对老年人尤为不利。因此，要保持室温恒定，避免忽高忽低，室内冷气和暖气的设置十分重要。在湿度、气流都正常的情况下，夏季居室的适宜温度为 21～32℃，冬季适宜的室温为 16～20℃。

④ 色彩评估：居室内的色彩对人的心理活动有一定影响。老年人的房间宜使用暖色调，不适合大红大绿等强烈对比的颜色，应努力营造一个柔和、恬静、温馨的环境。暖色调可以使人心情开朗、精神振奋，有助于延缓衰老，保持青春活力。

⑤ 光线评估：老年人的居室要特别注意采光和照明。居室应向阳，窗户朝南开，一般认为北方较冷的地区冬季南向居室至少要有 3h 的日照，其他朝向的居室还需更多的日照时长，夏季则尽量减少日照，防止室温过高；住宅间，特别是高层建筑之间应保持一定的距离，以便采光；墙壁和天花板应为白色或浅色；选择好照明灯，以暖光源为主。

（2）室外环境

① 气候条件。老年人对抗外界恶劣环境的能力下降，尽量避免处于雨雪等恶劣的气候环境中。

② 社区和公共环境。电梯、楼道间等公共环境是老年人日常活动的主要场所，应评估建筑是否密集，环境是否嘈杂，电梯能否满足担架或轮椅的使用，社区户外是否设有地灯、座椅、路灯、指示牌等，商场、电影院、公园、公共卫生间等是否适合老年人设计及配备适老辅具设施。

3. 评估方法

（1）观察法　观察法是指评估人员有意识、有目的地运用自己的感官和辅助工具去观察老年人及其家属的精神状况、行为表现、面部表情等，从而获得资料的方法。

（2）会谈法　评估人员通过与老年人及其家属进行有目的的、面对面的交谈来收集老年人社会生活环境的相关信息和资料。会谈法是收集老年人健康信息最基本、最常用的方法。

（3）现场考察法　现场考察法是指评估人员深入到老年人的家庭或社区，通过实地考察，收集影响健康的相关资料。

（4）评定量表法　评定量表法是采用设计的等级评价量表来对老年人进行评价

的方法。评估人员可根据评估内容的需要和老年人的个体情况选择有针对性的量表，对老年人某方面的社会状况进行评定。老年物理环境评估常用的工具有居家环境专业评估表（表9-1）等。

表 9-1　居家环境专业评估表

处所	评估内容	评估要素
一般居室	光线	光线是否充足
	温度	是否适宜
	地面	是否平整、干燥、无障碍物
	地毯	是否平整、不滑动
	家具	放置是否稳定、固定有序、妨碍通道
	床	高度是否在老年人膝下、与其小腿长度基本相同
	电线	安置如何，是否远离火源、热源
	取暖设备	设置是否妥当
	电话	紧急电话号码是否放在易见、易取的地方
厨房	地板	有无防滑措施
	燃气	"开""关"的按钮标志是否醒目
浴室	浴室门	门锁是否内、外均可开
	地板	有无防滑措施
	便器	高低是否合适，有无扶手
	浴盆	高度是否合适，盆底是否有防滑胶垫
楼梯	光线	光线是否充足
	台阶	是否平整无破损，高度是否合适，台阶之间色彩差异是否明显
	扶手	有无扶手，扶手是否牢固

第二节
老年社会环境评估

一、概述

社会环境有狭义和广义之分。狭义仅指人类生活的直接环境，如家庭、劳动组织、学习条件和其他集体性社团等。广义的社会环境则包括社会政治环境、经济环境、文化环境和心理环境等范畴。

二、评估

1. 评估目的

（1）评估老人社会支持的可获得性。

（2）评估老人社会环境的方便性、安全性。

（3）根据评估结果，积极改善与创造有利于老人的社会环境。

2. 评估内容

（1）家庭环境评估　家庭环境包括软环境、硬环境、内环境和外环境四部分。软环境指家庭的心理道德环境，包括家庭结构和教养方式。硬环境主要指家庭中可以用量化指标来评判和衡量的环境因素，包括家庭资源和家庭成员文化水平与职业状况。家庭内环境是指自己家里的人或事，不容易被外人获知。外环境是指家庭外的，如家庭的周围环境、周围人群情况、外部活动场所、外部人际关系。

（2）社区环境评估

① 社区配套设置是否完整：包括医院、商店、餐厅、银行、交通、公园等是否齐全，是否提供医疗保障服务，是否有养老机构，居住环境是否安全、安静。

② 邻里关系评估：邻里关系是否融洽、互帮互助。

③ 社区服务状况：包括环境卫生、环境保护、园林绿化、城建城管、路政交通、河道管理等公共设施工程，另有社区治安联防、物业管理、停车场管理及行政事业单位后勤服务、门卫等项目。

（3）社会关系和社会支持评估　社会关系是人们在共同的物质和精神活动过程中所结成的相互关系的总称。社会支持通常是指来自社会各方面，包括父母、亲戚、朋友等给予个体的精神或物质上的帮助和支持。社会支持对老年人的身心健康有重要影响。

3. 评估方法

（1）观察法　见第八章第一节。

（2）会谈法　见第八章第一节。

（3）现场考察法　见第八章第一节。

（4）评定量表法

① APGAR家庭功能评估表（表9-2）：家庭关怀度指数问卷（family adaptation, partnership, growth, affection, resolve, APGAR）由美国学者Smilkstein于1978年编制，由适应度、合作度、成长度、情感度、亲密度5个项目组成，每个项目分别对应1题，采用三级评分，分数越低表示家庭功能越差。

表9-2　APGAR家庭功能评估表　　　　　　　　　　　　　单位：分

评估内容	经常	有时	很少	得分
1. 当我遇到困难时,可以从家人处得到满意的帮助	2	1	0	
2. 我很满意家人与我讨论各种事情以及分担问题的方式	2	1	0	
3. 当我喜欢从事新的活动或发展时,家人能接受并给予与帮助	2	1	0	
4. 我很满意家人对我表达情感的方式以及对我愤怒、悲伤等情绪的反应	2	1	0	
5. 我很满意家人与我共享美好时光的方式	2	1	0	

② 社会支持评估量表：见第七章第三节。

③ 领悟社会支持量表（perceived social support scale，PSSS）（表 9-3）：PSSS 分别测定个体领悟到的各种社会支持源如朋友、家庭和其他人的支持程度。该量表含 12 个自评项目，采用七级计分法，极不同意、很不同意、不同意、中立、稍同意、很同意、极同意分别计 1～7 分；社会支持总分由所有条目分累加，反映个体感受到的社会支持总程度。

表 9-3　领悟社会支持量表

		请您根据实际情况在每个条目后勾选一个适合的答案						
		评分						
序号	评估内容	极不同意 （1分）	很不同意 （2分）	不同意 （3分）	中立 （4分）	稍同意 （5分）	很同意 （6分）	极同意 （7分）
1	在我遇到问题时有些人（领导、亲戚、同事）会出现在我的身边							
2	我能够与有些人（领导、亲戚、同事）共享快乐与忧伤							
3	我的家庭能够切实具体地给我帮助							
4	在需要时我能够从家庭获得感情上的帮助和支持							
5	当我有困难时有些人（领导、亲戚、同事）是安慰我的真正源泉							
6	我的朋友们能真正地帮助我							
7	在发生困难时我可以依靠我的朋友们							
8	我能与自己的家庭谈论我的难题							
9	我的朋友们能与我分享快乐与忧伤							
10	在我的生活中有些人（领导、亲戚、同事）关心着我的感情							
11	我的家庭能心甘情愿协助我做出各种决定							
12	我能与朋友们讨论自己的难题							

第十章

老年综合评估技术的应用

第一节
高血压患者常见老年综合征及照护策略

一、高血压简介

高血压是最常见的慢性疾病之一，是导致心脑血管疾病的重要危险因素。根据发病原因分为原发性高血压（primary hypertension）和继发性高血压（secondary hypertension）。原发性高血压是以血压升高为主要临床表现、伴或不伴有多种心血管危险因素的综合征，通常简称为高血压，占所有高血压患者的95％。继发性高血压是由某种器质性疾病引起的，有特定的病因。

老年高血压是指年龄≥65岁，在未使用降压药的情况下，血压持续或3次以上非同日坐位收缩压≥140mmHg和/或舒张压≥90mmHg。老年人高血压各方面都有一定的特殊性，单纯收缩期高血压多见，且脉压增大；由于血压调节能力下降，血压易受各种因素，如体位、进餐、季节或温度等的影响，常表现为体位性低血压、餐后低血压等。体位性低血压是跌倒、晕厥和心血管事件的重要危险因素。

我国高血压发病率高且总体呈增高趋势，老年高血压的患病率随着年龄增加而显著增高。半数以上的老年人患有高血压，在80岁以上的高龄人群中，高血压的患病率接近90％。2012～2015年全国高血压调查资料显示，60岁以上人群高血压的知晓率、治疗率和控制率分别为57.1％、51.4％和18.2％，处于较低水平。高血压可显著增加老年人发生缺血性心肌病、脑卒中、肾衰竭等靶器官损害的风险，是老年人致残、致死的主要原因之一。

老年高血压的治疗目标是最大限度地降低患者心血管并发症及发生死亡的风险，提高生活质量。非药物治疗是高血压治疗的基础，生活方式干预应贯穿整个治疗过程，具体包括：

264　　老年综合评估

（1）健康饮食　减少钠盐摄入，老年高血压患者每日摄盐量应少于 5g；应摄入多种新鲜蔬菜、水果、鱼类、豆制品、粗粮、脱脂奶及其他富含钾、钙、膳食纤维、多不饱和脂肪酸的食物。

（2）规律运动　建议老年人进行适当的规律运动（每周 3～5 次，每次 30～60min 的有氧体育锻炼），如步行、慢跑和游泳等。

（3）戒烟限酒　戒烟可降低心血管疾病和肺部疾患风险；老年人应限制酒精摄入，男性每日饮用酒精量应＜25 g，女性＜15 g。

（4）保持理想体重　维持理想体重（体重指数 20.0～23.9kg/m²）、纠正腹型肥胖（男性腹围≥90cm，女性腹围≥85cm）有利于控制血压，但老年人应注意避免过快、过度减重。

（5）改善睡眠　睡眠的时程、质量与血压的升高和心血管疾病发生风险有关。

（6）注意保暖　老年人对寒冷的适应能力和对血压的调控能力差，注意保持室内温暖，经常通风换气，骤冷及大风低温时减少外出。

药物治疗需要对危险因素、靶器官损害及并存疾病进行综合治疗，降压药应用应遵循小剂量、长效、联合、适度、个体化原则。

二、基本信息

姓名：胡某　　　　性别：女　　　　年龄：72 岁

文化程度：中专　　身高：161cm　　体重：61kg

婚姻：丧偶　　　　居住情况：独居

籍贯：湖南长沙　　职业：银行职员　医保类型：省职工医保

入住日期：2021 年 5 月 17 日

三、评估

1. 慢病史

高血压病史 20 年，血压最高达 202/87mmHg；糖尿病病史 13 年，血糖控制可；4 年前行肾上腺腺瘤切除术；前列腺增生 5 年；功能性便秘 5 年；双眼白内障；无输血史，否认食物药物过敏史，预防接种史不详。

2. 目前健康状况

老人，胡某，女性，72 岁，因血压升高 3 天，伴头痛 1 天入院。入院诊断：顽固性高血压、2 型糖尿病、前列腺增生、手术后状态（肾上腺腺瘤手术）、抑郁状态。入院时生命体征：体温（T）36.5℃，脉搏（P）72 次/min，呼吸（R）18 次/min，血压（BP）190/85mmHg。神志清楚，双侧瞳孔等大等圆，直径约 3.0mm，对光反应灵敏；双肺呼吸音清，未闻及干湿啰音；心律 72 次/min，心律齐；腹部平软，无压痛、反跳痛；四肢活动自如，四肢末梢痛觉正常，双下肢凹陷性水肿；神经系统无阳性体征。半年前老伴去世后，经常感到孤单，情绪低落。

入院后积极予以降压、降糖、护心、调脂、改善循环等对症治疗，7 天后病情好转拟出院。目前查体：T 36.4℃，P 70 次/min，R 18 次/min，BP 150/88mmHg。老人神志清楚，饮食、睡眠正常，小便正常，便秘影响日常生活，偶感头痛。

3. 检查结果

（1）实验室检查　血常规：红细胞计数 $3.28×10^{12}$/L↓，血红蛋白 92.0g/L↓；血沉 120mm/h↑；血糖（两小时）12.83mmol/L↑，糖化血红蛋白 7.8%↑。肝肾功能＋E4A：钾 3.29mmol/L↓（出院前 4.03mmol/L），尿酸 729.2μmol/L↑，肌酐 164.5μmol/L（出院前 136.9μmol/L）↑，甘油三酯（TG）2.74mmol/L↑、总胆固醇 7.79mmol/L↑、低密度脂蛋白（LDL）6.4mmol/L↑。免疫全套：补体 C3 604mg/L↑，脑利钠肽前体：1563.68pg/ml↑，狼疮全套＋抗中性粒细胞抗体：抗核抗体 1∶80（颗粒型）；尿便常规、凝血常规正常。

（2）其他辅助检查　心电图：窦性心律，心率 72 次/min，ST-T 段改变。24h 动态血压：全天平均血压 168/92mmHg，白天平均血压 170/90mmHg，夜间平均血压 152/86mmHg。彩超：左肾动脉起始段狭窄，左肾实性结节，腹主动脉多发斑块形成。超声心电图：主动脉瓣退行性变，二、三尖瓣和肺动脉瓣轻度返流。CT：左侧肾上腺瘤术后改变，右肾周渗出，左肾囊肿。头颅磁共振：右侧丘脑腔隙性灶，左侧大脑后动脉 P2 段局限性变窄。

4. 综合征

（1）跌倒　摩尔斯（Morse）跌倒评估量表评分 70 分，高度风险。
（2）便秘　Wexner 便秘评分 13 分，影响日常生活，中度便秘。
（3）疼痛　用数字评分法评估，老人疼痛发生时为 5 分，中度疼痛。
（4）抑郁　Zung 抑郁自评量表评分，指数为 0.59，轻度抑郁。

四、预防与照护建议

1. 指导老人有效的自我管理

（1）指导老人低盐低脂饮食，每日摄盐量小于 5g，鼓励其多摄入新鲜蔬菜、水果、鱼类等，适当摄入动物类蛋白，减少植物蛋白摄入。
（2）为老人制订运动计划，鼓励家人陪伴进行散步、打太极等锻炼，每次运动 30～60min，每周 3～5 次。

（3）协助老人遵医嘱按时按量服用降压药，通常需要终身治疗，勿自行停药或换药，自我观察并记录药物不良反应。

（4）教会老人正确监测血压并详细记录，以观察血压控制效果。每天早上和晚上固定时间、固定体位测量血压，每次测2～3次，取平均值。

2. 保持大便通畅

（1）创造良好的排便环境，选择坐便器，保护老人隐私。

（2）指导老人合理饮食，多吃蔬菜和粗纤维食物（≥25g/d），忌饱食。

（3）病情允许情况下，指导老人保证一定的入水量，饮水量限制在1500～1700ml。

（4）鼓励老人根据心功能情况适当活动和锻炼，可行腹部按摩以促进排便。

（5）指导老人建立正确的排便习惯，鼓励晨起定时排便，切忌用力排便，以免诱发心衰。必要时遵医嘱服用小剂量缓泻剂和润肠剂。

3. 预防跌倒发生

（1）告知老人存在的跌倒风险及跌倒的后果，提高老人主动预防跌倒的意识。

（2）评估老人的居家环境，保证光线充足，家具摆放不影响老人活动，卫生间防滑且保持干燥，使用坐便器并安装扶手等。

（3）择尺寸合适的衣裤，避免裤子过长，穿防滑鞋。

（4）监测血压变化，避免降压过度，在起身站立时应动作缓慢，预防体位性低血压。发生头晕、胸闷、明显气促等症状时，卧床休息。

（5）鼓励老人进行抗阻力训练和平衡训练，活动时有人陪伴。

（6）如发生跌倒，及时告知家人，及时检查，明确有无骨折，有骨折立即进行处理，以免造成病情加重。

4. 预防和缓解老人疼痛

（1）为老人讲解头痛发生的原因，解释疼痛的原因、机制，介绍减轻疼痛的措施，避免焦虑、恐惧等负性情绪。

（2）减少引起或加重头痛的因素，避免劳累、情绪激动、精神紧张、环境嘈杂等不良因素。

（3）指导老人遵医嘱服用降压药，做好血压监测，发现血压显著增高或明显波动时，及时就医，避免发生高血压并发症。

（4）头痛发生时尽量卧床休息，可采取放松、冥想、缓慢深呼吸、转移注意力等方式缓解疼痛，必要时可用镇痛药或促睡眠药物。

（5）动态进行疼痛评估并记录，一旦出现剧烈头痛，伴有血压明显升高、剧烈胸痛、呕吐、大汗、视物模糊、面色及神志改变、肢体运动障碍等症状，应立即就医。

5. 抑郁干预

（1）改变目前的独居状态，可根据实际情况，选择合适的养老机构或与子女同住。

（2）子女多陪伴老人，多与老人沟通，关心、照顾老人，了解老人的需求，给予更多的关爱。

（3）指导老人遵医嘱服药、复诊，控制现有疾病及症状。

（4）鼓励老人培养自己的兴趣爱好，主动参与社区活动，多与人交流。

（5）指导老人保持乐观心态，减少精神压力，主动表达自己的情绪。出现不良情绪时，及时寻求帮助。

第二节
心力衰竭患者常见老年综合征及照护策略

一、心力衰竭简介

心力衰竭（heart failure，HF）简称"心衰"，是由于多种原因导致的心脏结构或功能的异常改变，使心室收缩和/或舒张功能发生障碍，从而引起的一组复杂的临床综合征。其主要临床表现为呼吸困难、疲乏和体液潴留等，是各种心脏疾病的严重表现或晚期阶段，是常见的老年心血管综合征。

引起老年人心衰最常见的原因为高血压、冠心病、心脏瓣膜病和原发性心肌损害。其他原因如急性肾功能衰竭、输液过多过快等，也可导致心衰。有基础心脏病的老人，往往由于一些增加心脏负荷的因素诱发心衰。常见的诱因包括：感染特别是呼吸道感染为最常见、最重要的诱因；心律失常；血容量增加，如钠盐摄入过多等；过度体力劳动或情绪激动；肺栓塞；原有心脏病变加重或并发其他疾病，如冠心病发生急性心肌梗死等。

心衰的发病率和患病率随着年龄的增长而显著增加。发达国家心衰患病率为 1.5%～2.0%，年龄≥70 岁人群患病率≥10%。我国流行病学调查显示，35～74 岁成年人心衰患病率为 0.9%。随着我国人口老龄化加剧，冠心病和高血压发病率上升，医疗水平的提高使心脏疾病患者生存期延长，我国心衰患病率呈持续升高趋势。心衰是老年人住院治疗最常见的原因之一，也是造成老年人死亡的最常见原因，猝死发生率是正常人的 5 倍。老年心衰患者 5 年生存率为 25%～50%，心衰确诊后 1 年和 5 年病死率分别为 20.2% 和 52.6%。

心衰治疗目标是改善临床症状和改善生活质量，预防或逆转心脏重构，降低再住院率和病死率。治疗原则包括去除诱因，积极治疗原发病；调节代偿机制，降低神经体液因子活性，阻止或延缓心室重塑的进展；缓解症状，改善患者的心功能状态。

二、基本信息

姓名：陈×× 性别：女 年龄：78岁 文化程度：小学

婚姻：已婚 籍贯：湖南益阳 职业：农民 医保类型：新农合

身高：152cm 体重：58kg

入住日期：2021年8月30日

三、评估

1. 慢病史

高血压病史40余年，最高血压180/100mmHg，长期服用苯磺酸氨氯地平片降压，自诉血压控制尚可。糖尿病病史15年，长期口服二甲双胍、格列齐特片治疗，血糖控制欠佳。有慢性胆囊炎、双膝关节炎、下肢深静脉血栓病史、功能性便秘2年。否认手术及外伤史，无输血史，否认食物及药物过敏史，预防接种史不详。

2. 目前健康状况

老人，陈某某，女，78岁，因反复胸闷、气促5年余，再发加重三天入院。3天前稍活动后即出现胸闷、气短，伴有心悸、乏力。自诉近期感食欲下降，厌油腻食物，偶有咳嗽咳痰，夜间阵发性呼吸困难。

入院诊断：慢性心力衰竭、冠心病（缺血性心肌病型）、高血压病、2型糖尿病、慢性胆囊炎、骨关节炎、肺部感染、下肢深静脉血栓形成（左小腿肌间静脉血栓）。

入院时神志清楚，查体合作，端坐位，口唇发绀，颈静脉充盈，肝颈回流征阳性，双肺可闻及湿啰音。心尖搏动于第五肋间左锁骨中线外1cm，心界向左下扩大，心音可，未闻及明显病理性杂音。双下肢中度凹陷性水肿。经改善心脏舒张功能、抗心室重构、扩冠、利尿、抗血小板聚集、降糖、降压、平喘、化痰、通便等对症治疗，目前查体：T 36.8℃，H 78次/min，R 18次/min，BP 142/80mmHg，SPO_2 96%。老人神志清楚，胸闷、气促症状较前明显好转，心功能四级，活动后稍有气促；双下肢轻度凹陷性水肿；食欲可，小便正常；便秘影响日常生活，担心疾病进展。

3. 检查结果

（1）实验室检查　血常规、凝血常规、D-二聚体正常；空腹血糖 8.32mmol/L↑；糖化血红蛋白 7.5mmol/L↑；肝肾功能和电解质：钾 2.81mmol/L↓、总蛋白 59.1g/L↓、白蛋白 39.2g/L↓、球蛋白 19.9g/L↓；B 型钠尿肽前体（NT-proBNP）：3923pg/ml↑。

（2）其他辅助检查

① 超声心动图：节段性左室壁运动异常，左心功能减退（EF 48%），左心房大，二尖瓣钙化并中度反流，三尖瓣、主动脉瓣及肺动脉瓣轻度反流。

② 腹部 B 超：脂肪肝、胆囊炎。

③ 胸部 CT：双肺感染，双侧胸腔积液。

4. 综合征

（1）跌倒　跌倒评估量表（MFS）评估。超过一个医疗诊断计 15 分，使用药物治疗计 20 分，乏力及大于 65 岁计 10 分，睡眠障碍计 15 分，评估总分为 60 分，为跌倒高风险。

（2）睡眠障碍　匹兹堡睡眠质量指数量表风险评估 15 分，存在睡眠障碍。

（3）便秘　Wexner 便秘评分 13 分，中度便秘。

（4）营养不良　简易微型营养评定法（MNA-SF）评分 6 分，且血生化检查示总蛋白低，存在营养不良。

（5）衰弱　用衰弱筛查量表 FRAIL 评估。近一个月疲乏；有 5 种以上的疾病；耐力减退，自由活动下降。符合 FRAIL 量表中的 4 项，可诊断为衰弱。

（6）深静脉血栓　Caprini 风险评估 11 分，为极高危，既往发生左下肢深静脉血栓。

（7）焦虑　汉密尔顿焦虑量表（HAMA）评分为 21 分，明显焦虑。

四、预防与照顾建议

1. 指导生活方式调整，避免心衰诱因

（1）休息为主，以降低心脏负荷；适当活动，但需增加活动的间歇时间，以不引起症状为限；避免体力劳动、用力排便和精神刺激；夜间发生阵发性呼吸困难时，予以半卧位或坐位。

（2）保证低热量、低盐（钠＜5g/d）、高蛋白、高维生素及清淡易消化的饮食，可少量多餐。

（3）监测体重，控制水钠摄入，指导记录 24h 尿量。每日清晨空腹测体重，3 天内体重增加 3kg，应警惕心衰加重。

（4）注意保暖，预防及控制感染。

（5）做好每日血压和血糖监测。

2. 预防跌倒发生

（1）告知老人存在的跌倒风险及跌倒的后果，提高老人主动预防跌倒的意识。

（2）保证光线充足，家具摆放不影响老人活动，卫生间防滑且保持干燥，使用坐便器并安装扶手等。同时评估老人的居家环境，并予以相应指导。

（3）选择尺寸合适的衣裤，避免裤子过长，穿防滑鞋。

（4）利尿药安排在白天服用，避免睡前大量饮水，减少夜尿次数。必要时将尿壶放置床旁，减少夜间起床次数。

（5）监测血压变化，避免降压过度，在起身站立时应动作缓慢，预防体位性低血压。发生头晕、胸闷、明显气促等症状时，卧床休息。

（6）鼓励老人进行抗阻力训练和平衡训练，活动时有人陪伴。

（7）如发生跌倒，及时呼救，及时检查，明确有无骨折，有骨折立即进行处理，以免造成病情加重。

3. 改善睡眠

（1）指导老人按时按量服药，控制心衰症状，减少夜间阵发性呼吸困难发生的频次与程度。

（2）利尿药的使用时间选择在白天，减少睡前饮水，避免夜间频繁排尿影响休息。

（3）关注老人的心理状况，陪伴支持老人，指导其适当活动，减少白天睡眠时间。

（4）为老人创造良好的睡眠环境，保持规律的作息，必要时遵医嘱使用改善睡眠的药物。

4. 加强营养

（1）积极控制心衰症状，减轻胃肠道淤血，改善食欲。

（2）根据老人的喜好，荤素兼顾、粗细搭配，准备营养丰富、易消化的饮食，注重优质蛋白的摄入如牛奶、鸡蛋、鸡肉、鱼肉等，忌辛辣、隔夜食物。

（3）指导老人少量多餐，减慢进食速度，防止噎食或误吸，保证饮食安全。

（4）鼓励老人适当活动，促进消化，增进食欲。

5. 积极干预衰弱

（1）指导运动锻炼，抗阻运动与有氧耐力运动是预防及治疗衰弱状态的有效措施。根据老人的身体状态选择适合的锻炼，可改善老人的身体机能。

（2）给予营养补充，包括能量、蛋白质和维生素 D 等的补充，纠正营养不良状态。

（3）积极治疗和控制原发疾病，及时发现导致衰弱的可逆性因素如睡眠不足、抑郁情绪等。

（4）关心老人，尊重老人的意愿，鼓励子女多陪伴，引导老人适当参加社交活动。

6. 预防再发深静脉血栓

（1）告知老人存在下肢深静脉血栓形成的风险及预防的措施，提高老人落实各项措施的依从性。

（2）指导适当增加活动量，避免久坐、久卧。心衰发作卧床休息时，可选择主动踝泵运动。

（3）使用利尿药物的同时，准确记录出入水量，保证足够的入水量。

（4）卧床时适当抬高双下肢，促进下肢静脉回流，禁止腘窝下垫硬枕。

（5）密切观察双下肢水肿情况，监测下肢周径，观察有无下肢发红、肿胀及疼痛等。

（6）如突然出现呼吸困难、胸闷、胸痛等症状，应及时就医，排除肺栓塞。

7. 缓解焦虑情绪

（1）为老人讲解有关疾病、治疗及预后的相关知识，缓解老人的紧张情绪，树立战胜疾病的信心。

（2）重视对心衰症状的控制，鼓励老人主动参与疾病自我管理。

（3）陪伴、支持老人，鼓励其表达自己的感受，教会老人掌握应对焦虑的一些方法，如放松训练、深呼吸、静坐等。

（4）高度关注老人心理状况的变化，及时疏导，必要时指导老人遵医嘱服用抗焦虑药物。

8. 康复指导

（1）心衰患者的康复训练至关重要，有规律的有氧运动能够有效提高运动耐力，改善心衰症状。

（2）康复训练的类型和强度由心脏康复医师根据老人的心功能等级确定，鼓励老人循序渐进增加活动量，遵循床上活动、床边活动、室内活动、室外活动、上下楼梯的活动步骤。

（3）康复过程中充分考虑老人的安全，专人陪同。活动中如出现明显心前区不适、呼吸困难等不适时立即停止活动，原地休息；如休息后症状仍无缓解，立即就医。

第三节

糖尿病患者常见老年综合征及照护策略

一、糖尿病简介

近年来，我国老年糖尿病的患病率明显上升。2017 年有研究结果显示，60～69 岁糖尿病的患病率为 28.8%，在≥70 岁的人群中患病率为 31.8%。2019 年的数据显示，中国≥65 岁的老年糖尿病患者数约 3550 万，居世界首位，占全球老年糖尿病患者的 1/4。随着我国人口老龄化趋势加剧以及日益增长的老年糖尿病的管理需求，老年糖尿病患者成为防治的重点对象。老年糖尿病患者病情复杂、年龄大、病程长，健康状态个体差异很大，常伴有不同程度的认知功能障碍及复杂的基础疾病，较非老年患者而言，具有较高的致死率和致残率。因此，老年糖尿病的照护需要以多学科团队为依托，对患者各方面的情况进行综合评估，进而制订个体化的可长期坚持的方案。

老年糖尿病是指年龄≥65 岁，包括 65 岁以前和 65 岁及以后诊断的糖尿病。老年糖尿病患者以 2 型糖尿病为主，包含少数的 1 型糖尿病和其他类型糖尿病。老年糖尿病患者的临床症状不典型，无明显的"三多一少"症状（即烦渴多饮、多尿、多食、不明原因体重下降）。老年糖尿病患者并发症和/或伴发病更多，甚至以并发症或伴发病为首发表现。低血糖、高血糖高渗状态和糖尿病酮症酸中毒都是最严重的急性并发症，需要快速识别、及时处理。老年糖尿病患者发生低血糖的风险增加且对低血糖的耐受性差，更容易发生无意识低血糖、夜间低血糖和严重低血糖，如果不及时处理，会造成心血管事件、认知功能障碍甚至死亡等风险。糖尿病慢性并发症主要包括糖尿病肾脏病变、糖尿病相关眼病、糖尿病神经病变、糖尿病下肢动脉病变以及糖尿病足等。同时老年糖尿病患者易合并肿瘤、呼吸、消化系统等疾病，常多病共存，且易出现包括跌倒、痴呆、尿失禁、谵妄、晕厥、抑郁症、疼痛、睡眠障碍、药物滥用、衰弱综合征等在内的老年综合征。

目前生活方式干预是老年糖尿病患者的基本治疗方案，健康教育、合理的饮食、安全有效的运动应该贯穿老年糖尿病治疗的全程。同时应根据患者的健康情况，给予个性化的血糖控制目标和治疗方案。尽可能地选择低血糖风险较小的降糖药物，对于合并严重并发症或者健康状况不佳的患者，可以参考指南分级适当放宽血糖控制目标，并在治疗方案上慎重地思考治疗的风险与获益程度，减少急慢性并发症导致的伤残和死亡，改善生存质量，提高预期寿命。

二、基本信息

姓名：李××　　性别：男　　　　年龄：68 岁　　　学历：高中

婚姻：已婚　　　籍贯：湖南邵阳　　　职业：退休人员　医保类型：省医保
体重：74kg　　　身高：173cm　　　BMI：24.7kg/m²
入院日期：2021 年 6 月 17 日

三、评估

1. 慢病史

糖尿病病史 8 年余，血糖控制效果欠佳，高血压 10 年余，血压最高 175/95mmHg，服用药物控制血压基本达标，有高脂血症、脂肪肝。

2. 目前健康状况

患者自诉 8 年前因口干、多饮、体重下降，在当地医院检查发现血糖升高，诊断为"2 型糖尿病"，予以口服"二甲双胍缓释片 0.5g 2 次/日"降糖治疗。患者未规律监测血糖，1 年后偶测血糖发现血糖控制不佳再次于当地医院住院治疗，予以更换降糖方案"二甲双胍缓释片 0.5g 2 次/日＋门冬胰岛素 30 笔芯早餐前 14U、晚餐前 12U 皮下注射"降糖治疗。自诉空腹血糖波动在 10～12mmol/L，餐后血糖波动在 15～18mmol/L。近期患者出现双下肢麻木，为求进一步诊治，遂来我院就诊，以"2 型糖尿病伴多并发症：糖尿病视网膜病变，周围神经病变"收入院。入院体查：T 36.0℃、P 72 次/min、R 18 次/min、BP 160/90mmHg，因血糖控制不理想而闷闷不乐，睡眠欠佳，大小便正常。双下肢无浮肿，双膝反射未引出，双下肢足背动脉可扪及。温度觉：双上肢正常，双下肢正常；触觉（尼龙丝）：正常；震动觉（音叉）：正常；痛觉（大头针）：正常；踝反射及膝反射：正常。

3. 检查结果

（1）实验室检查　空腹血糖 10.7mmol/L↑，餐后血糖 16.5mmol/L↑，糖化血红蛋白 10.2％↑，总胆固醇 5.54mmol/L↑。甘油三酯 5.68mmol/L↑，低密度脂蛋白胆固醇 5.58mmol/L↑，尿常规：葡萄糖 3＋↑。血常规、电解质、肝肾功能、心肌酶、凝血功能、输血前四项、甲状腺功能三项、肿瘤标志物、肾病全套、粪常规、新型冠状病毒核酸检测均无明显异常。心电图无明显异常。

（2）影像学检查　骨密度：提示骨质减少。胸部 CT：双肺多发微小结节 LU-RADS2 类。肝胆脾彩超：脂肪肝、脾大、前列腺增生并多发钙化。甲状腺彩超：甲状腺左侧叶多发结节 2 类。双下肢血管彩超：双下肢动脉内膜不均匀增厚并多发斑块形成。心脏彩超无明显异常。

（3）专科检查　眼底检查：双眼眼底微血管瘤。神经肌电图检查：双腓总神经运动纤维受累。

4. 综合征

（1）营养不良　微型营养评定法量表（MNA-SF），评分为 11 分，营养不良风险。

（2）跌倒　Morse 跌倒评估量表，评分为 40 分，中度风险。

（3）抑郁　老年抑郁自评量表（GDS-15）评分为 8 分，有抑郁症状。

（4）睡眠障碍　睡眠状况自评量表（SRSS），评分为 30 分，轻度睡眠问题。

四、预防与照护建议

1. 饮食指导

（1）合理控制每日总能量的摄入是糖尿病饮食的基本原则。肥胖的糖尿病患者应减少能量摄入并增加有氧和抗阻运动，消瘦的患者应增加能量摄入，才能逐渐恢复正常体重。糖尿病患者每日所需的能量，需考虑年龄、身高、体重、体力活动强度等因素。

① 计算自己的理想体重：身高(cm)－105。

② 通过体重指数确定自己的体型（表 10-1）。

$$体重指数(BMI) = 实际体重(kg)/身高^2(m^2)$$

表 10-1　我国成人 BMI 的判断标准

判断标准	BMI/(kg/m^2)
消瘦	＜18.5
正常	18.5～23.9
超重	24～27.9
肥胖	＞28

注：BMI 对某些肌肉特别发达，或病重伴水肿的患者不适用。

③ 确定自己属于哪种活动水平（表 10-2）。

表 10-2　中国成人活动水平分级

活动分级	活动水平	举例
轻体力	75％的时间坐或站立,25％的时间站着活动	办公室职员、老师、售货员、钟表修理工
中体力	40％的时间坐或站立,60％的时间特殊职业活动	学生、司机、电工、外科医生、体育活动
重体力	25％的时间坐或站立,75％的时间特殊职业活动	农民、建筑工、搬运工、伐木工、冶炼工、舞蹈者

④ 根据自己的活动水平和体型，选择适合自己的能量级别（表 10-3）。

表 10-3　不同体型及活动水平的糖友每日能量需要量　　　　　kcal/(kg·d)

体型	活动水平			
	卧床	轻体力	中体力	重体力
消瘦	20～25	35	40	40～45
正常	15～20	25～30	35	40
超重	15	20～25	30	35

⑤ 计算您每日所需食物的总能量：

$$每天需要的能量＝理想体重×对应的能量级别$$

① 李××的理想体重：$173-105=68(kg)$。

② 李××的体重指数（BMI）：$74/1.73^2=24.7(kg/m^2)$。

李××的体型属于超重，轻体力活动水平，对应的能量级别为$20\sim25kcal/(kg\cdot d)$。

③ 计算李××每天所需食物的总能量。

$$每天需要的能量＝理想体重×对应的能量级别$$
$$=68kg×(20\sim25)kcal/(kg\cdot d)$$
$$=1360\sim1700kcal\cdot d$$

糖尿病患者一天的营养摄入中，碳水化合物提供的能量应占总能量的50%～65%；肾功能正常的糖尿病患者，蛋白质的摄入量可占供能比的15%～20%，肾功能异常的糖尿病患者，蛋白质的摄入量约$0.8g/(kg\cdot d)$；脂肪提供的能量应占总能量的20%～30%。根据各营养素在饮食中的占比，计算各类食物交换份（表10-4）。

表10-4　食物交换份

总热量/kcal	食物交换份/份	主食类/份	蔬菜类/份	鱼肉类/份	乳类/份	水果类/份	坚果类/份	油脂类/份
1000	11	5	1	2	1	0		2
1200	13	6	1	3	1	0		2
1400	15.5	7.5	1	3	2	0		2
1600	18	8	1	3.5	2	1		2.5
1800	20	9	1	4	2	1		3
2000	22	10	1	4.5	2	1	0.5	3
2200	24	11	1	5	2	1	1	3
2400	26.5	12.5	1	5	2	2	2	3

注：食物交换份：将食物按照来源、性质分成几类。4大类（8小类）——谷薯类、菜果类、肉蛋类、油脂类。同类食物在一定重量内所含的蛋白质、脂肪、碳水化合物和能量相近。每份均提供90kcal能量。

按早、中、晚三餐各占1/5、2/5、2/5分配（也可按1/3、1/3、1/3原则分配），结合李××的饮食习惯，一日三餐餐量分配见表10-5。

表10-5　李××的三餐餐量分配

餐次	李××一天总热量以1700kcal为例,进行食物交换份为19份					
	主食类	蔬菜类	肉蛋鱼	乳类	水果类	油脂类
	8份	1份	4份	2份	1份	3份
早餐	2份		1份	1份		1份
中餐	3份	0.5份	2份			1份
晚餐	3份	0.5份	1份	1份	1份	1份

（2）建议每天饮水在2000ml以上。

（3）食盐摄入量限制在6g/d以内，同时应限制摄入含钠高的调味品或食物，例如味精、酱油、调味酱、腌制品、盐浸等加工食品等。

（4）改变进餐顺序，先吃蔬菜再吃肉类，最后吃主食。宁干勿稀，少喝汤，少喝粥。

（5）尿酸高的患者，建议低嘌呤饮食。

（6）戒烟限酒。

2. 运动指导

运动前要进行必要的评估，特别是心肺功能和运动功能的医学评估。制订运动处方如下：

（1）运动原则　循序渐进、量力而行、持之以恒的原则。

（2）运动时间　餐后1h。

（3）运动强度　简易计算法：运动时保持脉率（次/min）＝170－年龄。自身感觉：微微气喘但还能与同伴正常交谈。运动强度的分类见表10-6。

表10-6　运动强度分类

运动强度	运动形式	备注
较低强度运动	散步、力所能及的家务、舒缓体操等	低于中等强度
中等强度运动	快走、骑车、跳舞、打太极、骑车、跳绳、乒乓球、打羽毛球、高尔夫球、做操等	中等强度：运动时有点用力，心跳和呼吸加快但不急促。如微微出汗，但不是大汗淋漓；稍有气促，但不是气喘吁吁；可以说话，但不能唱歌
较大强度运动	快节奏舞蹈、有氧健身操、慢跑、游泳、骑车上坡、足球、篮球等	高于中等强度

（4）运动方式　低、中强度有氧运动、抗阻运动，协调、柔韧性、平衡能力训练。

（5）运动频率　有氧运动每周5～7次，最好每天都运动，时间为20min，但不包括热身和结束后的整理运动。抗阻运动每周2～3次（两次锻炼间隔≥48 h）。

（6）运动注意事项　运动前后应监测血糖、血压，当血糖大于16.7mmol/L，且出现酮体时，应避免运动。血糖小于5.6mmol/L，摄入额外的碳水化合物后方可运动。运动时建议携带病情卡、水和含糖食品，以免发生低血糖。当血压≥180/120mmHg时禁止运动，血压≤160/100mmHg时，在运动医学或康复医学人员的监督下进行放松训练和低强度有氧运动。血压≤130/80mmHg时，运动强度可以由低强度至中等强度，避免憋气动作或高强度的运动，防止血压过度增高。还要注意穿大小适中的鞋子和松口的棉袜，选择环境好且安全的运动场地，天气不好时应选择室内运动。

3. 血糖监测指导

（1）使用口服降糖药患者每周监测2～4次空腹或餐后血糖，就诊前1周连续监测 3 天，每天监测 7 次（三餐前＋三餐后 2h＋睡前）。

（2）患者目前使用门冬胰岛素 30 笔芯皮下注射，根据血糖监测指南指导患者血糖未达标时每周监测 3 天血糖，分别是空腹、晚餐前两个时间点监测。血糖已达标每周监测 3 次血糖，分别是空腹、晚餐前、晚餐后 2h 监测。

不同胰岛素治疗方案血糖监测处方见表 10-7。

表 10-7　不同胰岛素治疗方案血糖监测处方

方案	血糖监测		空腹	早餐后	午餐前	午餐后	晚餐前	晚餐后	睡前
基础胰岛素治疗	未达标	每周 3 天	×						
		复诊前 1 天	×	×		×	×		×
	已达标	每周 3 次	×	×				×	
		复诊前 1 天	×	×		×	×		×
每日 2 次预混胰岛素治疗	未达标	每周 3 天					×		
		复诊前 1 天	×	×		×	×		×
	已达标	每周 3 次	×				×	×	
		复诊前 1 天	×	×		×	×		×
每日多次胰岛素治疗	未达标		×	×	—	×	—	×	×
	已达标		×				×		×

注：×，需测血糖的时间；—，可以省去测血糖的时间。

4. 胰岛素使用

（1）针头使用　针头一次性使用。

（2）注射部位选择

① 腹部：脐周 2.5cm 以外。

② 臀部：臀部外上侧。

③ 大腿：大腿前外侧上 1/3。

④ 上臂：上臂外侧中 1/3。

（3）注射部位轮换　不同注射部位之间和同一注射部位内的轮换。

（4）胰岛素保存　未开封的胰岛素放在冰箱内（2～8℃）冷藏，正在使用的胰岛素可在室温下（0～30℃）保存 1 个月。

（5）胰岛素携带　外出时，应随身携带，不要放在车内或行李箱内，避免光照和过热，避免冷冻和剧烈震荡。

5. 预防低血糖

（1）密切监测患者的血糖情况，及时发现无症状低血糖并给予处理。

（2）对患者进行低血糖相关知识宣教，生活中尽量避免引起低血糖的诱因，指导患者掌握识别、预防和处理低血糖的方法。

（3）根据病情，选择合适的血糖控制目标，避免发生低血糖。

（4）当患者晚餐后血糖低于 5.6mmol/L 时，可鼓励患者适当进食，避免夜间低血糖的发生。

（5）保证充足的睡眠，作息规律，保持血糖稳定。

（6）患者养成随身携带患者信息卡和高糖食品的习惯。

6. 药物使用与指导

（1）指导患者餐前按时注射胰岛素，不要擅自调整胰岛素剂量，反复出现低、高血糖时及时就诊。

（2）遵医嘱按时按量服用降压药物，每天监测血压 2～3 次，避免血压过高过低。

7. 预防跌倒

（1）每天监测血压 2～3 次。

（2）遵医嘱使用降压药，指导患者按时服药，勿随意增减剂量。

（3）保证充足的睡眠，保持情绪稳定。

（4）指导患者掌握三步起床法，从卧位到坐位再到站位，每个步骤至少 30s，没有头晕、双眼发黑和下肢无力时再进行下一步活动，避免因体位突然改变而发生体位性低血压。

（5）加强柔韧性与平衡能力训练可以增强平衡能力，如太极拳、五禽戏、八段锦、交替性单脚站立、走直线等，可以降低老年糖尿病患者跌倒的风险。

（6）指导患者配合治疗，保持血压和血糖的稳定。

8. 抑郁

（1）保证充足的睡眠。

（2）每天坚持运动；鼓励患者参与群体活动，多与人交流沟通。

（3）指导患者掌握应对抑郁的一些方法，如放松训练、音乐疗法等，使患者的情绪逐步趋于稳定。

（4）增强患者自我管理的能力和信心。

（5）指导家属关心患者，给予患者心理支持，耐心倾听患者的诉说并予以心理疏导。

（6）必要时遵医嘱予以抗抑郁药物治疗。

9. 睡眠障碍

（1）指导患者每天晚上准时就寝、早上准时起床，中午小睡，睡觉前听舒缓的音乐。

（2）每天坚持适度的运动。

（3）避免浓茶和咖啡以及日间过度劳累和兴奋而影响睡眠。

（4）必要时遵医嘱服用改善睡眠的药物。

10. 糖尿病自我管理相关知识

（1）住院期间给患者提供规范、系统的糖尿病教育，让患者掌握糖尿病自我管理的知识和技能，帮助血糖达标。可按照糖尿病健康教育路径表，每天有计划地给予个性化的指导。

（2）与患者和家属分析血糖波动的原因，并提供针对性解决方案。

（3）运用互动达标理论，鼓励患者主动参与到糖尿病健康教育中，与患者和家属共同制订糖尿病自我管理方案。

（4）对患者的血糖监测及胰岛素注射等技术是否掌握适时进行评价，及时发现问题并给予指导。

第四节
慢性阻塞性肺疾病患者常见老年综合征及照护策略

一、慢性阻塞性肺疾病简介

慢性阻塞性肺疾病（COPD，简称慢阻肺）是最常见的慢性气道疾病，也是"健康中国 2030"行动计划中重点防治的疾病。慢阻肺是一种可以预防和治疗的常见疾病，以持续性呼吸道症状和气流受限为特征，由于显著暴露于有害颗粒物或气体造成的气道和/或肺泡异常引起。最常见的呼吸系统症状包括呼吸困难、咳嗽和/或咳痰，重大合并症可能会影响发病率和死亡率。慢阻肺病程长、反复发作，并对全身多个器官产生严重影响，制约着老年人的健康。随着人口老龄化加速和环境污染等问题不断恶化，慢阻肺患病率高且呈现上升趋势、病死率高、社会经济负担重，成为世界各国广泛重视的公共卫生问题。

老年慢性阻塞性肺疾病的流行病学和疾病负担：我国将 60 周岁以上的人群定义为老年人。老年人是慢阻肺的高发人群，肺功能严重受损患者比例高。2018 年发表的中国肺部健康研究（the China pulmonary health study，CPH）结果显示，我国慢阻肺患病率随年龄增长显著上升，60～69 岁为 21.2%，≥70 岁老年人的患病率高达35.5%。老年慢阻肺患者中严重肺功能受损者（GOLD 3～4 级）占 9.3%。老年人群中男性慢阻肺患病率为 31.8%，显著高于女性（13.8%）。全球疾病负担（global burden of disease，GBD）最新中国数据显示，2017 年我国慢阻肺病死率为 68/10 万，造成的死亡人数为 94.5 万人，位于死亡原因的第三位。调查显示全球疾病负担的

23％来自 60 岁及以上老年人群，在老年人群疾病负担最重的前 15 个疾病中慢阻肺位于第三位，仅次于缺血性心脏病和脑卒中。慢阻肺诊断不足，普通人群对慢阻肺及相关知识的知晓率低以及高危人群接受肺功能检查率低，这一问题在老年人群中尤为明显。多项不同区域的流行病学调查显示我国慢阻肺的诊断率为 23.6％～30.0％，仅一半的慢阻肺患者接受治疗。中国肺部健康研究结果表明，确诊的慢阻肺患者中仅 2.6％意识到自己的慢阻肺疾病状况，只有 12.0％报告曾经接受过肺功能检查。

慢阻肺的主要症状：①慢性咳嗽，通常为首发症状；②咳痰，合并感染时有脓痰；③气短、呼吸困难，早期仅于劳力时出现，后来逐渐加重，以至日常活动甚至休息时也感到气短；④喘息和胸闷，常于劳力后发生；⑤体重下降，食欲减退，外周肌肉萎缩和功能障碍、抑郁、焦虑等。

慢阻肺的治疗原则：①稳定期的治疗目标是缓解患者症状，提高活动耐力，减少急性发作次数和严重程度，预防疾病进展，改善患者状况；②急性期的治疗目标是减少此次急性加重的负面影响，并防止后续急性加重不良事件的发生。

二、基本信息

姓名：胡××　　性别：男　　　　年龄：75 岁　　文化程度：初中
婚姻：已婚　　籍贯：湖南长沙　　职业：农民　　医保类型：新农合
入住日期：2020 年 8 月 23 日

三、评估

1. 慢病史

患慢性阻塞性肺疾病 20 余年；高血压 10 余年，最高血压 170/100mmHg，现口服氨氯地平 5mg 1 次/日降压治疗，自述血压控制可；有前列腺增生病史。

2. 目前健康状况

老人，胡某，男，75 岁，因反复咳嗽、咳痰、喘息 20 余年，再发加重 3 天入院。患者 20 多年前于受凉或天气转冷时出现咳嗽、咳痰并喘息，近年来发作频繁，症状加重，曾多次因慢性阻塞性肺疾病住院治疗。3 天前上述症状再发，阵发咳嗽、咳黄白色黏液痰，伴有喘息和呼吸困难，无发热、腹痛、咯血症状。有尿频、排尿不畅，偶有尿急，无尿痛及血尿。在当地医院治疗 3 天（具体治疗不详），症状无好转且呼吸困难加重转入我院。入院后予以抗感染、止咳化痰、平喘等对症处理，经积极治疗及肺功能康复后，老人病情平稳，予以老年综合征评估后出院回家。

入院体查：T 36.5℃，P 114 次/min，R 30 次/min，BP 148/95mmHg，SPO$_2$ 90％。老人慢性病容，神志清楚、气喘明显、端坐呼吸、痰液黏稠不易咳出、口唇发绀。查体合作，双侧瞳孔等大等圆，直径约 3.0mm，对光反应灵敏，理解力、定向力、计算力、记忆力均正常。全身皮肤黏膜无黄染，无瘀点瘀斑及皮下出血，全身浅表淋巴结未触及。颈静脉无怒张，肝-颈静脉回流阴性。胸部对称，桶状胸，叩诊呈过清音，双肺呼吸音较低，散在哮鸣音，右肺可闻及少量湿啰音，触诊无胸膜摩擦感。双下肢未见明显水肿。老人诉有胸闷，无腹痛腹泻，发病以来睡眠食欲差，大便正常；情绪较焦虑，担心疾病预后不佳影响生活。

入院诊断：慢性阻塞性肺疾病急性加重期［D 组 慢性阻塞性肺疾病全球倡议（GLOD）-4 级］、Ⅱ型呼吸衰竭、高血压、前列腺增生。

3. 检查结果

（1）胸部 CT 检查 双肺支气管血管束增多紊乱，右肺可见条索状、斑片状高密度增高灶，胸膜不均匀增厚，左下肺局部支气管扩张可能。肺功能检查：重度阻塞性肺通气功能障碍，支气管舒张试验阴性，吸入支气管扩张剂后 FEV_1/FVC 47.04%，FEV_1 36.2%预计值。心脏彩超：右心室、右心房轻度增大，肺动脉高压（轻度），左心室收缩功能测值正常、舒张功能测值轻度减退。

（2）实验室检查 血常规示白细胞 $10 \times 10^9/L$↑，中性粒细胞 75%，血红蛋白 109g/L↓；血气分析（未吸氧）pH 7.43，PaO_2 46mmHg↓，$PaCO_2$ 62mmHg↑，SaO_2 83%↓；超敏 C 反应蛋白 14.33mg/L↑；降钙素原 0.068ng/ml；总蛋白 60.4g/L↓；白蛋白 32.7g/L↓。

4. 综合征

（1）营养不良 ①微型营养评定法（MNA-SF）评分 9 分，有营养不良风险。②营养风险筛查评估表（NRS-2002）评分 4 分，有营养风险。

（2）睡眠障碍 睡眠状况自评量表（SRSS）为 28 分，有轻度睡眠问题。

（3）跌倒 Morse 跌倒评估量表评分为 55 分，跌倒为高度风险。

（4）衰弱 衰弱筛查量表（the FRALL scale）5 分，明显虚弱。

（5）深静脉血栓 Caprini 风险评估 5 分，血栓高危。

（6）尿失禁 国际尿失禁咨询委员会尿失禁问卷简表（ICI-Q-SF）评估 5 分，轻度混合性尿失禁。

（7）焦虑抑郁 汉密尔顿焦虑量表（HAMA）评分为 15 分，有焦虑；老年抑郁筛查量表评分为 9 分，有抑郁。

四、预防与照护建议

1. 生活护理

（1）环境 室内空气新鲜、流通，温湿度适宜，室内禁止吸烟，避免去人多密集的公共场所，冬季及天气骤变时注意保暖，避免吸入冷空气，预防感冒。睡眠时提供舒适的睡眠环境，环境安静。

（2）休息与睡眠　保持合理的休息睡眠，养成规律的起居生活习惯，改变不利于睡眠的生活习惯。入睡前不宜饮用咖啡、浓茶、烈酒及大量水分，完成如厕、保持情绪稳定、温水泡脚等帮助入睡；入睡困难时可播放轻音乐或催眠音乐。慢阻肺急性发作或喘息明显时应卧床休息，取舒适坐位或半坐卧位，穿宽松衣服，盖松软被子，以改善呼吸困难症状。长时间卧床时抬高下肢高于心脏水平 20～30cm，预防下肢深静脉血栓。

（3）饮食护理　合理膳食，改善营养状况，必要时在医生和营养师的指导下制订营养干预方案。

① 老人心、肝、肾功能正常时，应给予充足的水分与热量，每日饮水量 1500ml 以上可以稀释痰液促进痰液排出、预防深静脉血栓和改善尿失禁。如水肿明显或尿少时需要限制钠、水的摄入。

② 慢阻肺老人的营养总原则为高能量、低（适量）碳水化合物、适量高脂肪、高优质蛋白质，注意补充各种维生素及矿物质。慢阻肺老人呼吸做功多，机体消耗大，需要补充更多的能量；有 CO_2 潴留时避免含糖零食、白面包、面食等简单碳水化合物的食物，以免机体产生更多的二氧化碳，可选择全谷物和复合碳水化合物食物；在血脂、血压控制较好的情况下适量选择高脂肪膳食，注意调整脂肪酸的结构，尽量食用单不饱和脂肪酸；蛋白质补充选择如乳清蛋白及其他动物蛋白等富含亮氨酸等支链氨基酸的优质蛋白质，蛋白质的推荐摄入量为 1.0～1.5g/(kg·d)；鼓励老人多食深色蔬菜和水果以及豆类等，补充维生素和纤维素。

老人食欲欠佳时通过科学的加工烹调使食物色香味形俱全，食物种类多样化，饮食清淡易消化；少食多餐，每餐不要过饱，避免腹胀和呼吸短促，出现此种情况时可尝试细软的食物；保证慢阻肺老人有充足的进食时间，进食时应心情放松；避免产气和易引起便秘的食物，避免过冷、过热的食物；摄盐量不宜过多，每日＜6g 为宜，过多易导致机体水钠潴留，还会影响血压波动。

③ 进食富含优质蛋白的鱼类、牛奶以及果蔬等食物还可以起到促进睡眠的作用，有助于减轻慢阻肺老人的疲劳感，进而有效调节慢阻肺老人的衰弱状态；富含必需氨基酸的营养补充可能有助于改善腿部肌肉和活动能力，补充维生素 D 和 ω-3 脂肪酸可改善老年人的肌力下降，从而预防跌倒；少食辛辣刺激食物，忌酒，避免咖啡因、碳酸饮料的摄入，睡觉前和夜间及外出前避免过多饮水，以免加重尿失禁症状。

（4）预防老人跌倒　评估家居环境的安全，确保适合老人居住，常用物品放在老人易取的地方；衣裤、鞋袜尺寸大小适合老人，舒适为宜；告知老人和家属跌倒的风险、可能导致的后果，提高老人和家属对跌倒的认知及防范意识；注意可能导致跌倒的药物如改善睡眠的药物、降血压的药物；告知老人外出活动时的安全防范及跌倒的应急处理，外出时需有人陪伴；告知老人改变体位时，动作宜缓慢，做到

"三步"起床法（从卧位到坐位再到站位）每步至少30s；习惯性夜尿或尿失禁老人使用床旁便器。

（5）衰弱的日常生活护理　根据日常生活活动能力（ADL）评分给予老人相应的生活照护，改善居家环境。减少和避免引起衰弱的危险因素如不良生活方式、摄入营养不足、焦虑/抑郁、多重用药等，身体条件允许时，进行适度的活动和锻炼，增强肌肉力量。

（6）尿失禁的生活护理　注意保持会阴部的清洁干燥，做好皮肤清洁；不可过度劳累，放松心情，避免精神紧张；不可憋尿以免造成膀胱的过度充盈引起排尿困难；避免久坐和骑车，以免会阴部充血引起排尿困难；慎用加重排尿困难的药物。

2. 疾病专科护理

（1）促进呼吸道分泌物排出，降低气流阻力，减少支气管、肺部的感染。指导老人深呼吸和有效咳嗽，每2～4h进行数次随意的深呼吸，在吸气终末屏气片刻后爆发性咳嗽。指导家属叩击震动背部，方法为五指并拢，向掌心微弯曲，呈空心掌，腕部放松，迅速而规律地叩击胸部。叩击顺序为从肺底到肺尖，从肺外侧到内侧，每一肺叶叩击1～3min。叩击的同时鼓励老人做深呼吸和咳嗽。叩击时间以15～20min为宜，每日2～3次，餐前进行。叩击时应询问老人的感受，观察面色、呼吸、咳嗽、排痰情况。

（2）遵医嘱使用止咳、化痰、平喘药物，规范使用吸入剂，教会老人学会自我监测病情变化，尽早治疗呼吸道感染。年龄＞65岁的慢阻肺老人，建议每年接种流感疫苗和每5年接种肺炎球菌疫苗，可改善慢阻肺老人的疾病严重程度和病死率。

（3）有氧疗指征的慢阻肺老年人应坚持长期家庭氧疗。每日15h，最好在夜间进行。需要注意的是慢性阻塞性肺疾病老人氧疗时氧流量一定不可过高，应保证持续低流量低浓度吸氧，即1～2L/min。

（4）改善呼吸道相关症状，对呼吸困难引起的相关性疲劳给予针对性护理，从而改善衰弱的状况。

（5）平时注意监测血压，遵医嘱规律服用降压药，不能随意减量或停药，需在医生的指导下调整药物的用法，注意用药后不良反应，特别是体位性低血压的发生。当老人服药期间出现头晕、双眼发黑、乏力、疲劳、恶心、头痛等不适时一定要有专人陪伴，夜间下地如厕应特别小心，以防跌倒事件的发生。

（6）预防深静脉血栓，观察肢体有无肿胀、疼痛、发热，必要时监测肢体周径。如果出现呼吸困难、胸闷、胸痛、咯血甚至晕厥等肺栓塞症状，需立即报告医生，积极救治。

3. 运动干预

（1）病情稳定后尽早进行呼吸训练，帮助老人学会腹式呼吸与缩唇呼吸。每日锻炼 2 次，每次 10～20min，可以使膈肌活动度增加，达到改善呼吸功能的目的。也可指导老人使用提供一定阻力的吸气训练器和呼气训练器进行呼吸训练。

（2）规律的运动训练是慢阻肺老人肺康复的核心内容，并且能预防和治疗老年人衰弱，是提高老年人生活质量和功能的最有效方法。根据老人的病情、体力、耐力及年龄情况个性化指导老人循序渐进地进行有氧耐力训练（步行、运动平板、踏车）、阻力/力量训练（通过重复地举起一定的负荷来训练某一组肌肉）、身体柔韧性训练等，训练强度以 Borg 评分（6min 步行实验）4～6 分或自感劳累评分 12～14 分为宜，或以目标心率（target heart rate，THR）作为大多数慢阻肺患者运动强度的指标。标准的肺康复方案为每周进行 2 次至少 30min 的有氧运动训练和阻抗或力量训练，持续 6～8 周，能够改善慢阻肺老人的呼吸困难症状，提升老人的运动耐力和健康状况。运动训练时注意老人的安全，在运动时出现呼吸困难（Borg 评分≥6分）、SPO_2≤85%、疲劳感强烈（Borg 评分>6 分）、血压波动厉害（收缩压上升到≥180mmHg 或下降≥20mmHg）、头晕、恶心、呕吐、面色苍白、大汗需立即停止训练；可以在运动训练期间进行氧疗改善老人的运动耐力，对于严重慢阻肺老人，也可以使用无创通气作为运动训练的辅助治疗。

（3）在兼顾安全的前提下还可以指导老人进行平衡训练预防跌倒和衰弱，进行相关盆底肌训练和膀胱训练以控制尿急、延长排尿间隔，改善尿失禁。

（4）散步、呼吸操、太极拳、五禽戏等，可以提高老人的锻炼信心和运动耐力，促进机体的全面调整和修复，进而帮助改善肺功能，可以作为正规肺康复治疗的有益补充。适度的运动也可以改善老人的睡眠和情绪，提高机体抵抗力。

（5）落实预防下肢深静脉血栓基础预防措施，多活动（散步、踝泵运动等）。

4. 心理护理

（1）帮助老人缓解焦虑、抑郁情绪　慢阻肺老人因患病时间长、社会活动减少、经济收入降低等因素容易导致焦虑和抑郁。照护者及医护人员需与老人建立良好的人际关系，多与老人沟通交流，了解老人不良情绪的原因，给予老人情感支持；营造和谐的亲情氛围和舒适的休养环境，去除不良的刺激因素，建立医院、家庭、社区协助支持系统，引导老人向往积极的生活。

（2）帮助老人树立信心　耐心为老人讲解有关疾病、治疗护理及预后的相关知识，使老人对疾病有正确的认识，与老人和家属共同制订与实施康复计划，定期进行肺康复锻炼，坚持合理用药，减轻老人的疾病相关症状；疾病稳定时，鼓励老人进行力所能及的日常生活活动和锻炼，当老人完成好时，给予鼓励，增强老人自我照顾的能力和生活的信心；治疗效果欠佳时安抚老人的情绪，告知老人疾病的转归需要时间，引导老人积极配合治疗。

（3）指导老人放松技巧　教会老人缓解焦虑抑郁的方法，如听轻音乐、看电视、下棋、做游戏等娱乐活动，以分散注意力，减轻焦虑抑郁；鼓励老人适当参加一些适宜的社会活动，多与人们接触和交往；陪老人聊天、公园散步、郊外活动；鼓励老人培养自己的兴趣爱好。

（4）进行针对性的心理支持和疏导　关心、尊重老人，鼓励老人表达自己的感受，帮助老人摆脱消极、抑郁情绪；注意观察老人的情绪变化和异常言行，抑郁严重时警惕预防老人自杀，多关心安慰老人，使老人的情绪逐步趋于稳定。必要时寻求专业性的心理咨询机构，帮助老人减轻心理压力。

（5）遵医嘱服用抗焦虑、抗抑郁药物治疗。

第五节
肺癌患者常见老年综合征及照护策略

一、肺癌简介

恶性肿瘤是威胁我国居民生命健康的重大慢性疾病，恶性肿瘤负担呈现逐年上升趋势。而所有的恶性肿瘤中，肺癌的发病率和死亡率均居首位。根据中国国家癌症中心最近的估计，中国每年新发肺癌病例约为 78.7 万例。全球癌症统计数据显示，2020 年全球癌症死亡病例 996 万例，其中肺癌死亡 180 万例，远超其他癌症类型，位居癌症死亡人数第一。中国肺癌的发病数和死亡数分别占全球的 37.0％和 39.8％。在大多数国家，肺癌年龄标准化的 5 年期净生存率在 10％～20％，主要原因是大多数患者确诊时已处于晚期。中国每年因肺癌死亡的例数约为 63.1 万。其中发病率及病死率均是男性高于女性，城市高于农村；发病率和病死率存在区域差异，东北部最高，西北部最低。肺癌的病因至今尚不完全明确，大量资料表明，长期大量吸烟与肺癌的发生有非常密切的关系。长期大量吸烟者患肺癌的概率是不吸烟者的 10～20 倍，开始吸烟的年龄越小，患肺癌的概率越高。另外，可能的病因有职业和环境接触、电离辐射、遗传、大气污染等。我国界定的肺癌高风险人群介于 50～74 岁，且至少符合以下条件之一：①吸烟包年数不少于 30（包·年），包括曾经吸烟不少于 30（包·年），但戒烟不足 15 年，吸烟包年数＝每天吸烟的包数（每包 20 支）×吸烟年数；②与①共同生活或同室工作被动吸烟超过 20 年；③患有慢性阻塞性肺疾病（COPD）；④有职业暴露史不少于一年，包括暴露于石棉、氡、铍、铬、镉、硅、煤烟和煤烟灰；⑤有一级亲属确诊肺癌，一级亲属指父母、子女及兄弟姐妹（同父母）。

肺癌（lung cancer）是原发性支气管肺癌（primary bronchogenic lung carcinoma）的简称，是指起源于支气管黏膜或腺体的恶性肿瘤。根据解剖学部位，可分为中央型肺癌和周围型肺癌。根据组织病理学特点不同，可分为非小细胞肺癌和小细胞肺癌。其中非小细胞肺癌主要包括两个亚型，腺癌和鳞癌。另外，还有大细胞癌等。

本病例是一例肺鳞癌的患者。

肺癌的临床症状与肿瘤大小、类型、发展阶段、发生部位、有无并发症和转移密切相关。肺癌可无明显症状，当疾病发展到一定阶段后才出现症状。5%～15%的患者在常规体检、胸部影像学检查时发现，发现时并无明显症状。有症状的患者最常出现的症状有咳嗽、痰中带血或咯血、喘鸣、胸痛、声嘶、发热等。

治疗肺癌主要遵循早发现、早诊断、早治疗的原则，明确其病理类型、临床分期后，对患者的整体状态进行全面评估，选择多种方法综合治疗，以减轻患者的症状，改善其生存质量，延长生存期。小细胞肺癌较早发生转移，主要选择化疗、放疗或免疫治疗以及支持治疗。非小细胞肺癌早中期首选外科手术治疗，另外还可根据情况进行化学治疗、放疗、免疫治疗、靶向治疗以及支持治疗等。

二、基本信息

姓名：金×× 　　性别：男 　　年龄：70 岁 　　文化程度：初中
婚姻：已婚 　　籍贯：湖南长沙 　职业：工人 　　医保类型：市医保
入住日期：2021 年 10 月 15 日

三、评估

1. 慢病史

患有"慢性阻塞性肺疾病"10 余年，吸入"乌美溴铵维兰特罗吸入粉雾剂"治疗，病情稳定；患有"高血压"20 余年，自服"氨氯地平片"降压，血压控制在150/90mmHg；有"乙肝"病史。

2. 目前健康状况

老人，金某，男，70 岁，自诉 1 个月前无明显诱因出现右胸背部隐痛，呈持续性，伴有咳嗽、咳白色黏痰，胸闷气促、头痛。于半个月前就诊于"南华大学第一附属医院"，CT、支气管镜等检查确诊为"右肺鳞癌"入院。入院诊断：肺癌化疗（右下肺鳞癌 T2bN1M1bⅣA 期、肺门淋巴结、胰腺转移）、慢性阻塞性肺疾病（稳定期）、高血压 3 级极高危组、病毒性肝炎慢性乙型、前列腺增生。入院时，老人神志清楚，自主体位，表情自如，步行入院，体查合作。老人自诉平常生活不规律，经常熬夜，吸烟 50 余年，每日 2 包。目前体查：T 36.7℃，P 74 次/min，R 21 次/min，BP 131/78mmHg。老人胸廓无畸形，胸壁静脉无曲张，胸骨无压痛；双侧胸廓对称，右下肺语音传导减弱，左肺叩诊音清，右下肺叩诊呈浊音，右下肺呼吸音低，余部位正常。老人精神欠佳，食欲欠佳，有营养不良风险，大小便正常，皮肤黏膜无黄染，无皮疹，全身浅表淋巴结未触及肿大，未闻及明显的干湿啰音。入院后经过一次化疗，拟出院回家疗养，诉胸背部疼痛较前缓解，偶有咳嗽，咳白色黏痰，无其余不适，下一周期化疗再联系科室入院。老人情绪较焦虑，担心疾病预后、化疗副反应、经济问题等。

3. 检查结果

（1）胸部 CT　右肺下叶后基底段占位，肿瘤性病变可能性大，周围型肺癌合并阻塞性炎症？右肺上叶后基底段支气管扩张伴黏液栓栓塞，考虑支气管闭锁；右肺门淋巴结肿大；右侧胸腔积液。

（2）头颅 CT　右侧基底节区及脑干腔隙性脑梗死灶可能，脑白质疏松。

（3）全身 PET-CT　右下肺大小 4.3cm 高代谢肿块，肿块周围小斑片状影，考虑右下肺恶性肿瘤并阻塞性炎症、右肺门高代谢淋巴结，考虑淋巴结转移；胰体尾部高代谢结节，考虑恶性结节，原发？转移？建议病检；慢性支气管炎、肺气肿、甲状腺左侧叶小钙化灶、纵隔内炎性淋巴结肿大、冠脉钙化、左肾上小腺瘤、右侧胸腔积液。

（4）肺功能　重度阻塞性肺通气功能障碍；支气管舒张试验阴性；弥散功能重度下降。

（5）支气管镜右下肺占位病理结果　（右下叶黏膜）考虑恶性肿瘤，结合免疫组化，病变符合鳞癌，局部不排除浸润；免疫组化结果：P40（＋），P63（＋），Ki-67（20％＋），CK7（－），TTF-1（－），NapsinA（－）。

（6）胰腺 CT　①胰腺体-尾移行区结节，性质待定：转移瘤？②左上肾结节灶：转移瘤？腺瘤？③肝内多发囊肿、双肾高密度囊肿。

（7）实验室检查　血气分析：pH 7.46，Ca^{2+} 1.14mmol/L；血常规：白细胞计数 12.2×10^9/L↑，中性粒细胞分类计数 8.5×10^9/L↑，血小板比容 0.23％↑，单核细胞分类计数 0.7×10^9/L↑；心肌酶检测＋肝功能＋血清离子检测＋CPR＋肾功能＋E4A：高密度脂蛋白（HDL）0.84mmol/L↓，C 反应蛋白 10.0mg/L；尿液沉渣分析＋尿常规：潜血＋，结晶总数 265.98 个/μL，未分类结晶 138.6 个/μL，一水合草酸钙结晶 53.46 个/μL，二水合草酸钙结晶 73.92 个/μL，病理管型 0.66 个/μL；肺癌五项：Nsclc-21-1 4.36ng/ml；血沉（ESR）80.0mm/h↑；凝血常规及相关项目、甲状腺功能三项、NT-proBNP、降钙素原结果正常。

4. 综合征

（1）营养不良　①微型营养评定法（MNA-SF）评分 9 分，有营养不良风险。②营养风险筛查评估表（NRS-2002）评分 3 分，有营养风险。

（2）疼痛　老人胸背部疼痛，性质为胀痛，数字评定量表（NRS）评分为 3 分，为轻度疼痛，无其他伴随症状。

（3）深静脉血栓 Caprini 风险评估为 5 分，为高危。

（4）焦虑 汉密尔顿焦虑量表（HAWA）评分 19 分，有焦虑。

四、预防与照护建议

1. 戒烟指导

劝导老人戒烟，并且使其处在无烟环境中，避免吸入二手烟。在戒烟期间，要充分休息，规律生活。犯烟瘾时，要立即做深呼吸活动，或咀嚼食物，让自己的手和嘴保持忙碌状态。改变生活习惯和周围环境，告诉家人和朋友老人正在戒烟，并且督促老人戒烟。

2. 饮食指导

（1）老人平时宜进食低盐低脂、高蛋白、高热量、富含维生素的饮食，多吃新鲜蔬菜水果、优质蛋白质食物如鸡、鱼和豆类，避免进食辛辣、刺激食物。少量多餐，创造清洁、舒适的进餐环境。

（2）在化疗食欲不佳期间，老人宜食用一些少油或不放油的清淡爽口食物或一些酸性食物，可起到开胃作用。吃的食物应温和无刺激，避免进食过冷或过热食物，避免辛辣、油炸、油腻、腌制、熏制食品。少食多餐，避免过饱，在三餐之外可适当增加一些体积小、热量及营养丰富的食物，如巧克力、蛋类制品。多吃富含维生素 C 和 B 族维生素的蔬菜和水果，如西红柿、山楂、橙子等。

（3）注意补充水分，在化疗消化道反应期间，提倡少量多次饮水。

（4）克服恐惧心理，即使有恶心、呕吐也要坚持进食。但是恶心呕吐时要防止误吸，症状明显时暂缓进食，等稍缓解再进食，必要时遵医嘱予以止吐药物。如发生呕吐，要注意及时漱口，保持口腔清洁且湿润。要及时清理呕吐物，及时开窗通风，保证室内空气新鲜。

（5）一旦发生窒息，立即使用海姆立克急救法施救：救护者站在受害者身后，从背后抱住其腹部，双臂围环其腰腹部，一手握拳，拳心向内按压于受害人肚脐和肋骨之间的部位；另一手成掌捂按在拳头之上，双手急速用力向里向上挤压，反复实施，直至阻塞物吐出为止。

3. 疼痛管理

（1）在老人疼痛时，尊重并接受老人对疼痛的反应，不能通过自己的体验来评判老人的感受。

（2）让老人及家属正确认识癌痛，通过各种方法解除老人的痛苦，提高老人的生存质量。①通过参加有兴趣的活动，如看报、听音乐、与家人交谈、深呼吸、放松按摩等方法分散老人的注意力，以减轻疼痛。②尽可能地满足老人对舒适的需要，如协助更换体位、做好清洁卫生、保持室内环境舒适等。③可以应用冷、热疗法减轻局部疼痛，如采用热水袋、热水浴、局部冷敷等方法。④必要时遵医嘱按疼痛三阶梯疗法使用镇痛药物。

（3）告知老人和家属化疗等抗癌治疗本身能控制疼痛，但镇痛显效需要一定时间，增加老人及家属治疗的信心。同时让老人不要因为抗拒服用镇痛药而去忍受疼痛，在化疗控制疼痛显效前，积极地配合进行规范的药物镇痛治疗。

4. 下肢深静脉血栓

（1）落实基础预防措施，多活动（散步、踝泵运动等）、多喝水（1500～2000ml/d）。

（2）卧床时抬高患肢高于心脏水平20～30cm，促进静脉回流，降低下肢静脉压。

（3）监测肢体周径，观察肢体有无肿胀、疼痛、发热。

（4）必要时根据医嘱使用抗凝药物治疗，如用药，则用药过程中观察有无牙龈出血、皮下瘀斑、黑粪、头痛等出血倾向相关症状。

（5）如果出现呼吸困难、胸闷、胸痛、咯血甚至晕厥等肺栓塞症状，需立即报告医生，积极救治。

5. 焦虑

（1）关心、尊重老人，鼓励老人表达自己的感受，教会老人应对焦虑的一些方法，如放松训练、音乐疗法、深呼吸、静坐、散步等，使老人的情绪逐步趋于稳定。

（2）告知老人肺癌是可防、可治、可控的，通过治疗肺癌可以得到很好的控制。目前肺癌治疗方法很多，随着靶向治疗、免疫治疗等的使用，肺癌的治疗效果比以前有明显的提高，5年生存率也有明显提高，增加老人对治疗的信心。

（3）给老人介绍化疗效果好及心态好的病友，让老人从病友圈中获取精神慰藉，保持乐观的态度，积极地面对癌症本身。

（4）积极鼓励老人回归社会，参与力所能及的工作和劳动，从而有助于转移注意力，缓解老人焦虑的情绪。

（5）营造和谐的亲情氛围和舒适的休养环境，建立医院、家庭、社区协助支持系统。

（6）必要时遵医嘱予以抗焦虑药物治疗。

6. 其他健康指导

（1）出院后定期复查血常规、肝肾功能，有异常及时就诊。

（2）坚持用制氧机进行家庭氧疗，可以提高老人的生活质量，每天吸氧15h以上，氧流量 2L/min。

（3）进行腹式呼吸或缩唇呼吸锻炼，或者进行呼吸操训练，注意训练要根据老人自身的情况，以不劳累为宜。

（4）咳嗽咳痰时要观察痰液颜色性状及量，遵医嘱予以运用祛痰药物，若有其他不适及时就诊。

第六节
脑梗死患者常见老年综合征及照护策略

一、脑梗死简介

近 30 年来，我国脑卒中患病率明显上升，现患人数目前高居世界首位。脑卒中具有高发病率、高复发率、高致残率和高病死率的特点。我国脑卒中的流行病学特点为：高危人群中 40～64 岁个体占比最大；男性病死率高于女性；是我国农村居民第 2 位死亡病因，城市居民第 3 位死亡病因；出院人数及人均医药费用均呈持续增长趋势。国家脑卒中高危人群筛查和干预项目将脑卒中高危人群定义为具有高血压、血脂异常、糖尿病、心房颤动或瓣膜性心脏病、吸烟史、明显超重或肥胖、运动缺乏、脑卒中家族史 8 项脑卒中危险因素中 3 项及以上者，或有短暂性脑缺血发作和既往脑卒中病史其中 1 项及以上者。

脑梗死（cerebral infarction，CI）又称缺血性脑卒中（cerebral ischemic stroke），是指各种原因导致脑部血液供应障碍，局部脑组织缺血、缺氧性坏死，出现相应神经功能缺损的一类临床综合征。脑梗死发病率占全部脑卒中的 60%～80%，临床最常见的类型为脑血栓形成和脑栓塞。全球疾病负担研究（global burden of disease study，GBD）数据显示，2005～2019 年 15 年间，我国缺血性脑卒中发病率由 117/10 万上升至 145/10 万，病死率自 2005 年的 71/10 万下降到 2019 年的 62/10 万。我国脑梗死患者发病 1 个月内病死率为 2.3%～3.2%，3 个月病死率为 9%～9.6%，致死/致残率为 34.5%～37.1%；1 年病死率为 14.4%～15.4%，致死/致残率为 33.4%～33.8%。

脑血栓形成（cerebral thrombosis）是在脑动脉粥样硬化等动脉壁病变的基础上，脑动脉主干或分支管腔狭窄、闭塞或形成血栓，造成该动脉供血区局部脑组织血流中断而发生缺血、缺氧性坏死，引起偏瘫、失语等相应的神经症状和体征。脑血栓形成是临床最常见的脑血管疾病，也是脑梗死最常见的临床类型，约占全部脑梗死的 60%。脑动脉粥样硬化是脑血栓形成最常见和基本的病因。脑栓塞（cerebral embolism）是指各种栓子随血流进入颅内动脉系统，导致血管腔急性闭塞或严重狭窄，引起相应供血区脑组织发生缺血性坏死，出现局灶性神经功能缺损的症状和体征。

本病例是一例脑血栓形成患者。

治疗脑梗死遵循的原则包括以下几项。①超早期治疗：发病后力争于治疗时间窗内选用最佳治疗方案。②个体化治疗：根据病人年龄、病情严重程度、临床类型及基础疾病等采取最适当的治疗方案。③整体化治疗：采取病因治疗、对症治疗、支持治疗和康复治疗等综合措施。④对危险因素进行预防性干预。急性期尽早改善缺血区的血液循环，促进神经功能恢复。

二、基本信息

姓名：钟××   性别：男   年龄：82 岁   文化程度：本科
婚姻：已婚   籍贯：湖南长沙   职业：编辑   医保类型：省医保
入住日期：2020 年 8 月 17 日

三、评估

1. 慢病史

1984 年曾有脑出血病史；有高血压病 30 余年，最高血压 162/95mmHg，现口服缬沙坦胶囊 80mg 1 次/日降压治疗，自述血压控制可；有胃食管反流病 20 余年；有良性阵发性位置性眩晕；有青光眼（左），白内障（左）。

2. 目前健康状况

老人，钟某，男，82 岁，20 天前因言语含糊、饮水呛咳、左侧肢体麻木无力24h 急诊入院。入院诊断：脑梗死、高血压、右下肢深静脉血栓。入院时神志清楚、言语含糊、吞咽障碍、左上肢肌力 0 级、左下肢肌力 1 级、右侧肢体肌力正常。入院后留置胃管鼻饲流质，经积极治疗，语言、吞咽和肢体功能康复后，老人病情好转，予以拔除胃管，转入社区养老机构继续康复。老人住院期间曾在夜间独自下床时跌倒，未造成伤害。目前体查：T 36.5℃，P 74 次/min，R 19 次/min，BP 140/95mmHg。老人神志清楚，双侧瞳孔等大等圆，直径约 3.0mm，对光反应灵敏。理解力、定向力、计算力、记忆力均正常。能正常沟通，饮水时偶有呛咳。左上肢肌力 3 级、左下肢肌力 4 级，右侧肢体肌力 5 级。患者无胸闷心悸，无腹痛腹泻，营养正常，食欲欠佳，大小便正常，皮肤黏膜无黄染，无皮疹，全身浅表淋巴结未触及。情绪较焦虑，担心疾病预后和生活不能自理。

3. 检查结果

（1）颅脑 MR＋DWI＋MRA   ①右额叶深部脑梗死（急性期）。②双侧基底节区软化灶形成。③双侧基底节区、深部脑白质高信号（可能血管源性）Fazekas 2 级；脑室旁白质高信号（可能血管源性）Fazekas 2 级。④双侧额部硬膜下积液。脑萎缩。⑤双侧大脑后动脉 P2 段及双侧大脑中动脉 M1 段多发局限性狭窄。

（2）实验室检查　血糖 7.52mmol/L↑，糖化血红蛋白 6.9%↑。肾功能：尿酸 406.4μmol/L↑。心肌酶：肌酸激酶 1027.8U/L↑，肌红蛋白 623.7μg/L↑。电解质：钠 133.4mmol/L↓，氯 95.6mmol/L↓；其余正常。

4. 综合征

（1）吞咽障碍　洼田饮水实验Ⅲ级。
（2）跌倒　Morse 跌倒风险为高度风险，一月内跌倒一次。
（3）深静脉血栓　Caprini 风险评估为极高危，已发生右下肢深静脉血栓。
（4）焦虑　汉密尔顿焦虑量表（HAMA）评分为 15 分，有焦虑。

四、预防与照护建议

1. 个人清洁

指导并协助老人完成日常生活活动，保持皮肤清洁。洗澡时注意水温 40～45℃，告知老人用健侧肢体测试水温，避免烫伤。

2. 饮食指导与吞咽功能训练

（1）根据评估结果指导老人选择合理的食物，告知老人误吸、窒息的风险，避免不良事件的发生。
（2）选择软食或半流食物，避免粗糙、干硬、辛辣刺激性食物；避免大口喝水，可以以食物裹汤、汁的形式保证进水量；必要时使用增稠剂。
（3）采取舒适的进餐体位，尽量取坐位进食。
（4）保证充足的进餐时间，进食速度宜慢，每次进食量要小、少，并充分咀嚼、慢咽，确定完全吞咽后再吃下一口。
（5）保持进食时环境安静、舒适，心情愉快；不可一边进食一边讲话、谈笑。
（6）进行舌体操和鼻咽腔闭锁功能锻炼，如伸、缩舌头，舌舔唇，绕口一周，弹舌，鼓腮，吹吸锻炼等，以帮助吞咽功能的恢复。
（7）观察吞咽困难有无改善，发现症状加重或呛咳厉害时应给予胃管鼻饲或给予静脉营养支持。
（8）一旦发生窒息，立即使用海姆立克急救法施救：救护者站在老人身后，从背后抱住其腹部，双臂围环其腰腹部，一手握拳，拳心向内按压于受害人肚脐和肋骨之间的部位；另一手成掌捂按在拳头之上，双手急速用力向里向上挤压，反复实施，直至阻塞物吐出为止。

3. 预防老人跌倒

（1）评估家居环境的安全，确保适合老人居住。

（2）衣裤、鞋袜尺寸大小适合老人，舒适为宜。

（3）告知老人跌倒的风险、可导致的后果，提高老人对跌倒的认知及防范意识。

（4）注意可能导致跌倒的药物。

（5）指导老人进行抗阻力训练和平衡训练。

（6）外出活动时注意安全。

（7）跌倒的应急处理（见第六章第一节）。

4. 下肢深静脉血栓

参见本章第五节相关内容。

5. 焦虑

（1）给老人讲解有关疾病、治疗及预后的相关知识，使老人对疾病有正确的认识。

（2）关心、尊重老人，鼓励老人表达自己的感受，教会老人应对焦虑的一些方法，如放松训练、音乐疗法、深呼吸、静坐、散步等，使老人的情绪逐步趋于稳定。

（3）避免任何不良刺激和伤害老人自尊的言行，尤其是在协助老人进食、洗漱和如厕时不要流露出厌烦的情绪。

（4）老人有任何进步时及时予以鼓励，增强老人自我照顾的能力和信心。

（5）营造和谐的亲情氛围和舒适的休养环境，建立医院、家庭、社区协助支持系统。

（6）必要时遵医嘱予以抗焦虑药物治疗。

6. 康复指导

（1）脑卒中早期康复的目的是促进患者功能恢复和独立，在患者能耐受的情况下尽早康复。

（2）康复训练的强度应以循序渐进的方式进行。患者身体条件允许的情况下，开始阶段每天至少 45min 的训练，有利于促进患者功能的恢复。住院康复机构在患者能耐受的情况下，开展每天 3h、每周 5 天的康复训练是可行的。

（3）训练过程中充分考虑患者的安全，训练的强度要考虑患者的体力、耐力和心肺功能情况。

（4）鼓励患者积极参与康复锻炼，认识康复的重要。

第七节
阿尔茨海默病患者常见老年综合征及照护策略

一、阿尔茨海默病简介

阿尔茨海默病（Alzheimer's disease，AD）是一组发生于老年和老年前期原因未明的原发性退行性脑变性疾病，以进行性认知功能障碍和行为损害为特征。AD 是老年期最常见的痴呆类型，占老年期痴呆的 50%～70%。WHO 估计全球 65 岁以上老年人群 AD 的患病率为 4%～7%，其患病率与年龄密切相关，年龄每增加 6.1 岁，患病率升高 1 倍；在 85 岁以上的老年人群中，AD 的患病率可高达 20%～30%。预计 2040 年将超过 8000 万。AD 可分为家族性 AD 和散发性 AD。家族性 AD 呈常染色体显性遗传，多于 65 岁前起病。有关 AD 的发病机制，有多种学说，其中 β-淀粉样蛋白（β-amyloid，Aβ）瀑布假说（the amyloid cascade hypothesis）影响较广，研究者认为 Aβ 的生成与清除失衡是导致神经元变性和痴呆发生的起始事件。AD 的病理表现为脑的体积缩小和重量减轻，脑沟加深、变宽，脑回萎缩，颞叶特别是海马区萎缩。AD 病理学上的典型改变为神经炎性斑、神经原纤维缠结、神经元缺失和胶质增生等。

AD 发病的危险因素有低教育程度、膳食因素、高血压、高血糖、高胆固醇、高同型半胱氨酸、血管因素、女性雌激素水平降低、吸烟等。

AD 起病缓慢或隐匿，很难确切了解具体的起病时间，病情为持续性进展。其主要临床症状为认知功能减退及伴随的日常生活活动能力减退症状和神经精神症状。依据病人的认知能力和身体机能状况，AD 病程分为痴呆前阶段和痴呆阶段。

（1）痴呆前阶段　痴呆前阶段分为轻度认知功能障碍发生前期（pre-mild cognitive impairment，pre-MCI）和轻度认知功能障碍期（mild cognitive impairment，MCI）。pre-MCI 期没有任何认知功能障碍的临床表现或者仅有极轻微的记忆力减退。MCI 期主要表现为记忆力轻度受损，语言能力、注意力、执行能力和视空间能力也可出现轻度受损，但不影响基本日常生活活动能力。

（2）痴呆阶段　根据认知功能损害的程度可以分为轻、中、重三度。轻度痴呆主要表现是记忆障碍。中度痴呆表现为记忆障碍加重，工作、学习和社交能力减退，逻辑思维能力及计算能力下降，视空间障碍，失语、失用、失认等，患者常有较明显的精神行为异常。

① 轻度：此期的主要表现是记忆障碍。首先出现的是对近事遗忘突出，常将日常所做的事和常用的一些物品遗忘。随着病情进展，可出现远期记忆的减退，即对发生已久的事情和人物遗忘，部分患者可出现视空间障碍，外出后找不到回家的路；面对生疏和复杂的事情容易出现疲劳、焦虑和消极情绪，还可表现出暴躁、易怒、自私多疑等人格方面的障碍。此期病人易与良性记忆障碍或年龄相关记忆障碍混淆。

② 中度：此期病人记忆障碍继续加重，并出现思维和判断力障碍、计算能力下降，情感障碍和性格改变。病人的工作、学习新知识和社会接触能力减退，特别是原来已经掌握的知识和技巧出现明显的衰退，并可出现一些局灶性症状如失语、失用、失认等；出现明显的视空间障碍，有的病人独自外出后因找不到回家的路而走失，在自己家中找不到自己的房间。此时病人常有较明显的行为和精神异常，有的病人由原来的性格内向变得兴奋、易激惹、话语增多；原来性格外向的病人可能变得沉默寡言，对任何事情均提不起兴趣，甚至出现人格的改变。

③ 重度：此期患者上述各项症状进一步加重，语言能力丧失、情感淡漠、哭笑无常，简单的日常生活如穿衣、进食、如厕等都无法自理。病人终日卧床、无语，逐渐与外界（包括家人）失去接触能力。四肢因肌张力增高变强直或屈曲瘫痪，括约肌功能障碍。晚期病人常并发全身多个系统的症状如肺部、尿路感染，压力性损伤，全身衰竭症状等，最终因并发症而死亡。

认知功能减退目前治疗困难，AD总的治疗原则包括药物治疗、非药物干预、对症支持治疗、生活护理等。综合治疗和护理有助于延缓疾病发展，提高患者的生活质量。

二、基本信息

姓名：王×× 　　性别：男 　　　　年龄：89 岁 　　文化程度：本科

婚姻：已婚 　　籍贯：湖南长沙 　　职业：公务员 　　医保类型：省医保

入住日期：2020 年 12 月 20 日

三、评估

1. 慢病史

老人曾因冠心病、原发性高血压多次住院，既往有 2 型糖尿病、高血压病、腰椎间盘突出、前列腺增生症、胆囊结石等病史。一直服用氯沙坦钾片 0.1g/d、氨氯地平片 5mg/d 降血压治疗；口服沙格列汀 5mg/d 降血糖治疗。

2. 目前健康状况

老人，王某，男，89 岁，因记忆力、认知能力减退 18 年余，血压升高 1 天门诊入院。入院诊断：阿尔茨海默病、高血压、2 型糖尿病、冠心病（隐匿性）、脑萎缩。患者 2003 年因轻度认知功能障碍住院，2012 年出现严重认知功能障碍，出现幻视、幻听，无法配合检查，不遵医嘱服药，诊断为"阿尔茨海默病（中重度）"。目前患者严重认知功能障碍，除有幻听、幻视症状外，偶尔还有攻击行为，并有轻度行动障碍。体查：T 36.8℃，P 89 次/min，R 21 次/min，BP 155/90mmHg。老人嗜睡，慢性病容，自主体位，查体欠合作。双侧瞳孔等大等圆，直径约 3.0mm，对光反应灵敏。理解力、定向力、计算力、记忆力均明显减退。未闻及明显干湿啰音，四肢无明显水肿，四肢肌力 5 级。目前跌倒/坠床评估为高危，深静脉血栓风险评估为中危，日常生活自理能力为完全依赖，由保姆全天 24h 陪护。经住院治疗后患者病情稳定，拟出院回家，回家后由女儿和保姆照护。

3. 检查结果

（1）头部 CT　脑内多发腔隙性脑梗死灶，轻度脑白质疏松症，脑萎缩。

（2）实验室检查　中性粒细胞百分比 76.2%↑。空腹血糖：7.46mmol/L↑；餐后两小时血糖：11.5mmol/L↑；随机血糖：12.88mmol/L↑；糖化血红蛋白 6.7%↑。尿常规：葡糖糖 3＋。

4. 综合征

（1）认知功能障碍　临床痴呆评定量表（CDR）评分为 3 分，重度痴呆。

（2）跌倒　Morse 跌倒风险为高度风险。

（3）深静脉血栓　Caprini 风险评估为中危。

四、预防与照护建议

1. 安全管理

由于老人记忆力减退，为了防止老人跌倒、摔伤、自伤、用药错误、走失等不良事件的发生，加强安全管理是极为必要的。

（1）防跌倒　将老人的生活用品固定放置在便于取放的地方；地面防滑、保持干燥，浴室安装扶手，选择高度适宜的坐式马桶，对老人和照护者加强防跌倒宣教。

（2）防烫伤　老人喝水或洗澡时注意试好水温，以防烫伤；不要让老人单独接触开水、燃气或煤火等，以免发生烫伤、烧伤或煤气中毒。

（3）防自伤或伤人　锐器、利器应放在隐蔽处，以防老人出现精神症状时自我伤害或伤人；当老人出现情绪不稳或暴力行为时，冷静对待，避免正面冲突，找出引起老人情绪不稳和暴力行为的原因并予以解决。

（4）防走失　避免将老人置于陌生的环境，需 24h 有人陪伴老人；给老人随身佩戴写有老人姓名、诊断、电话和住址的卡片或手腕牌，有条件的可佩戴定位手表。给患者穿保暖的衣服、舒适的鞋子，万一走失后让老人能有基本的保障。

（5）用药照护　遵医嘱服药，不随意更改用药的剂量与时间；专人负责、全程照护老人服药，每次给药时需看着老人把药服下并仔细检查，防止其在无人看护时将药物吐出或扔掉；对伴有抑郁或自杀倾向等精神症状的老人，一定要将药品管理好，放在老人拿不到或找不到的地方；痴呆老人常不能诉说服药后的不适，照护者应了解老人常服用药物的作用、用药剂量、服药时间、注意事项、常见不良反应等。一旦出现较严重的不良反应，及时与医生联系。

2. 生活护理

（1）穿着 根据老人的喜好及需要选择既舒适又简单易穿的衣服，并按穿着的先后顺序叠放。鞋子要确保舒适、防滑，选择不用系带的鞋子。

（2）进食 建立规律的就餐时间，严格按照计划实施；在老人食欲差时，建议少量多餐；食谱宜多样化，给予易消化、营养丰富且老人喜欢的食物；选择容易使用、不易破碎的餐具；检查食物的温度，避免温度过高烫伤老人；进餐时保持环境安静，以免分散老人的注意力，造成呛咳和窒息。若老人拒绝进食不要勉强或强行喂食，可设法转移其注意力，待其平静后再缓慢进食。

（3）大小便的管理 可建立一个如厕时间表，按时提醒老人如厕；观察老人的非言语细节，了解老人大小便前的习惯性表现，协助老人如厕；在厕所贴上醒目标识或训练老人，让老人能够轻松地找到厕所；必要时考虑使用失禁产品，如床上尿不湿或者成人纸尿裤。及时清洗老人的敏感部位，保持局部皮肤的清洁，预防并发症。

（4）睡眠 为老人提供良好的睡眠环境；养成定时睡觉的习惯；协助老人选择舒适的卧位；出现睡眠倒置时，尽量让老人白天不睡觉或少睡觉，增加活动，以使他们能在夜间休息；严重睡眠障碍的老人可在医生指导下服用改善睡眠药物。

3. 智能康复训练

（1）记忆力训练 鼓励和帮助老人回忆过去的生活经历，以恢复记忆；鼓励其积极参加社交活动，通过社交中的动作、语言等信息刺激，提高记忆力；有意识地做一些具体的记忆训练，如可以让老人回忆刚才和他说的"今天几月几日"，或者给老人看一定数量的物品（图片、铅笔等）后收起，让其回忆刚才看到的东西。对于记忆障碍严重者，可通过编写日常生活安排表、建立特殊标识或记日记，帮助记忆。

（2）智力训练 如计算能力训练，让老人数数，做简单的加减乘除法；对一些图片、实物做识别、归纳和分类；积木拼图游戏，即按照图纸用积木搭出各种造型等。

（3）定向力训练 包括对时间、地点、人物等三方面的训练。如反复向老人讲述现在的日期、时间、天气等；耐心告知卧室、厕所、厨房的位置，并设立提醒标识；反复向老人介绍照顾者的姓名，促使其对人物熟悉。

（4）社会适应能力训练 尽可能地让老人了解外部的信息，鼓励与他人接触交流；同时可结合日常生活常识，有意识地训练其解决日常生活中问题的能力。

4. 运动锻炼

指导患者进行功能训练，包括平衡训练、步态训练、抗阻训练、踝泵运动等，这样不仅可以提高患者的日常生活自理能力，还可以预防深静脉血栓的形成。鼓励患者做力所能及的事情，在照护者陪伴下进行室外活动。疾病晚期生活不能自理卧床时可以由照护者进行适当的被动运动，注意保持肢体的功能位。

5. 精神行为症状的管理

关心老人，通过密切观察掌握老人的面部表情、语调以及肢体动作所表达的情绪和行为。在照护过程中和老人形成信任关系。当老人出现幻觉、妄想、多疑、对人不信任，甚至引发敌意、冲动行为时，不要同其争论或否认其妄想，应想办法转移老人的注意力，待老人平静后再向其解释。仔细查找老人精神行为背后的原因并予以解决。

6. 照护者指导

家庭照顾者常见的压力源有生理上的压力、心理上的压力、人际关系与社会交往的压力、经济上的压力。患上老年性痴呆后，老人的病情会逐渐加重，许多家庭照护者感觉身心疲惫，甚至深感绝望。因此，需要教会照护者客观面对现实，接受痴呆老人的种种改变，并学会减轻自己的压力。

（1）成为一个有知识的照护者　照料老年性痴呆老人是一项长期而辛苦的工作，需要照护者付出大量的时间和精力，因此学习和掌握一些照护技巧有助于减轻照护者的负担，老人也将得到更好的照护。

（2）寻找可利用的协助资源　包括亲人、朋友及社区资源。指导照顾者适当利用家政服务机构、日间护理中心或相关医疗机构，组织痴呆照顾者联谊会，相互交流、相互支持。

（3）学会自我调适　压力会造成身体上的问题（如肠胃不适、高血压）及行为的改变（易怒、注意力不集中、失去胃口等）。照护者要经常观察自己，是否容易感到疲劳、头痛、经常感冒等免疫力降低症状；是否缺乏生活的动力，对生活失去兴趣；是否经常感到无助；是否无法控制自己的负面情绪；是否对外界、亲友越来越疏远；是否注意力无法集中等。如果出现以上症状，您应当好好关心一下自己的健康，建议您学习一些有效的放松技巧，必要时请教医生。

第八节
帕金森病患者常见老年综合征及照护策略

一、帕金森病简介

帕金森病，也称为震颤麻痹，是一种好发于中老年人的慢性、进行性的神经系统退行性疾病。因其早期症状不明显，该病容易被漏诊或误诊。帕金森病的临床表现可分为运动症状和非运动症状两种。运动症状包括静止性震颤、运动迟缓、肌强直和步态异常等，是帕金森病的典型表现。非运动症状包括嗅觉减退、睡眠障碍、认知功能障碍、神经精神症状及自主神经功能障碍等。

帕金森病的病因和发病机制迄今暂不明确。近年来根据流行病学的分析认为其病因可能与年龄、遗传因素、环境因素以及不良生活方式等相关，受多因素相互作用影响。其发病机制也较为复杂，目前认为与氧化应激反应、神经毒性作用、炎症反应、免疫反应以及线粒体功能障碍等有关。

帕金森病多见于男性，其发病率约为女性的 2 倍，且多为散发性。遗传性帕金森病仅占所有病例的 5％～10％。全人群帕金森病的患病率约为 0.3％，是仅次于阿尔茨海默病的第二大神经退行性疾病。帕金森病在 40 岁以下的人群中相对少见，但当到了 65 岁以上，帕金森病的发生增多，发达国家的患病率约为 1％～2％，而我国帕金森病的患病率约为 1.7％；且帕金森病的患病率会随着年龄的增加而增长，到了 80 岁以上，老年人帕金森病的患病率增长至 3％。

根据《中国帕金森病的诊断标准（2016 版）》，诊断帕金森综合征基于 3 个核心运动症状，即必备运动迟缓和至少存在静止性震颤或肌强直 2 项症状的 1 项，上述症状必须是显而易见的，且与其他干扰因素无关。虽然诊断标准不断更新，但目前帕金森病的诊断依然是经验性诊断，以临床表现、检查检验、对多巴胺能药物的反应和运动症状的波动为依据。治疗手段有药物和手术两种方法。药物治疗中，左旋多巴是治疗帕金森病最有效的药物，临床上还会使用抗胆碱药、抗谷氨酸能药物以及多巴胺激动剂等药物治疗帕金森病老人的运动症状；对于非运动症状，其对生活的影响有时比运动症状还大，多奈哌齐、卡巴拉汀和美金刚对 PD 相关痴呆有一定的疗效，喹硫平和氯氮平可用于治疗帕金森病老人认知功能障碍带来的幻觉。手术方法主要有两种，神经核毁损术和脑深部电刺激术（DBS），可以有效缓解帕金森病的症状。目前帕金森病的治疗仍是以药物治疗为主，辅以非药物治疗，如作业疗法、物理疗法、正念冥想、音乐疗法等。晚期的帕金森病老人生活质量极差，但目前的治疗手段无法治愈帕金森病，只能延缓疾病的发展，改善症状。

二、基本信息

姓名：欧阳×× 　 性别：女 　 　 　 年龄：75 岁 　 文化程度：小学

婚姻：已婚 　 　 籍贯：湖南邵阳 　 　 职业：农民 　 医保类型：异地联网

入住日期：2021 年 9 月 26 日

三、评估

1. 慢病史

老人既往有帕金森病、冠心病（缺血性心肌病型）、高血压、高脂血症、胆囊结石伴胆囊炎、陈旧性肋骨骨折（8、9肋）、陈旧性胸椎骨折（第12胸椎）。

2. 目前健康状况

老人欧阳××，女，75岁，因渐起走路不稳9年，加重并运动迟缓4年入院。入院诊断：帕金森病、冠心病、心功能Ⅱ级、心脏扩大、高血压病3级极高危组、肺部感染等。入院时营养中等，慢行病容，呼吸急促，双肺可闻及少量湿啰音。呈嗜睡状，双侧瞳孔等大等圆，直径约3mm，对光反应灵敏，言语含糊，理解力、计算力、记忆力、定向力减退。咽反射正常，四肢肌力5级，肌张力增高。大小便失禁。入院后告病重，予以吸氧、遥测心电监护，积极完善血常规、心电图、头部磁共振等相关检查，予以抗帕金森病、护脑、改善循环、降压降脂、化痰、维持水电解质平衡及对症支持治疗。经治疗后病情好转，目前体查：T 36.9℃，P 78次/min，R 23次/min，BP 140/100mmHg。神志清楚，言语含糊，理解力、计算力、定向力减退，四肢肌力5级，肌张力稍增高，较前有缓解，可在搀扶下行走。无明显咳嗽，痰液较前减少。老人现食欲正常，入睡可，偶有大小便失禁，全身皮肤、巩膜无黄染，浅表淋巴结未扪及肿大。

3. 检查结果

（1）颅脑＋颅骨＋CT胸部（肺及纵膈）　①双侧基底节区及双侧侧脑室旁低密度灶：可能血管源性；颅骨未见明显凹陷性骨折征象；脑萎缩；②支气管疾患，双肺散在少许炎症，双侧胸膜增厚。

（2）心脏彩超　左心房大，升主动脉增宽，肺动脉增宽；室间隔基底部增厚；主动脉瓣钙化并轻中度反流；二、三尖瓣及肺动脉瓣轻度反流。

（3）实验室检查　血常规、凝血常规、NT-proBNP＋血清肌钙蛋白T＋心肌酶＋肝功能＋CRP均正常。E4A：钾 3.22mmol/L↓，钠 148.7mmol/L↑，氯 110.9mmol/L↑。甘油三酯：2.09mmol/L↑，高密度脂蛋白 1.63mmol/L↑，低密度脂蛋白 2.53mmol/L。

4. 老年综合征

（1）认知功能障碍　患者简易智能精神状态检查（MMSE）13分（表10-8），存在认知功能障碍。

表 10-8　患者简易智能精神状态检查（MMSE）

评估条目	得分标准	得分/分
1. 现在是星期几？几号？几月？什么季节？哪一年	每答对1题得1分（5）	3
2. 我们现在在哪里：省？市？医院？科室？第几层楼	每答对1题得1分（5）	1
3. 复述皮球、国旗、树木	每答对1个得1分（3）	2

评估条目	得分标准	得分/分
4. 100 减去 7，再减去 7，一直减 5 次	算对一次得 1 分(5)	2
5. 回忆皮球、国旗、树木	每答对 1 个得 1 分(3)	0
6.（出示手表）这个东西叫什么 （出示钢笔）这个东西叫什么	每答对 1 个得 1 分(2)	2
7. 复述"四十四只石狮子"	(1)	1
8. 按说的去做：右手拿着这张纸，用两只手将它对折起来，放在您的大腿上	每个动作 1 分(3)	2
9. 念一念这句话，并按它的意思去做：闭上您的眼睛	(1)	0
10. 写一句完整的句子(句子必须有主语、谓语、宾语)	(1)	0
11. 这是一张图，请您在同一张纸上照样画出来	(1)	0

（2）肌少症　患者简易五项评分问卷（SARC-F）8 分（表 10-9），有肌少症。

表 10-9　患者简易五项评分问卷（SARC-F）

序号	评估内容	评估标准	得分/分
1	S(strength)：力量	搬运 10lb(1lb=0.4536kg)重物是否困难 0 分：无困难 1 分：偶尔有 2 分：经常或未完全不能	2
2	A(assistance in walking)：行走	步行走过房间是否困难 0 分：无困难 1 分：偶尔有 2 分：经常或未完全不能	2
3	R(rise from a chair)：起身	从床上或椅子起身是否困难 0 分：无困难 1 分：偶尔有 2 分：经常或未完全不能	1
4	C(climb stairs)：爬楼梯	爬 10 层楼梯是否困难 0 分：无困难 1 分：偶尔有 2 分：经常或未完全不能	2
5	F(falls)：跌倒	过去一年跌倒次数 0 分：从没 1 分：1～3 次 2 分：大于等于 4 次	1

（3）衰弱　患者 Frail 衰弱评估量表 4 分（表 10-10），衰弱。

表 10-10　患者 Frail 衰弱评估量表

条目	得分/分
1. 您过去 4 周内多数时间感到疲劳吗	1
2. 您能上一层楼吗	1
3. 您能行走一个街区(100m)的距离吗	1
4. 您患有五种以上的疾病吗(高血压、糖尿病、脑卒中、恶性肿瘤、急性心脏疾病发作、关节炎、哮喘、慢性肺病等)	1
5. 您最近 1 年体重下降超过 5% 了吗	0

（4）跌倒　患者 Morse 跌倒风险为高危，见表 10-11。

表 10-11　患者 Morse 跌倒风险

项目	评定标准	分数/分	得分/分
1. 跌倒史	近三个月内无跌倒史	0	0
	近三个月内有跌倒史	25	
2. 超过 1 个医学诊断	没有	0	15
	有	15	
3. 行走辅助	不需要/完全卧床	0	15
	拐杖/手杖/助行器	15	
	扶家具行走	30	
4. 静脉输液	没有	0	20
	有	20	
5. 步态	正常/卧床	0	10
	虚弱乏力	10	
	肢体障碍	20	
6. 认知状态	清醒	0	0
	意识障碍/躁动	15	

（5）多重用药　同时使用≥5 种药物。

（6）尿失禁。

（7）大便失禁。

四、预防与照护建议

1. 日常生活护理

（1）基础护理　保持房间明亮清洁，设施完善安全，床单位干净整洁无异味。护士加强巡视，家属长期陪伴。保持好个人卫生，勤换床单、被褥、睡衣，做好皮肤护理，尤其是骨隆突处，避免压力性损伤的发生。老人有一定自理能力，应鼓励其自行完成进食、洗漱、大小便、床椅转移等活动。老人不能独立完成的活动如洗澡、行走等，护士及照护者应予以适当的协助并保护好老人的安全，避免跌倒等意外情况的发生。

（2）失禁护理　做好皮肤护理，定时检查老人的尿垫、衣裤、床单、被套是否浸湿，及时清洗和更换。每次更换衣物时应用温水清洗会阴部和肛周，涂抹赛肤润避免皮肤刺激，保持会阴部和肛周皮肤的清洁和滋润。每日检查皮肤有无红肿发炎、分泌物、异味或破损的情况，及时予以处理；应掌握老人的排便规律，及时询问或提供便盆，督促其定时排便，养成良好的排便习惯，改善失禁情况。

2. 心理护理

老人患病后，出现运动障碍、认知功能障碍，自理能力下降、大小便失禁，伴有一定程度的焦虑和病耻感。刚入院时症状加重，导致生活质量下降，更加加重了其心理负担。所以，对老人心理状态的细心观察和及时干预显得尤为重要。责任护士一定要做好老人及其家属的疾病相关指导，告知老人疾病的病程和治疗周期均较长，要有耐心和信心，并且告知其心理因素对疾病治疗的负面影响，保持良好心境的重要性。同时对老人进行积极的心理暗示，可采取寻找快乐、体味人生、消极驱赶、发现优势等心理干预措施，激发老人内在的积极潜能，改善老人的情绪，减轻焦虑状态，从而提高其治疗疾病的积极性和依从性，缓解疾病症状与病程的发展。

3. 用药指导

（1）药物依从性　帕金森病的治疗主要是以药物治疗为主，且基本需要长期或终身服药，而且药物的服药剂量、时间及方法的正确与否对药效有很大影响，所以服药依从性的高低对疾病的治疗有着重要的影响。目前国内外帕金森病老人的服药依从性普遍偏低，其服药方案的复杂性是居家帕金森病老人服药依从性低的原因之一。所以在进行用药指导时，要对老人及其照护者进行详尽的说明，包括药物的名称、剂量、频次、用药时间、注意事项、不良反应等，并要求其复述以确保老人和照护者完全掌握。可以指导家属将以上要点写在药盒上以免遗忘。

（2）多重用药　该老人多种疾病共存，联合用药，有多重用药的现象。在住院期间，应请药师或全科医生会诊，对老人服用的所有药物一一查看，避免服用不必要的药物；对于老人新出现的不适或不良反应，应正确识别是否由服用的药物不良反应引起，警惕"处方瀑布"的发生；清点老人需要服用的所有药物，结合临床观察和表现，及时发现可以停用的药物。老人出院前，应做好详尽的药物宣教，嘱老人按医嘱服药，按时复诊，及时调整所需服用的药物。

4. 饮食指导

研究表明，饮食和营养是预防和减缓帕金森病病程发展的关键影响因素，同时也与衰弱、肌少症等老年综合征的发生密切相关。该老人予以正常饮食，饮食原则以高热量、高维生素、低盐低脂、优质蛋白易消化饮食为主，禁油腻、辛辣等刺激性食物。多饮水，多食瓜果蔬菜、粗粮，防止便秘的发生。由于高蛋白饮食会降低左旋多巴类药物的疗效，故不宜盲目给予过多的蛋白质；槟榔为拟胆碱能食物，可降低抗胆碱能药物的疗效，也应避免食用。

适量补充维生素 E 和维生素 B_6，如鸡肉、鱼肉、坚果等。复诊时可监测老人的维生素 D 水平，如血清 25-羟维生素 D 水平＜100nmol/L，需每天补充 800U 维生素 D 并在户外晒太阳半小时以上，同时动态监测维生素 D 水平。

研究表明地中海饮食可以有效地改善衰弱带来的风险。该饮食结构以蔬菜、五谷杂粮、豆类食品为主，尽量使用植物油如橄榄油简单加工，用新鲜水果或坚果代替甜食、蜂蜜、糕点类食品。

每天应摄入 1500～2000ml 温热的白开水。少量多次饮水，每次 50～100ml，应养成定时和主动饮水的习惯。

5. 安全宣教

老人需搀扶下行走，跌倒风险高危，所以在鼓励老人活动的同时应加强预防跌倒的安全宣教。老人服用降压药，要嘱其在服药后半小时内避免活动，避免可能发生的低血压引起头晕而导致跌倒。平时如厕或洗澡时一定要使用防滑拖鞋或防滑垫，不锁门，有照护者陪同或在门外等候。遵循预防跌倒"三部曲"：起床前先平躺 30s，无头晕等不适后坐起；在床上坐 30s，无头脑晕眩和不适后缓慢站起；在床边站立 30s，能保持平衡并无不适后方可开始活动。在活动时要选择安全明亮的场所，地面干燥平坦，要穿大小合适的衣裤和鞋子，专人陪同。

6. 康复训练

对于老人来说，适当的锻炼活动可以降低帕金森病患病风险，而对于已经患有帕金森病的老年人，康复运动训练可改善老人的关节功能，纠正不良的运动状态及运动姿势，改善帕金森病的运动和非运动症状。症状的改善可以增强老人的自理能力，保持或提高患病后的生活质量。

（1）平衡训练　平衡训练是改善步态障碍的关键因素，其可改善和缓解帕金森病老人的步态障碍，减少跌倒的发生。在确保老人安全的情况下进行并步、串步、单脚站立平衡训练，逐步过渡到直线行走训练，每天一次，每次 15～20min。

（2）抗阻运动　①深蹲：靠墙站立，腰背挺直，缓慢下蹲后保持并逐渐延长保持的时间。每天 2 次，每次做 8～10 次深蹲，一次深蹲后可休息 1min。②举哑铃：哑铃重量以老人自觉举起稍费力开始，并随着肌肉力量的增强逐渐加大重量。双手抓住哑铃并上举。

（3）有氧运动　在医生的指导下进行散步、太极、爬山等有氧运动，有氧运动的强度维持在心率波动 120～140 次/min 的程度，每周活动 3～5 次，每次 20～30min 为宜。可以与抗阻运动相结合制订日常的运动计划。

（4）言语康复训练　常见的言语康复训练包括呼吸训练、发声训练等。可以改善老人的发音问题和言语的清晰度，同时也能在一定程度上改善吞咽功能。

7. 认知功能训练

（1）注意力训练　为老人安排必须完成的任务，一般是一些小的活动或游戏；可以将老人感兴趣和不感兴趣的活动交替安排，这样可以延长老人在活动上的注意力。在进行任务时，要保证环境的安静，避免其他声音或事件的干扰。可以安排家人在一旁陪同，当老人被其他声音或事情吸引时，及时阻止并引导其回到手上的任务。

（2）智力训练　包括观察能力、事物分类能力、算数能力、想象力训练等。该训练要与记忆训练结合进行。①通过设计一些游戏和问题对老人进行训练。如通过找不同、在图片里找到指定物品的游戏来训练观察能力；准备包含了水果、蔬菜、交通工具的卡片，要求老人进行分类来训练食物分类能力。②模拟买菜的情境，要求老人算账来训练算数能力以及通过拼积木训练想象力等来推动老人智力的恢复。

（3）记忆力训练　①给老人看 3～5 张日常生活中常见物品的卡片 5～10s，之后收走卡片，询问老人刚才看到过的物品名称。随着记忆能力的加强逐渐增加卡片的数量，不断反复进行记忆训练。②让家人提供家庭成员或重要往事的照片，让老人对着照片说出相关的人物和事件。这种方法可以锻炼远期记忆。

第九节
骨关节炎患者常见老年综合征及照护策略

一、骨关节炎简介

骨关节炎（osteoarthritis，OA）好发于负重大、活动多的关节，如膝、髋、踝等关节，是一种严重危害人类身体健康的慢性退行性关节疾病。

OA 是最常见的关节炎之一，近年来，已经成为导致残疾的第二疾病，严重影响着人们的生活质量。OA 可从 20 岁开始发病，但大多数无症状，一般不易发现。其患病率随着年龄增长而增加，女性比男性多见。世界卫生组织统计，50 岁以上的人中，骨关节炎的发病率为 50%。

医学界目前对骨关节炎的病因仍未完全清楚，其发病的危险因素可以大致分为两种：系统性因素和局部性因素。前者是指与 OA 发生发展相关的机体全身的状态，包括年龄、性别及激素水平、种族、遗传、骨密度以及营养状况。后者是指可能导致 OA 受累、关节局部生物力学及微环境异常的因素，包括肥胖、外伤史、职业因素、运动及生物力学异常。OA 的发生发展是多因素的，是系统性因素和局部因素共同作用的结果。它们导致关节透明软骨细胞变性、细胞外基质变异、降解、炎性细胞因子释放黏附，诱发关节炎性反应，最终引起关节软骨纤维化导致关节疼痛、功能丧失。

临床上 OA 的诊断主要依靠症状和影像学检查。其最常见的症状是关节疼痛和发僵，这种疼痛和发僵感可于活动后有所缓解，但过度活动后又会导致症状加重。OA 可累及全身多个关节，常见的部位包括膝、髋和脊柱（特别是颈椎和腰椎）、手（近端和远端指间关节）、第 1 腕掌关节、足（尤其是第 1 跖趾关节），而不同部位 OA 的症状也有所不同。

膝骨关节炎（knee osteoarthritis，KOA）是发病率最高、临床最常见、对个体和社会损害最大的 OA 之一。《骨关节炎诊疗指南》（2018 年版）显示，我国膝关节症状性骨关节炎的患病率为 8.1%。KOA 的临床症状有：①膝关节疼痛，疼痛是绝大多数 KOA 老人就诊的第一主诉，初期为轻中度疼痛，非持续性，受凉时可诱发或加重疼痛。②膝关节活动受限，KOA 早期不明显影响膝关节活动，多表现为膝关节长时间固定姿势后改变体位时短时间不灵活感。晚期关节活动可能明显受限，甚至导致残疾。③膝关节畸形，早期畸形不明显，后期可出现明显内翻、外翻和/和旋转畸形。膝关节 X 线片为 KOA 明确临床诊断的影像学"基本标准"，是首选的最简单、最有价值的影像学检查。在 X 线片上 KOA 的 3 大典型表现为：①受累关节非对称性关节间隙变窄；②软骨下骨硬化和/或囊性变；③关节边缘骨赘形成。目前，临床治疗 KOA 主要以缓解关节疼痛、改善关节功能症状为目标。中华医学会《骨关节炎诊疗指南》（2018 年版）提出基础治疗、药物治疗、修复性治疗和重建治疗四层次的金字塔形阶梯治疗策略。

二、基本信息

姓名：李×× 　　性别：女 　　年龄：65 岁 　　文化程度：小学
婚姻：已婚 　　籍贯：江西萍乡 　　职业：农民 　　医保类型：异地联网
入住日期：2021 年 10 月 17 日

三、评估

1. 既往史

既往体健，有"子宫切除术"手术史，无外伤史。

2. 现病史

老人因双侧膝关节疼痛 20 余年，加重 2 年入院。入院体查：T 36.2℃，P 76 次/min，R 20 次/min，BP 130/67mmHg。心肺腹未见明显异常。无畏寒、发热、头痛、头晕等不适，精神、睡眠、饮食尚可。专科检查：双侧膝关节均少许肿胀畸形，未见窦道及擦伤，双膝关节间隙均触痛明显，髌骨研磨实验阳性，双侧膝关节浮髌试验弱阳性，抽屉试验、侧方应力试验阴性，双膝屈伸活动度约 $0 \sim 90°$，肢端感觉、血运均正常。CT 诊断：双膝关节退行性变。彩超双下肢深静脉示双下肢深静脉未见明显异常。

老人于 11 月 18 号在神经阻滞＋全麻下行"左膝关节置换术"。术中出血较多，有内植入物，术后老人自诉患肢伤口疼痛，较焦虑。

3. 检查结果

术后 X 线诊断报告示：左膝关节呈术后改变，可见人工关节高密度影，未见明确松脱及折断现象。右膝关节缘可见骨质增生影，胫骨髁间棘隆起变尖，胫骨平台关节面硬化，右膝关节及右侧髌股关节间隙变窄，关节关系正常，周围软组织未见明显异常。提示："左膝关节置换术后"改变、右膝关节退行性变。

4. 实验室检查

术后实验室检查结果，血常规：白细胞 $8.4 \times 10^9/L$，红细胞 $3.54 \times 10^{12}/L \downarrow$，血红蛋白 111g/L↓；肝功能＋血清离子＋血糖＋血脂＋肾功能＋E4A：总蛋白 65.2g/L，白蛋白 41.5g/L，球蛋白 23.7g/L，尿酸 374.9μmol/L↑，甘油三酯 1.80mmol/L↑；凝血常规及相关项目：纤维蛋白原 4.24g/L↑；白介素-6：5.58pg/mL；C 反应蛋白：14.20mg/L↑；术前输血前四项化学发光法、高血压五项、新型冠状病毒核酸检测均无明显异常。

5. 综合征

（1）疼痛　疼痛评分为 4 分，中度疼痛。

（2）深静脉血栓　Caprini 风险评估为高危。

（3）焦虑　汉密尔顿焦虑量表（HAMA）评分为 14 分，有焦虑。

四、预防与照护建议

1. 自我预防及护理

（1）控制体重，避免长时间下蹲，尽量少上下楼梯、少登山、少久坐、少提重物避免加重膝关节的负担。

（2）注意走路和劳动的姿势。走路时不要穿高跟鞋，要穿厚底而有弹性的软底鞋，以减少膝关节所受的冲击力，避免膝关节发生磨损。

（3）目前仍有部分老人对护膝等用具存在认知错误，自身膝关节疼痛不敢使用护膝，导致病情进一步加重。膝关节遇到寒冷，血管收缩，血液循环变差，往往使疼痛加重，故在天气寒冷时应注意保暖，必要时戴上护膝，防止膝关节受凉。

2. 缓解疼痛

（1）准确评估老人疼痛的类型、性质、部位。遵医嘱使用镇痛药物，并观察药物的作用及副作用。

（2）指导老人变换体位，使患肢的姿势更正确、舒适，给予患肢按摩，促进血液循环，避免患肢肿胀引起疼痛。

（3）主动关心老人了解老人所需，指导并协助老人完成日常生活活动，常用物品放在老人触手可及的地方。

（4）给予心理护理，教会老人放松的技巧，如聊天、听音乐等分散老人的注意力。

3. 预防下肢深静脉血栓

（1）落实基础预防措施，多活动（散步、踝泵运动等）、多喝水（1500～2000ml/日）、多食新鲜蔬菜。

（2）卧床时抬高患肢高于心脏水平20～30cm，促进静脉血液回流，降低下肢静脉压，必要时遵医嘱行物理治疗（气压治疗）或药物预防。

（3）术后观察患肢的末梢血运情况，早期进行功能锻炼。

4. 焦虑

（1）给老人讲解有关疾病治疗、预后的相关知识，使老人对疾病有正确的认识。

（2）关心、尊重老人，鼓励老人表达自己的感受，教会老人应对焦虑的一些方法，如放松训练、音乐疗法、深呼吸、静坐、散步等，使老人的情绪逐步趋于稳定。

（3）避免任何不良刺激和伤害老人自尊的言行。

（4）制订功能锻炼计划，解讲并示范术后功能锻炼的方法，老人有任何进步时及时予以鼓励，增强老人自我照顾的能力和信心。

（5）给老人创造或提供良好的康复训练环境及必要的设施，营造和谐的亲情氛围和舒适的休养环境，建立医院、家庭、社区协助支持系统。

（6）必要时遵医嘱予以抗焦虑药物治疗。

5. 康复指导

（1）术后早期的康复治疗和训练，可预防术后关节僵硬和深静脉血栓、减轻肿胀、缓解疼痛、改善膝关节活动范围及恢复步行能力，使手术达到满意的疗效，提高生活质量。康复护理干预应贯穿于关节炎的治疗过程中，通过加强与老人之间的交流和沟通，使其明确治疗及康复护理的目的及意义，提高依从性及配合度。

（2）康复训练的强度应以循序渐进的方式进行。从术后第一天开始，嘱咐老人进行床上的患肢等长训练，同时指导老人做一些肢体的抬高运动，避免静脉血栓的形成，以利于消肿。手术三天以后逐步地指导老人进行膝关节的屈伸功能锻炼，逐渐过渡到下地负重行走。

（3）训练过程中充分考虑老人的安全，训练的强度要考虑老人的体力、耐力和心肺功能情况。同时根据老人的心理特征进行疏导，缓解其不良的情绪，以积极乐观的心态配合治疗。

第十节
前列腺增生患者常见老年综合征及照护策略

一、前列腺增生简介

前列腺增生（prostatic hyperplasia，PH），亦称为良性前列腺增生（benign prostatic hyperplasia，BPH），是引起中老年男性排尿障碍原因中最为常见的一种良性疾病。主要表现为组织学上的前列腺间质和腺体成分的增生、解剖学上的前列腺增大、下尿路症状为主的临床症状以及尿动力学上的膀胱出口梗阻。良性前列腺增生的发病率随着年龄递增。

1. 病因

有关良性前列腺增生的发病机制研究颇多，但良性前列腺增生发生的具体机制尚不明确，可能是由于上皮和间质细胞的增殖与细胞凋亡的平衡性遭到破坏引起的。其他相关因素有：雄激素与雌激素的相互作用、前列腺间质与腺上皮细胞的相互作用、生长因子、炎症细胞、神经递质及遗传因素等。目前已知良性前列腺增生的发生必须具备年龄的增长及有功能的睾丸两个重要条件。近年来，相关研究也注意到吸烟、肥胖、酗酒、家族史、人种及地理环境等与良性前列腺增生发生的关系。

2. 临床表现

良性前列腺增生的早期由于代偿而症状不典型，随着下尿路梗阻加重，症状逐渐明显，临床症状主要表现为储尿期症状、排尿期症状、排尿后症状及相关并发症。各种症状可先后出现或在整个病程中进行性发展。老年 BPH 主要表现为下尿路症状，如尿频、尿急、夜尿、排尿困难、尿线变细、尿潴留、尿不尽感等。

尿频是前列腺增生的早期信号，尤其夜尿次数增多更有临床意义。一般来说，夜尿次数的多少往往与前列腺增生的严重程度平行。原来不起夜的老年人出现夜间1～2 次的排尿，常常反映早期梗阻的来临，而从每夜 2 次发展至每夜 4～5 次甚至更多，说明了病变加重。

3. 诊断及治疗

良性前列腺增生的诊断需要根据症状、体格检查尤其是直肠指诊、影像学检查、残余尿测定、尿动力学检查及内镜检查等综合判断。由于老年患者常合并有其他慢性疾病，诊断时应重视患者的全身情况，进行详细问诊、体格检查及相关辅助检查，注意心、肺及肝肾功能等。

良性前列腺增生的治疗主要包括观察等待、药物治疗及外科手术治疗。治疗目的是改善患者的生活质量同时保护肾功能。具体治疗方法的选择，应根据患者症状的轻重，结合各项辅助检查、当地医疗条件及患者的依从性等综合考虑。

观察等待是一种非药物、非手术的治疗措施，包括患者教育、生活方式指导、随访等。对于大多数 BPH 患者来说，观察等待可以是一种合适的处理方式，特别是患者的生活质量尚未受到下尿路症状明显影响的时候。药物治疗的短期目标是缓解患者的下尿路症状，长期目标是延缓疾病的临床进展，预防并发症的发生。在减少药物治疗副作用的同时保持患者较高的生活质量是 BPH 药物治疗的总体目标。

以下尿路症状为主诉就诊的 50 岁以上男性患者，首先应该考虑 BPH 的可能。为明确诊断，以下临床评估表可作参考。

（1）国际前列腺症状（I-PSS）评分（表 10-12） 是目前国际公认的判断 BPH 患者症状严重程度的最佳手段。I-PSS 是 BPH 患者下尿路症状严重程度的主观反映，它与最大尿流率、残余尿量以及前列腺体积无明显相关性。该评价体系总评分 0～35 分，7 分以下为轻度，8～19 分为中度，20 分以上为重度。重度需要外科手术干预。

表 10-12　国际前列腺症状（I-PSS）评分　　　　　　　　　　　　　　　单位：分

在最近一个月内，您是否有以下症状	无	在五次中					症状评分
		少于一次	少于半数	大约半数	多于半数	几乎每次	
1. 是否经常有尿不尽感	0	1	2	3	4	5	
2. 两次排尿间隔是否经常小于两小时	0	1	2	3	4	5	
3. 是否经常有间断性排尿	0	1	2	3	4	5	
4. 是否经常有憋尿困难	0	1	2	3	4	5	
5. 是否经常有尿线变细现象	0	1	2	3	4	5	
6. 是否经常需要用力及使劲才能开始排尿	0	1	2	3	4	5	
7. 从入睡到早起一般需要起来排尿几次	没有	1次	2次	3次	4次	5次	
	0	1	2	3	4	5	
症状总评分＝							

注：症状总评分 0～7 分为轻度，8～19 分为中度，20～35 分为重度。建议 8 分以上者应接受专科医生综合评估。

（2）生活质量评分　前列腺增生症患者常因排尿症状而影响其生活质量，国际协调委员会推荐使用一个问题作为 BPH 患者生活质量（QOL）的评估，总分为 0～6 分。该评估量表是了解患者对其目前下尿路症状水平及一直伴随的主观感受，其主要关心的是 BPH 患者受下尿路症状困扰的程度以及是否能够忍受，因此又称为困扰评分（bother of score，BS，表 10-13），临床上一般与 I-PSS 一起使用。

表 10-13　生活质量（QOL）评分表　　　　　　　　　　　　　　　　　单位：分

项目	高兴	满意	大致满意	还可以	不太满意	苦恼	很糟
如果在您的后半生始终伴有现在的排尿症状,您认为如何生活质量评分(QOL)=	0	1	2	3	4	5	6

注：评分 0～6 分，评分越高，患者受下尿路症状困扰的程度越高。

以上两种评分尽管不能完全概括下尿路症状对 BPH 患者生活质量的影响，但是它们提供了医生与患者之间交流的平台，能够使医生很好地了解患者的疾病状态。

二、案例基本信息

姓名：袁×× 　性别：男　　　年龄：62 岁　　　文化程度：初中
婚姻：已婚　籍贯：湖南长沙　职业：农民　　　医保类型：城镇居民医保
入住日期：2021 年 3 月 17 日

三、评估

1. 慢病史

于 2003 年在外院行"鼻息肉切除术"，2020 年行"左眼白内障超声乳化吸除联合人工晶体植入术"。有高血压病 10 余年，最高血压 163/100mmHg，现口服苯磺酸氨氯地平片 5mg 1 次/日降压治疗，自述血压控制可。有吸烟史 40 余年，约 10～20 支/天，有饮酒史 20 年，饮白酒，已戒酒 10 年。否认糖尿病、冠心病等慢性病病史，否认肝炎、结核病等传染病史，无性病病史。

2. 目前健康状况

老人，袁某，男，62 岁，因下腹部坠胀及疼痛，排尿困难 11h 入院。入院诊断：尿潴留、前列腺增生？高血压、手术后状态（左眼白内障超声乳化吸除联合人工晶体植入术、鼻息肉切除术）。患者诉 2 年前无明细诱因出现尿路不成线，伴小便次数增多，无尿急、尿痛，无血尿及泡沫尿，无腹痛、发热、盗汗、乏力。在家自行间断口服阿莫西林颗粒、中成药（具体药名不详）等药物治疗，未见明显好转。2 个月前因劳累后上述症状逐渐加重，每次小便排出费力且尿量较前减少。

患者 11h 前感下腹部有坠胀及疼痛，有尿意，但排尿不出。患者无发热、腰痛及血尿，无恶心、呕吐、腹泻、黑粪及转移性右下腹疼痛等表现。入院后留置导尿管，完善相关检查，前列腺增生诊断明确，拟试行保守治疗，予以"非那雄胺片""盐酸坦索罗辛缓释胶囊"口服等对症治疗。药物治疗 8 天后拔除导尿管，老人能自行解小便，尿线偏细完整，无滴沥，症状好转出院，指导老人长期规范用药，定期随访。老人住院期间曾在夜间小便时跌倒，未造成伤害。出院时患者一般情况可，无特殊不适。目前体查：T 36.3℃，P 71 次/min，R 16 次/min，BP 140/93mmHg。神志清楚，无胸闷心悸，无腹痛腹泻，营养正常，食欲欠佳，排尿通畅，无明显肉眼血尿，夜尿 2～3 次，小便后难以入睡，大便正常，皮肤黏膜无黄染，无皮疹，全身浅表淋巴结未触及。情绪较焦虑，担心疾病预后影响日常生活质量。

3. 辅助检查结果

（1）腹部彩超　前列腺增生并多发钙化灶，前列腺呈结节样改变，残余尿量约为 177ml。

（2）尿流报告　最大尿流率 4.2ml/s，排尿时间 50.6s，尿流时间 25.4s，达峰时间 26.2s，尿流量 54.5ml，2s 时的尿流率 1.8ml/s。

（3）实验室检查　尿潜血 3＋；肝肾功能：尿酸 441μmol/L↑，钾 3.74mmol/L；血常规、尿常规、粪常规、凝血功能、输血前四项未见异常。

（4）专科检查　前列腺指检：前列腺Ⅲ度增生，质韧，表面光滑无结节，轻压痛，边界清晰，中央沟消失，指套退出无血染。

4. 综合征

（1）排尿困难　国际前列腺症状（I-PSS）评分 17 分。
（2）跌倒　Morse 跌倒风险为高度风险，一月内跌倒一次。
（3）焦虑　汉密尔顿焦虑量表（HAMA）评分为 15 分，有焦虑。
（4）睡眠障碍　匹兹堡睡眠质量指数量表评分为 12 分，存在睡眠障碍。

四、预防与照护建议

1. 生活方式的指导

（1）清淡饮食，少吃辛辣刺激性的食物，多吃新鲜的水果、蔬菜、粗粮、豆制品、蜂蜜等，保持排便通畅。可适量食用牛肉和鸡蛋等优质蛋白，提高机体抵抗力。

（2）适当限制饮水可以缓解尿频症状，例如夜间和出席公共社交场合时限水。但每日水的摄入量不应少于 1500ml。乙醇和咖啡具有利尿和刺激作用，可以引起尿量增多、尿频、尿急等症状。因此，应当限制乙醇类和含咖啡因类饮料的摄入。

（3）吸烟、饮酒可影响前列腺组织的正常代谢，降低其抵抗力进而产生炎症，加重前列腺增生症状，因此前列腺增生患者需忌烟酒。

（4）保持生殖器清洁卫生。男性的阴囊伸缩性大，分泌汗液较多，加之阴部通风差，容易藏污纳垢，局部细菌常会乘虚而入，最好是每天清洗，减少细菌进入尿道对前列腺的侵犯，减少前列腺感染。可以用温水坐浴，促进前列腺血液循环。

（5）注意休息、防止受凉。过度劳累可造成排尿无力，受凉往往诱发前列腺炎加重前列腺增生的症状，易导致尿潴留的发生，故前列腺增生患者需注意休息及保暖。

（6）骑车和穿紧身裤可使会阴部和前列腺受到压迫，引起局部充血，加重前列腺增生症状。故前列腺增生患者不宜长时间骑车，持续骑车时间应尽量控制在 30min 内，多穿宽松裤子。

（7）避免久坐，如避免长时间打麻将、看电视等，这些行为可以对前列腺造成压迫，导致前列腺充血。

2. 预防老人跌倒

（1）评估家居环境的安全，确保适合老人居住。

（2）衣裤、鞋袜尺寸大小适合老人，舒适为宜。

（3）告知老人跌倒的风险、可导致的后果，提高老人对跌倒的认知及防范意识。

（4）注意可能导致跌倒的药物。

（5）指导老人进行抗阻力训练和平衡训练。

（6）外出活动时的安全。

（7）跌倒的应急处理。

3. 合理用药的指导

（1）良性前列腺增生患者常因为合并其他全身性疾病同时使用多种药物，应了解和评价患者这些合并用药的情况，必要时在其他专科医师的指导下进行调整，以减少合并用药对泌尿系统的影响。

（2）遵医嘱使用改善睡眠的药物，积极治疗前列腺增生等基础疾病，避免睡前大量饮水，创造良好的睡眠环境。

4. 保持良好的心态

（1）给老人讲解有关前列腺良性增生的治疗及预后等相关知识，使老人对疾病有正确的认识。

（2）关心、尊重老人，鼓励老人表达自己的感受，教会老人应对焦虑的一些方法，如放松训练、音乐疗法、深呼吸、静坐、散步等，使老人的情绪逐步趋于稳定。

（3）避免任何不良刺激和伤害老人自尊的言行，增强老人自我照顾的能力和信心。

（4）营造和谐的亲情氛围和舒适的休养环境，建立医院、家庭、社区协助支持系统。

（5）必要时遵医嘱予以抗焦虑药物治疗。

5. 康复指导

（1）指导排空膀胱的技巧，如重复排尿等。

（2）精神放松训练，把注意力从排尿的欲望中转移开；膀胱训练，鼓励患者适当憋尿，以增加膀胱容量和排尿间歇时间。

（3）坚持适当运动。合理而规律的运动，能有效改善血液循环，还能促进前列腺液的分泌，特别是平时长时间坐着的老人，更要注意经常动一动。保证足够的运动量，通过锻炼身体增强抵抗力，起到调节内分泌的作用。但训练过程中应充分考虑患者的安全，训练的强度要考虑患者的体力、耐力和心肺功能情况。

（4）按摩保健。可以在临睡以前做自我按摩，以达到保健的目的。操作如下：取仰卧位，左脚伸直，左手放在神阙穴（肚脐）上，用中指、食指、环指三指旋转，同时再用右手三指放在会阴穴部旋转按摩，一共100次。完毕换手做同样动作。肚脐的周围有气海、关元、中极各穴，中医认为是丹田之所，这种按摩有利于膀胱恢复。小便后稍加按摩可以促使膀胱排空，减少残余尿量。会阴穴为生死穴，可以通任督二脉，按摩使得会阴处血液循环加快，起到消炎、镇痛和消肿的作用。

6. 定期随访

定期随访的目的主要是了解患者的病情发展状况，是否出现临床进展以及BPH相关并发症和/或绝对手术指征，并根据患者的实际情况调整药物治疗或转为外科手术治疗。

老年男性患上良性前列腺增生之后不要轻视，但也不要过于紧张，日常生活当中应从饮食、运动、卫生等多个方面做好护理工作，早期进行积极正规的治疗，遵医嘱规律服药、定期检查，切忌讳疾忌医、延误诊治。

第十一节
结直肠癌患者常见老年综合征及照护策略

一、结直肠癌简介

结直肠癌是源于大肠腺上皮的消化道恶性肿瘤，排便习惯的改变和大便形状的改变、便血、腹痛腹胀、贫血等是结直肠癌的常见症状。世界卫生组织国际癌症研究署 2020 年发布的最新版全球癌症报告显示，结直肠癌是全球第三大最常见的癌症，2018 年新增病例 180 万例，死亡病例 88 万例，并呈增长趋势发展。在我国，结直肠癌发病以直肠癌为主，高于结肠癌，约为 60%。其中低位直肠癌的比例大约占直肠癌的 70%，相比国外高 60%～75%。结直肠癌多发于中老年患者，严重影响患者的健康。目前治疗结直肠癌的方法包括手术、化疗、放疗，而手术治疗为主要治疗方式。

肠造口术是临床上治疗结直肠癌最常用且有效的手术方式，是指把一段肠管拉出腹腔，并将开口缝合于腹壁上以排出粪便，是挽救患者生命和改善生活质量的重要手段。根据肠造口的目的可以分为临时性造口和永久性造口。以往对于低位直肠癌患者多采取不保留肛门的经腹会阴联合切除术（Miles 术），术后患者需建立永久性造口。随着人们保肛意愿越来越强烈、外科技术的不断进步、器械设备的完善以及新辅助放化疗理念被广泛运用于临床，直肠低位前切除术已经成为目前直肠癌应用最为广泛的手术方式。但受年龄、吻合口的血运和张力情况以及全身营养状况等因素的影响，吻合口瘘成为直肠癌术后最常见的并发症。为了减少吻合口瘘的发生，很多医者选择预防性回肠造口。

二、肠造口周围皮肤刺激性皮炎的介绍

（1）肠造口周围皮肤刺激性皮炎（peristomal irritant dermatitis）是肠造口术后最为常见的并发症，与造口构造和位置不理想、护理技能低下以及自身因素，如高龄、基础疾病情况、术前放化疗或营养状况差等因素有关。可发生于术后任何阶段，发生率为 7%～57%，常发生于术后 3 个月内，表现为造口周围皮肤发红、糜烂、出血、刺痛及瘙痒等症状，严重影响病人的康复进程与生活质量。尤其是回肠造口排泄量大且稀薄，pH 值为碱性，对皮肤腐蚀性更强，一旦发生渗漏会刺激造口周围皮肤，1h 内即可引起红斑，数小时后可引发肠造口周围皮肤刺激性皮炎。

（2）刺激性皮炎的处理方法

① 分析原因：检查造口底盘并分析发生渗漏的原因。

② 清洁皮肤：用生理盐水或温水棉球或湿纸巾轻柔地清洗造口及周围皮肤，待干燥。

③ 评估：使用标准化评估工具对造口周围皮肤进行评估，如 DET 评估工具；根据造口周围皮肤变色（discolouration，D）、侵蚀（erosion，E）和组织增生（tissue overgrowth，T）情况，以造口周围皮肤受损面积和问题严重程度评分。

④ 局部处理：皮炎受损深度局限于表皮层，仅出现红斑，局部喷洒少量造口护肤粉，并喷洒不含酒精的皮肤保护膜；若出现部分皮层损伤，渗液不多，可以反复 2～3 次喷洒造口护肤粉和皮肤保护膜，也可使用超薄型水胶体敷料或泡沫敷料；若

渗液多,可使用亲水性纤维敷料或者藻酸盐敷料吸收渗液,再粘贴超薄型水胶体敷料或泡沫敷料。使用防漏膏或防漏贴环等附件产品填平造口周围皮肤的凹陷、皱褶或黏合部位的缝隙从而预防排泄物渗漏。

⑤ 合理选择造口产品:对于造口平齐、回缩,造口周围皮肤松弛、褶皱、瘢痕增生,造口偏向一侧等情况,宜选择凸面底盘配合使用造口腰带。

⑥ 根据情况缩短更换造口底盘的时间,增加更换的频率。

⑦ 评估照护者的护理能力,加强健康教育。

三、基本信息

姓名:李××   性别:女   年龄:75 岁   文化程度:本科

婚姻:已婚   籍贯:湖南长沙   职业:教师   医保类型:市医保

入住日期:2021 年 5 月 15 日

四、评估

1. 慢病史

患者 20 年前行腹腔镜下胆囊切除术,6 年前摔伤后行微创"脊柱损伤"手术。

2. 目前健康状况

老人,李某,女性,75 岁,半年前无明显诱因出现大便带血,未予重视,近一月加重,体检发现直肠癌 1 周入院。入院诊断:直肠癌、手术后状态(胆囊切除术、脊柱损伤术)。入院时神志清楚,心肺检查无明显异常,腹平软,无压痛及反跳痛,肠鸣音正常。于 5 月 24 日在全麻下行腹腔镜下直肠癌根治术、回肠袢式造口术。术后 3 天造口未排气排便,老人诉腹胀不适,伴有恶心,精神可,行上消化道碘水造影检查考虑不完全性肠梗阻可能(梗阻平面位于回肠)。医嘱留置胃肠减压管,予液状石蜡 30ml 鼻饲 4/日,术后 5 天老人造口排气排便,腹胀缓解,予拔除胃管。术后 8 天老人恢复良好,出院居家康复。回家后老人造口袋粘贴后频繁渗漏,每天更换 2～3 次造口袋,肠造口周围皮肤刺痛,遂入住社区养老机构继续康复。老人因担心造口袋反复渗漏,严重影响睡眠,每晚要求口服安眠药才能入睡。目前体查:体温 36.5℃,脉搏 83 次/min,呼吸 14 次/min,血压 135/78mmHg,老人伤口愈合良好,腹平坦,未见胃肠型及蠕动波,无腹壁静脉曲张,腹软,无压痛及反跳痛,Murphy's 征阴性,肝脾肋下未扪及,移动性浊音阴性,肠鸣音 3～6 次/min,调不高。双肾区无叩击痛,未扪及包块,回肠造口通畅,造口黏膜红润。营养欠佳,大小便正常。全身皮肤、巩膜无黄染,浅表淋巴结无肿大。

3. 检查结果

(1) 磁共振　肝多发囊肿、脾脏囊肿、双肾囊肿。

(2) 彩超　右侧髂窝处实质性结节：性质待定；左肾囊肿；双侧小腿肌间静脉血栓形成。

(3) 实验室检查　血常规：红细胞 3.27×10^{12}/L↓，血红蛋白 100g/L↓。电解质：钾 3.47mmol/L↓。肝功能：总蛋白 48.6g/L↓，白蛋白 30.6g/L↓，球蛋白 18.0g/L↓。凝血常规：D-二聚体 1.74mg/L↑。癌胚抗原 8.02ng/mL↑；血糖、血脂、输血前四项、甲状腺功能三项、新型冠状病毒核酸检测均无明显异常。

(4) 病理学检查　直肠中分化腺癌；分期：pT3N0Mx。

4. 综合征

(1) 深静脉血栓　Caprini 风险评估为极高危，已发生双侧小腿肌间静脉血栓。

(2) 营养不良　MNA-SF 评分为 10 分，有营养不良风险。

(3) 睡眠障碍　睡眠状况自评量表（SRSS）评分为 31 分，有中度睡眠问题。

(4) 疼痛　疼痛数字评分法（NRS）评分为 6 分，中度疼痛。

五、预防与照护建议

1. 下肢深静脉血栓

(1) 卧床时主动活动（如每日行足背屈伸运动，每次做 10min，每天 10～12 次），尽早下床行走；分次多饮水（1500～2000ml/日），避免脱水。

(2) 卧床时抬高肢体，患肢高于心脏水平 20～30cm，促进静脉回流。

(3) 监测肢体周径，观察肢体有无肿胀、疼痛、发热。

(4) 遵医嘱规范使用抗凝药物治疗，切勿擅自停药、减量、加量等，观察有无黑粪、血尿、牙龈出血、皮下瘀斑、头痛、眩晕、神志改变（警惕颅内出血）等出血倾向相关症状。

(5) 如果出现呼吸困难、气促、胸闷、胸痛、咯血甚至晕厥等肺栓塞症状，需立即救治。

2. 营养不良

(1) 指导老人康复期注意合理膳食，改善营养状况，少量多次用餐，饮食清淡易消化。保证老人每天所需的热量，保证每天摄入足够的优质蛋白质。控制体重，避免因短期内体重增减明显而引起肠造口周围皮肤情况不佳。

(2) 在病情允许的情况下指导老人尽量吃固体类食物或可溶性纤维食物，使粪便成型，减少粪水对皮肤的刺激；减少容易导致胀气和异味食物的摄入，如牛奶、豆类、洋葱、莴笋、大蒜等；多吃新鲜的蔬菜和水果。

（3）每天养成定时主动饮水的习惯，少量多次饮水。

3. 睡眠障碍

（1）给老人讲解有关疾病、治疗及预后的相关知识，树立老人疾病恢复的信心。

（2）早睡早起，避免日间午睡（或不超过半小时的规律午睡）。

（3）饮食清淡，晚餐不宜过晚，睡前不宜饮浓茶、咖啡等刺激性饮料，睡前如厕。

（4）睡前缓解老人的疼痛不适感，同时为老人创造舒适安静的睡眠环境。

（5）适当运动，如散步、太极等，睡前 30min 保持放松。

（6）必要时寻求专业心理医生予以心理治疗。

4. 疼痛

（1）评估疼痛程度，出现中度疼痛及时就诊，寻找疼痛的原因，在医生的指导下使用镇痛药物缓解老人的疼痛。

（2）老人疼痛时积极采取非药物镇痛的护理方法，如听音乐、聊天等转移注意力，通过按摩、休息、肢体摆放等放松身体。

（3）家人多陪伴老人，减轻老人对疼痛的痛苦体验。

5. 肠造口周围皮肤刺激性皮炎的处理

（1）护理评估

① 肠造口的情况　造口红润，肠造口位于右下腹部，不规则形，3.5cm×4cm，为回肠袢式造口，突出皮肤 0.5cm，近端开口（排便出口）的 4～6 点方向与皮肤平齐。

② 肠造口周围情况评估

a. 老人腹壁皮肤松弛，仰卧位时肠造口周围皮肤无凹陷，有皱褶［图 10-1（a）］；坐位时见肠造口周围皮肤严重内陷［图 10-1 （b）］，可见水样便排出。

b. 皮肤问题：4～6 点方向的皮肤潮红，表皮脱落，渗出；DET 评分 8 分。

（2）护理方案

① 清洗：用生理盐水或温水棉球、柔软的卫生纸或湿纸巾清洁周围皮肤或造口，再用干纱布或柔软的卫生纸蘸干造口周围的皮肤。

② 皮炎处理：皮肤受损处涂抹皮肤保护粉、喷洒液体保护膜。让老人取坐位，用防漏膏将皮肤凹陷处填平，达到预防粪水侧漏和保护造口周围皮肤的目的。

③ 裁剪造口底盘与贴袋：选用两件式凸面底盘，按测量好的造口根部大小及形

状裁剪造口底盘，直径大于造口根部 1～2mm；使用防漏膏填平造口周围皮肤凹陷处，撑开造口周围褶皱，实现皮肤与底盘间的紧密贴合，预防浸渍和渗漏；佩戴造口腰带，加强凸面底盘与肠造口周围皮肤吻合的有效性，帮助固定底盘，达到使肠管乳头突出，同时减少身体活动对底盘粘贴带来的影响，延长底盘使用的时间，2～3 天更换。

（3）护理效果　5 天后更换造口袋再次评估，使用的凸面底盘无渗漏，底盘背面无粪便残留，肠造口周围皮肤的刺激性皮炎愈合［图 10-1（c）］，疼痛感消失。

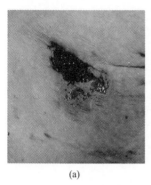 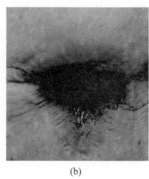 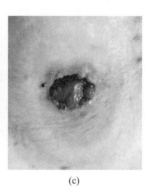

(a)　　　　　　　　　　(b)　　　　　　　　　　(c)

图 10-1　肠造口周围皮肤

6. 康复指导

（1）根据身体恢复情况选择适宜的运动方式，不可参加重体力活动。

（2）饮食要少量多餐，清淡易消化，从流质、半流质逐步过渡到普食，以高热量、高蛋白、高维生素为主。避免进食易产气及有刺激性的食物。

（3）劳逸结合，避免过度疲劳。

（4）保持乐观开朗的心境，树立恢复疾病的信心。

（5）定期复查，2 年内每三个月复查一次，2 年后改为半年一次，不适随诊。

第十二节
慢性肾衰竭、腹膜透析患者常见老年综合征及照护策略

一、慢性肾衰竭、腹膜透析简介

慢性肾衰竭（chronic renal failure，CRF）是各种慢性肾脏病（chronic kidney disease，CKD）持续进展至后期的共同结局。它是以代谢产物潴留，水、电解质及酸碱平衡失调和全身各系统症状为表现的临床综合征。

慢性肾脏病根据美国肾脏病基金会（National Kidney Foundation，NKF）制定的

肾脏病预后生存质量指导（kidney/disease outcomes quality initiative，K/DOQI）提出的定义，是指各种原因引起的肾脏结构或功能异常≥3个月，伴或不伴肾小球滤过率（glomerular filtration rate，GFR）下降，表现为肾脏病理学检查异常或肾脏损伤（血、尿成分异常或影像学检查异常）；或不明原因的 GFR 下降（＜60ml/min）≥3个月。

腹膜透析（peritoneal dialysis，PD），简称腹透，是慢性肾衰竭患者最常用的替代性疗法之一，指利用腹膜的半透膜特性，将适量透析液引入腹腔并停留一段时间，借助腹膜毛细血管内血液及腹腔内透析液中的溶质浓度梯度和渗透梯度进行水和溶质交换，以清除蓄积的代谢废物，纠正水、电解质、酸碱平衡紊乱。常见的腹膜透析方式包括：持续非卧床腹膜透析（continuous ambulatory peritoneal dialysis，CAPD）、间歇性腹膜透析（intermittent peritoneal dialysis，IPD）、持续循环腹膜透析（continuous cycle peritoneal dialysis，CCPD）、夜间间歇性腹膜透析（nocturnal inter-mittent peritoneal dialysis，NIPD）和自动腹膜透析（automated peritoneal dialysis，APD）等。目前以双连袋可弃式"Y"形管道系统（简称双联系统）的持续非卧床腹膜透析在临床应用最广。

慢性肾脏病的防治已成为世界各国所面临的重要公共卫生问题，近年来慢性肾脏病的患病率有明显上升趋势。据 2017 年的数据表明，全球 CKD 患者人数达 6.975 亿，其中中国患者人数达 1.323 亿。慢性肾脏病的病因主要包括：糖尿病肾病、高血压肾小动脉硬化、原发性与继发性肾小球肾炎、肾小管间质疾病等。在发达国家，糖尿病肾病、高血压肾小动脉硬化是慢性肾衰竭的主要病因；在中国等发展中国家，慢性肾衰竭的最常见病因仍是原发性肾小球肾炎，近年来糖尿病肾病导致的慢性肾衰竭明显增加，有可能成为导致我国慢性肾衰竭的首要病因。

慢性肾脏病依据 K/DOQI 制定的指南分为 1～5 期。慢性肾衰竭起病缓慢，呈渐进性发展，在早期，患者可以无任何症状，或仅表现为乏力、夜尿增多、食欲减退等轻度不适。当进展至 CKD 5 期时出现全身多个系统的功能紊乱。

二、基本信息

姓名：李×× 　　性别：男 　　　年龄：65 岁 　　文化程度：中专

婚姻：已婚 　　籍贯：湖南长沙 　职业：退休 　　医保类型：省直职工

身高：176cm 　体重：85kg

入住日期：2022 年 01 月 12 日

三、评估

1. 慢病史

患肾结石、左肾积水、蛋白尿 14 年，期间曾予中药治疗。2020 年 10 月复查肌酐 653μmol/L，于 2020 年 12 月 15 日在局麻下行腹膜透析置管术。平时身体一般，无输血史，否认食物及药物过敏史，预防接种史不详。

2. 目前健康状况

老人李某某，男，65 岁，因肌酐升高 13 年，加重伴恶心呕吐 1 个月入院。老人近 1 个月来感恶心呕吐、食欲下降，精神、睡眠欠佳，大便正常，小便量少，体重无明显变化。入院诊断：慢性肾功能不全（CKD 5 期）、肾囊肿、高血压病 3 级极高危组。入院时 T 36.5℃，P 66 次/min，R 20 次/min，BP 131/73mmHg，SPO$_2$ 96%。神志清楚、自主体位，慢性病容，表情自如，步行入院。步态正常，体查合作。头颅无畸形，眼睑轻度水肿，心前区无隆起，心尖搏动正常。腹部平软，无压痛、反跳痛，左侧腹部可见一长约 15cm 的手术瘢痕及约 25cm 长的腹膜透析导管留置。肠鸣音正常，4 次/min。肾区无叩击痛。四肢活动正常，双下肢中度凹陷性水肿。入院后予以降压、调脂、纠正贫血等对症治疗。经治疗老人病情好转，拟转当地养老机构。目前老人恶心呕吐、水肿症状较前好转，双下肢轻度凹陷性水肿。精神、睡眠可，大便正常，小便约 400ml/d。情绪低落。老人留置腹膜透析导管，对导管维护知识不足。

3. 检查结果

（1）实验室检查　血常规：血红蛋白 82g/L↓。肝肾功能和电解质：钾 3.8mmol/L，总蛋白 50.7g/L↓、白蛋白 31.6g/L↓，肌酐 1110μmol/L↑，钙 1.79mmol/L↓，磷 1.39mmol/L；尿沉渣：蛋白质 2+（1.0g/L），潜血 1+（10 个/μl）。

（2）其他辅助检查

① 腹部 B 超　左肾积水、右肾多发囊肿、双肾肾实质病变（C 级）。

② 胸部 CT　双肺新见感染病变。

4. 综合征

（1）跌倒　中危。Morse 跌倒危险因素评估量表，评分 35 分。

（2）压力性损伤　低风险。Braden 量表，评分 22 分。

（3）深静脉血栓　低危。Caprini 量表，评分 2 分。

（4）导管脱出　低度风险。患者导管风险评估量表，评分 9 分。

（5）焦虑　患者情绪低落。

四、预防与照护建议

1. 指导老人调整生活方式，避免水、钠潴留的发生

（1）休息　避免劳累，适当卧床休息，以增加肾血流量和尿量，缓解水肿。

（2）饮食护理

① 钠盐：水肿者应限制盐和水的摄入，予以少盐饮食，每天以 2～3g 为宜。指导老人避免进食腌制食品、罐头食品、啤酒、汽水、味精、面包、豆腐干等含钠丰富的食物，并指导其使用醋和柠檬等增进食欲。

② 液体：量出为入，每天液体入量不应超过前一天 24h 尿量加上腹膜透析超滤量（超滤量＝腹透液出量－腹透液灌入量）。液体入量包括饮食、饮水、服药、输液等以各种形式或途径进入体内的水分。

③ 蛋白质：低蛋白血症所致水肿者，可给予 0.8～1.0g/（kg•d）的优质蛋白质。优质蛋白质指富含必需氨基酸的动物蛋白，如牛奶、鸡蛋、鱼肉等。

④ 热量：补充足够的热量以免引起负氮平衡，每天摄入的热量不低于 30kcal/（kg•d）。

（3）病情观察

① 一般病情观察：慢性肾衰竭时常出现各种电解质紊乱和酸碱平衡失调现象，其中以代谢性酸中毒和水、钠平衡紊乱最为常见。如老人出现较明显的症状，如食欲缺乏、呕吐、虚弱无力等，与酸中毒时体内多种酶活性受抑制有关。水、钠代谢紊乱，可表现为不同程度的皮下水肿和/或体腔积液，严重时出现左心衰竭，如呼吸困难、不能平卧等症状，需详细记录老人 24h 出入液量，密切监测尿量变化；定期测量病人体重，如体重阶梯式增长，考虑容量超负荷；观察身体各部位水肿的消长情况；观察有无胸腔积液，如有无胸闷、气促；监测老人的生命体征，尤其是血压。如出现严重左心衰竭，需及时给予血液透析，以免延误治疗时机；定期监测实验室检查结果包括尿常规、肾小球滤过率、血尿素氮、血肌酐、血浆蛋白、血清电解质等。

② 腹膜透析相关病情观察

a. 全身情况：监测老人有无腹痛、腹泻、发热等情况，如出现上述症状应考虑腹透相关腹膜炎的发生，需及时就诊。

b. 引流液：每次监测腹膜透析引流液的颜色，正常为清亮的黄色或淡黄色，如出现浑浊、红色等性状，需及时与医院联系；腹膜透析换液一次约 20min，如出现腹透液进出缓慢、引流液减少等情况需及时与医院联系。

c. 导管出口处：每天检查一次导管出口处，有无感染症状，如红、肿、痛、分泌物等情况，有无腹透管渗漏，如有以上情况，需及时与医院联系。

2. 预防腹膜透析相关性腹膜炎的发生

（1）监测感染征象 监测老人有无体温升高、寒战、疲乏无力、食欲下降、咳嗽、咳脓性痰、腹痛、腹水混浊，出口处有无红、肿、痛、分泌物等情况。

（2）预防感染 ①房间定期通风并空气消毒。②腹膜透析换液时严格执行无菌操作，以免感染。③定期进行腹透管出口处护理，换药时机为每次洗澡后，夏天一日一次，冬天3～5天一次；如有红、肿、痛、分泌物时可予以百多邦涂抹，3～5天症状无好转，及时就诊。④关注老人的肠道情况，有无便秘、腹泻等情况的发生。⑤老人应尽量避免去人员聚集的公共场所，避免增加感染的机会。

3. 预防肾性贫血的发生

（1）评估贫血情况　评估老人有无疲乏、心悸、气促、呼吸困难、心动过速、甲床或黏膜苍白、红细胞计数和血红蛋白浓度下降。

（2）寻找贫血的原因　评估病人有无消化道出血等；定期化验抽血，监测造血原料是否缺乏；有无药物不良反应引起的贫血，如免疫抑制剂的应用；有无因体液过多引起红细胞、血红蛋白稀释效应；有无合并血液系统疾病或恶性肿瘤，如骨髓增生异常综合征、地中海贫血等。

（3）用药护理　积极纠正老人的贫血，遵医嘱应用促红细胞生成素（EPO）治疗，每次皮下注射均应更换注射部位。治疗期间需严密观察血压变化，控制好血压，血红蛋白（Hb）＞110g/L时应减少EPO的使用剂量，观察有无高血压、头痛、血管通路栓塞、流感样症状、癫痫、高血压脑病等不良反应。每月定期监测血红蛋白和血细胞比容、血清铁、转铁蛋白饱和度、铁蛋白等。

4. 缓解焦虑情绪

（1）主动向老人介绍环境，消除老人的陌生和紧张感，分享治疗成功的案例。

（2）耐心向老人解释病情，嘱其积极配合治疗和充分休息。

（3）经常巡视老人，及时对老人的进步给予正面反馈，包括鼓励、表扬等。

（4）与老人建立良好的关系。

（5）指导老人使用放松技术，如缓慢深呼吸、全身肌肉放松、听音乐等。

（6）指导老人家属给予其支持与关心，鼓励老人倾诉心中不满，协助老人树立信心。

5. 康复指导

（1）慢性肾衰竭腹膜透析老人适当运动可以改善身体机能，增强心肺功能，有助于血压控制、强化骨骼，增加肌肉力量，改善睡眠。

（2）选择中低强度的运动，如步行、太极拳、爬山和其他不需要跳跃的有氧运动，每天保持一定量的运动。注意导管的固定和出口处的保护，避免牵拉和挤压导管，避免有可能产生较大腹压的运动（如仰卧起坐）或可能产生身体冲撞的运动（如篮球、足球）。

（3）康复过程中充分考虑老人的安全，专人陪同。活动中如出现明显呼吸困难等不适时立即停止活动，原地休息，如休息后症状仍无缓解，立即就医。

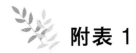

附表 1

老年人能力评估标准表（试行）

日常生活活动能力	精神状态与社会参与能力				感知觉与沟通能力			
	0 分	1～8 分	9～24 分	25～40 分	0 分	1～4 分	5～8 分	9～12 分
0 分	完好	完好	轻度受损	轻度受损	完好	完好	轻度受损	轻度受损
1～20 分	轻度受损	轻度受损	中度受损	中度受损	轻度受损	轻度受损	中度受损	中度受损
21～40 分	中度受损	中度受损	中度受损	重度受损	中度受损	中度受损	中度受损	重度受损
41～60 分	重度受损	重度受损	重度受损	重度受损	重度受损	重度受损	重度受损	重度受损

注：1. 本表根据 WHO 国际功能、残疾和健康分类（ICF），日常生活活动能力评分量表（ADLs），工具性日常生活活动能力量表（IADLs），简易智能精神状态检查表（MMSE），临床失智评估量表（CDR），Bathel 指数评定量表，护理分级，老年人能力评估等，结合我国老年人护理的特点和部分省市地方实践经验制订。

2. 根据对老年人日常生活活动能力、精神状态与社会参与能力、感知觉与沟通能力 3 个维度评估的评分情况，将老年人的能力评定为 4 个等级，即完好、轻度受损、中度受损、重度受损。

3. 老年人日常生活活动能力、精神状态与社会参与能力、感知觉与沟通能力评分表分别见附表 2～附表 4。

4. 先根据日常生活活动能力得分情况确定区间，再分别结合精神状态与社会参与能力以及感知觉与沟通能力得分情况确定老年人的能力等级，以最严重的老年人能力等级为准。

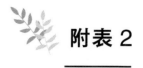

老年人日常生活活动能力评分

评估项目	具体评价指标及分值	分值/分
1. 卧位状态左右翻身	0分　不需要帮助	
	1分　在他人的语言指导下或照看下能够完成	
	2分　需要他人动手帮助,但以自身完成为主	
	3分　主要靠帮助,自身只是配合	
	4分　完全需要帮助,或更严重的情况	
2. 床椅转移	0分　个体可以独立地完成床椅转移	
	1分　个体在床椅转移时需要他人监控或指导	
	2分　个体在床椅转移时需要他人小量接触式帮助	
	3分　个体在床椅转移时需要他人大量接触式帮助	
	4分　个体在床椅转移时完全依赖他人	
3. 平地步行	0分　个体能独立平地步行50m左右,且无摔倒风险	
	1分　个体能独立平地步行50m左右,但存在摔倒风险,需要他人监控,或使用拐杖、助行器等辅助工具	
	2分　个体在步行时需要他人小量扶持帮助	
	3分　个体在步行时需要他人大量扶持帮助	
	4分　无法步行,完全依赖他人	
4. 非步行移动	0分　个体能够独立地使用轮椅(或电动车)从A地移动到B地	
	1分　个体使用轮椅(或电动车)从A地移动到B地时需要监护或指导	
	2分　个体使用轮椅(或电动车)从A地移动到B地时需要小量接触式帮助	
	3分　个体使用轮椅(或电动车)从A地移动到B地时需要大量接触式帮助	
	4分　个体使用轮椅(或电动车)时完全依赖他人	
5. 活动耐力	0分　正常完成日常活动,无疲劳	
	1分　正常完成日常活动轻度费力,有疲劳感	
	2分　完成日常活动比较费力,经常疲劳	
	3分　完成日常活动十分费力,绝大多数时候都很疲劳	
	4分　不能完成日常活动,极易疲劳	
6. 上下楼梯	0分　不需要帮助	
	1分　在他人的语言指导下或照看下能够完成	
	2分　需要他人动手帮助,但以自身完成为主	
	3分　主要靠帮助,自身只是配合	
	4分　完全需要帮助,或更严重的情况	

评估项目	具体评价指标及分值		分值/分
7. 食物摄取	0 分	不需要帮助	
	1 分	在他人的语言指导下或照看下能够完成	
	2 分	使用餐具有些困难,但以自身完成为主	
	3 分	需要喂食,喂食量超过一半	
	4 分	完全需要帮助,或更严重的情况	
8. 修饰:包括刷牙、漱口、洗脸、洗手、梳头	0 分	不需要帮助	
	1 分	在他人的语言指导下或照看下能够完成	
	2 分	需要他人动手帮助,但以自身完成为主	
	3 分	主要靠帮助,自身只是配合	
	4 分	完全需要帮助,或更严重的情况	
9. 穿/脱上衣	0 分	不需要帮助	
	1 分	在他人的语言指导下或照看下能够完成	
	2 分	需要他人动手帮助,但以自身完成为主	
	3 分	主要靠帮助,自身只是配合	
	4 分	完全需要帮助,或更严重的情况	
10. 穿/脱裤子	0 分	不需要帮助	
	1 分	在他人的语言指导下或照看下能够完成	
	2 分	需要他人动手帮助,但以自身完成为主	
	3 分	主要靠帮助,自身只是配合	
	4 分	完全需要帮助,或更严重的情况	
11. 身体清洁	0 分	不需要帮助	
	1 分	在他人的语言指导下或照看下能够完成	
	2 分	需要他人动手帮助,但以自身完成为主	
	3 分	主要靠帮助,自身只是配合	
	4 分	完全需要帮助,或更严重的情况	
12. 使用厕所	0 分	不需要帮助	
	1 分	在他人的语言指导下或照看下能够完成	
	2 分	需要他人动手帮助,但以自身完成为主	
	3 分	主要靠帮助,自身只是配合	
	4 分	完全需要帮助,或更严重的情况	
13. 小便控制	0 分	每次都能不失控	
	1 分	每月失控 1~3 次左右	
	2 分	每周失控 1 次左右	
	3 分	每天失控 1 次左右	
	4 分	每次都失控	
14. 大便控制	0 分	每次都能不失控	
	1 分	每月失控 1~3 次左右	
	2 分	每周失控 1 次左右	
	3 分	每天失控 1 次左右	
	4 分	每次都失控	
15. 服用药物	0 分	能自己负责在正确的时间服用正确的药物	
	1 分	在他人的语言指导下或照看下能够完成	
	2 分	如果事先准备好服用的药物分量,可自行服药	
	3 分	主要依靠帮助服药	
	4 分	完全不能自行服用药物	

上述评估项目总分为 60 分,本次评估得分为_____分

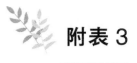

精神状态与社会参与能力评分

评估项目	具体评价指标及分值	分值/分
1. 时间定向	0 分　时间观念(年、月、日、时)清楚	
	1 分　时间观念有些下降,年、月、日清楚,但有时相差几天	
	2 分　时间观念较差,年、月、日不清楚,可知上半年或下半年	
	3 分　时间观念很差,年、月、日不清楚,可知上午或下午	
	5 分　无时间观念	
2. 空间定向	0 分　可单独出远门,能很快掌握新环境的方位	
	1 分　可单独来往于近街,知道现住地的名称和方位,但不知回家路线	
	2 分　只能单独在家附近行动,对现住地只知名称,不知道方位	
	3 分　只能在左邻右舍间串门,对现住地不知名称和方位	
	5 分　不能单独外出	
3. 人物定向	0 分　知道周围人们的关系,知道祖孙、叔伯、姑姨、侄子侄女等称谓的意义;可分辨陌生人的大致年龄和身份,可用适当称呼	
	1 分　只知家中亲密近亲的关系,不会分辨陌生人的大致年龄,不能称呼陌生人	
	2 分　只能称呼家中人,或只能照样称呼,不知其关系,不辨辈分	
	3 分　只认识常同住的亲人,可称呼子女或孙子女,可辨熟人和生人	
	5 分　只认识保护人,不辨熟人和生人	
4. 记忆	0 分　总是能够保持与社会、年龄所适应的长、短时记忆,能够完整地回忆	
	1 分　出现轻度的记忆紊乱或回忆不能(不能回忆即时信息,3 个词语经过 5min 后仅能回忆 0～1 个)	
	2 分　出现中度的记忆紊乱或回忆不能(不能回忆近期记忆,不记得上一顿饭吃了什么)	
	3 分　出现重度的记忆紊乱或回忆不能(不能回忆远期记忆,不记得自己的老朋友)	
	5 分　记忆完全紊乱或完全不能对既往事物进行正确的回忆	
5. 攻击行为	0 分　没出现	
	1 分　每月出现一两次	
	2 分　每周出现一两次	
	3 分　过去 3 天里出现过一两次	
	5 分　过去 3 天里天天出现	

评估项目	具体评价指标及分值	分值/分
6. 抑郁症状	0 分　没出现	
	1 分　每月出现一两次	
	2 分　每周出现一两次	
	3 分　过去 3 天里出现过一两次	
	5 分　过去 3 天里天天出现	
7. 强迫行为	0 分　无强迫症状(如反复洗手、关门、上厕所等)	
	1 分　每月有两次强迫行为	
	2 分　每周有两次强迫行为	
	3 分　过去 3 天里出现过一两次	
	5 分　过去 3 天里天天出现	
8. 财务管理	0 分　金钱的管理、支配、使用,能独立完成	
	1 分　因担心算错,每月管理约 1000 元	
	2 分　因担心算错,每月管理约 300 元	
	3 分　接触金钱机会少,主要由家属代管	
	5 分　完全不接触金钱等	

上述评估项目总分为 40 分,本次评估得分为_____分

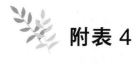

感知觉与沟通能力评分

评估项目	具体评价指标及分值		分值/分
1. 意识水平	0分	神志清楚,对周围环境警觉	
	1分	嗜睡,表现为睡眠状态过度延长。当呼唤或推动其肢体时可唤醒,并能进行正确的交谈或执行指令,停止刺激后又继续入睡	
	2分	昏睡,一般的外界刺激不能使其觉醒,给予较强烈的刺激时可有短时的意识清醒,醒后可简短回答提问,当刺激减弱后又很快进入睡眠状态	
	3分	昏迷,处于浅昏迷时对疼痛刺激有回避和痛苦表情;处于深昏迷时对刺激无反应(若评定为昏迷,直接评定为重度失能,可不进行以下项目的评估)	
2. 视力(若平日戴老花镜或近视镜,应在佩戴眼镜的情况下评估)	0分	视力完好,能看清书报上的标准字体	
	1分	视力有限,看不清报纸标准字体,但能辨认物体	
	2分	辨认物体有困难,但眼睛能跟随物体移动,只能看到光、颜色和形状	
	3分	没有视力,眼睛不能跟随物体移动	
3. 听力(若平时佩戴助听器,应在佩戴助听器的情况下评估)	0分	可正常交谈,能听到电视、电话、门铃的声音	
	1分	在轻声说话或说话距离超过 2m 时听不清	
	2分	正常交流有些困难,需在安静的环境、大声说话或语速很慢,才能听到	
	3分	完全听不见	
4. 沟通交流(包括非语言沟通)	0分	无困难,能与他人正常沟通和交流	
	1分	能够表达自己的需要或理解别人的话,但需要增加时间或给予帮助	
	2分	勉强可与人交往,谈吐内容不清楚,表情不恰当	
	3分	不能表达需要或理解他人的话	

上述评估项目总分为 12 分,本次评估得分为＿＿＿＿分

老年综合征罹患情况（试行）

请判断老年人是否存在以下老年综合征：		
1. 跌倒（30 天内）	☐无	☐有
2. 谵妄（30 天内）	☐无	☐有
3. 慢性疼痛	☐无	☐有
4. 老年帕金森综合征	☐无	☐有
5. 抑郁症	☐无	☐有
6. 晕厥（30 天内）	☐无	☐有
7. 多重用药	☐无	☐有
8. 痴呆	☐无	☐有
9. 失眠症	☐无	☐有
10. 尿失禁	☐无	☐有
11. 压力性损伤	☐无	☐有
12. 其他（请补充）：		

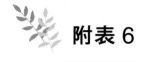

附表 6

护理需求等级评定（试行）

护理需求等级	维度	
	老年人能力分级	老年综合征罹患项数
0 级（能力完好）	完好	1～2 项
1 级（轻度失能）	完好	3～5 项
	轻度受损	1～2 项
2 级（中度失能）	轻度受损	3～5 项
	中度受损	1～2 项
3 级（重度失能）	中度受损	3～5 项
	重度受损	1～2 项
4 级（极重度失能）	重度受损	3～5 项
		5 项及以上

注：根据老年人能力分级和老年综合征罹患项数两个维度评估情况，将护理需求等级分为 5 个等级，即 0 级（能力完好）、1 级（轻度失能）、2 级（中度失能）、3 级（重度失能）、4 级（极重度失能）。

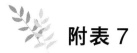

护理服务需求评定表（试行）

一、申请人基本信息								
申请人姓名		性 别		出生日期			年龄	岁
身份证号码					手 机			
户籍所在地	区（县）	街（镇）		村（居）				
居住地址	区（县）	街（镇）		村（居）		路	号	房
婚姻状况	□未婚　□已婚　□丧偶　□离婚							
居住情况	□与子女同住　□与亲友同住　□孤寡　□独居　□与配偶同住							
代理人姓名			与申请人关系					
代理人地址	区（县）	街（镇）		村（居）		路	号	房
代理人电话								

二、评估情况					
评估类型	□首次评估	□重复评估	本次评估时间	年　月　日	
老年人能力等级	□完好	□轻度受损	□中度受损	□重度受损	
老年综合征罹患项数					

三、评估结果	
护理需求等级	□0级（能力完好）　□1级（轻度失能） □2级（中度失能）　□3级（重度失能） □4级（极重度失能） 签名（盖章）：　　　　年　月　日
评估人员签字：	年　月　日
评估机构意见：	□同意　　　　□不同意 签名（盖章）：　　　　年　月　日

注：本表由评估机构填写。

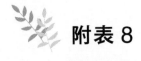

附表 8

护理服务项目建议清单（试行）

类别	项目
生活护理类	1. 头面部清洁、梳理（包括洗脸、剃须、梳头等） 2. 头发清洁 3. 口腔清洁（包括刷牙、漱口、清洁义齿等） 4. 手部、足部清洁 5. 指/趾甲护理 6. 会阴清洁 7. 温水擦浴 8. 沐浴 9. 协助进食（水）及指导 10. 协助更衣及指导 11. 协助大小便及指导 12. 失禁照护及指导 13. 整理床单位 14. 协助有效咳嗽 15. 协助床上体位移动 16. 协助使用辅助器具移动 17. 协助使用热水袋等物品保暖 18. 安全防护及指导（包括跌倒、坠床、烫伤、噎食、误吸、窒息、走失等防护及指导） 19. 压力性损伤预防及指导
护理与康复类	1. 生命体征监测 2. 冷疗和热疗 3. 吸氧 4. 无创辅助通气 5. 雾化吸入 6. 吸痰 7. 机械辅助排痰 8. 气管切开护理 9. 鼻饲 10. 留置胃管护理

类别	项目
护理与康复类	11. 口服给药 12. 用药指导 13. 标本采集 14. 导尿 15. 留置尿管护理 16. 灌肠 17. 肛管排气 18. 失禁护理 19. 造口护理 20. 血糖监测 21. 胰岛素皮下注射 22. 静脉留置针护理 23. CVC 维护 24. PICC 维护 25. 输液港护理 26. 局部给药 27. 直肠给药 28. 压力性损伤/伤口护理 29. 留置引流管护理 30. 保护具使用 31. 身体健康评估及评估后教育 32. 健康教育 33. 协助选择、使用辅助器具指导 34. 坐起训练 35. 站立训练 36. 行走训练 37. 平衡训练 38. 肢体训练 39. 呼吸功能训练 40. 失禁功能训练 41. 认知训练 42. 语言训练
心理护理类	1. 心理评估 2. 心理支持 3. 心理沟通和疏导
中医护理类	1. 刮痧 2. 拔罐(包括留罐、闪罐、走罐、药罐) 3. 艾灸 4. 中药泡洗 5. 穴位贴敷 6. 中药外敷 7. 中药给药护理 8. 中医情志护理 9. 中医饮食护理

参考文献

[1] 宋岳涛.CGA 老年综合评估 [M].北京：中国协和医科大学出版社，2019.

[2] 张欣悦.我国人口老龄化的现状特点和发展趋势及其对策研究 [J].中国管理信息化，2020，23 (5)：195-199.

[3] 中国老年保健医学研究会老年内分泌与代谢病分会，中国毒理学会临床毒理专业委员会.老年人多重用药安全管理专家共识 [J].中国全科医学，2018，21 (29)：3533-3544.

[4] 中国老年保健医学研究会老龄健康服务与标准化分会，北京老年医院，北京市老年健康服务指导中心，等.医疗服务机构老年综合评估基本标准与服务规范（试行）[J].中国老年保健医学，2018，16 (3)：3-10.

[5] 刘建涛，何燕，张军，等.老年综合评估概述及研究进展 [J].中国老年学杂志，2019，39 (2)：492-495.

[6] 孙红.老年护理学——问题与实践 [M].北京：人民卫生出版社，2018.

[7] 李惠君，郭媛.医患沟通技能训练 [M].北京：人民卫生出版社，2014.

[8] 王锦帆，尹梅.医患沟通 [M].北京：人民卫生出版社，2013

[9] 童立纺，宋延波，王艳娇，等.老年人正式入住医养结合养老机构前服务沟通方式的改进 [J].护理学杂志，2019，34 (12)：5-8.

[10] 王真真，唐浪娟，涂淑华.标准化沟通模式在养老机构老年人迁移应激中的应用 [J].中国全科医学，2018，21 (14)：1661-1665.

[11] 刘文清，潘美意.老年服务沟通技巧 [M].北京：机械工业出版社，2017.

[12] 张洁尘，蔺茂强.老年皮肤生理特征及其临床意义 [J].皮肤科学通报，2019，36 (4)：415-419.

[13] 刘晓红，康琳.协和老年医学 [M].北京：人民卫生出版社，2016.

[14] 丁福，肖谦.老年护理学 [M].北京：人民卫生出版社，2017.

[15] 赵元萍，黄春芳，刘守国，等.长期照护保险失能评估工具的研究进展 [J].中国护理管理，2019，19 (1)：113-119.

[16] 杨莘，程云.老年专科护理 [M].北京：人民卫生出版社.2019.

[17] 谭敏，胡秀英，刘祚燕.老年人平衡功能评估与训练研究新进展 [J].华西医学，2019，34 (1)：86-90.

[18] 李燕，黄丽华.老年人平衡能力评估及干预的研究进展 [J].中华护理杂志，2019，54 (4)：603-608.

[19] 陈慧敏，王伊龙.重视临床步态评估 [J].中国卒中杂志，2020，15 (1)：102-107.

[20] 章可循，蒋艳峰，王颖喆，等.脑小血管病与步态异常相关性的研究进展 [J].中国临床神经科学，2019，27 (4)：466-471.

[21] 项丹妮，郑松柏.老年病科常用评估工具及其应用 [J].中华老年病研究电子杂志，2018，5 (1)：23-36.

[22] 李晓宇，喻晓兵，邱蕾.中国老年人视力评估技术应用共识（草案）[J].中国老年保健医学，2019，17 (4)：26，27.

[23] 黄治物，杨璐.老年性聋的早期发现、诊断和预防 [J].中华耳科学杂志，2018，16 (03)：382-388.

[24] 陈泽健，王纯，夏楠，等.上肢机器人在脑卒中上肢本体感觉评估中应用的研究进展 [J].中华物理医学与康复杂志，2020，3：280-284.

[25] 苏洋，李欣，邓程霖，等.老年综合评估工具的研究进展 [J].中国老年学杂志，2019，39 (5)：1270-1273.

[26] 高焕民，李丽梅.老年心理学 [M].2 版.北京：科学技术文献出版社，2017.

［27］刘军英．老年护理［M］．北京：中国中医药出版社，2018．

［28］李小鹰．老年医学［M］．北京：人民卫生出版社，2016．

［29］王燕，高静．老年护理学［M］．北京：中国中医药出版社，2016．

［30］徐传庚．医学心理学［M］．2版．北京：中国中医药出版社，2018．

［31］Subramanyam A A，Kedare J，Singh O P，et al. Clinical practice guidelines for Geriatric Anxiety Disorders［J］．Indian journal of psychiatry，2018，60（增刊3）：S371-S382．

［32］Balsamo M，Cataldi F，Carlucci L. Assessment of anxiety in older adults：a review of self-report measures［J］．Clin Interv Aging，2018，13：573-593．

［33］李娜，余明莲，袁越等．老年瘙痒症的护理研究进展［J］．实用皮肤病学杂志，2021，4（14）：107-109．

［34］王宏伟，张洁尘．老年皮肤瘙痒症诊断与治疗专家共识［J］．中国皮肤性病学杂志，2018，32（11）：1233-1237．

［35］马杰，房芳．老年性皮肤瘙痒的危险因素分析及护理对策分析［J］．中外女性健康研究，2020，2（4）：123-124．

［36］刘耀华．皮肤瘙痒评估表的临床运用［J］．养生保健指南，2019，8：86．

［37］周晓美，冯璇．跌倒风险评估工具的研究进展［J］．护理学杂志，2018，33（21）：114-117．

［38］冯辉．养老服务评估［M］．长沙：中南大学出版社，2018．

［39］程云，程倩秋．老年人尿失禁的评估与护理［J］．上海护理，2019，3（19）：73-75．

［40］周阳．疼痛评估实用手册［M］．北京：化学工业出版社，2020．

［41］中国老年医学学会认知障碍分会，认知障碍患者照料及管理专家共识撰写组．阿尔茨海默病患者日常生活能力和精神行为症状及认知功能全面管理中国专家共识（2019）［J］．中华老年医学杂志，2020，39（1）：1-8．

［42］丁燕莉，陈剑华．科学认识和面对老年人谵妄［J］．中国临床保健杂志，2019，22（6）：737-741．

［43］劳月文，陈香萍，乔丽杰，等．家属版老年患者谵妄评估工具的研究进展［J］．护理与康复，2019，18（11）：39-41．

［44］塞在金，王翼．老年人多重用药的评估与干预［J］．中华老年医学杂志，2019，10：1097-1100．

［45］汤雯，姜春燕，孙颖，等．老年住院老人衰弱状态评估［J］．临床和实验医学杂志，2019，18（2），187-192．

［46］贾淑利，董碧蓉．2018国际肌少症临床实践指南解读及管理肌少症对预防老年人失能的意义［J］．中华老年医学杂志，2019，10：1107-1110．

［47］方向，胡世莲．科学认识和面对老年肌少症［J］．中国临床保健杂志，2019，22（6）：729-733．

［48］莫懿晗，董欣，王秀华．肌少症筛查工具的研究进展［J］．解放军护理杂志，2019，36（11）：62-64，68．

［49］宋鲁平，王强．帕金森病康复中国专家共识［J］．中国康复理论与实践，2018，24（7）：745-752．

［50］李浩月，荣爽，程静，等．不同骨质疏松风险评估工具的筛检效果评价［J］．中国骨质疏松杂志，2019，25（9）：1307-1311．

［51］董碧蓉．新概念老年医学［M］．北京：北京大学医学出版社，2015．

［52］董碧蓉．老年照护者手册［M］．成都：四川大学出版社，2016．

［53］利平科特．老年专业照护［M］．上海：世界图书出版公司，2016．

［54］Doody P，Aunger J，Asamane E，et al. Frailty Levels In Geriatric Hospital paTients（FLIGHT）—the prevalence of flailty among geriatric populations within hospital ward seuings：a systematic review protocol［J］．BMJ Open，2019，9（8）：e30147．

[55] 王建业. 老年医学 [M]. 北京：人民卫生出版社，2021.

[56] 褚万立，郝岱峰. 美国国家压疮咨询委员会 2016 年压力性损伤的定义和分期解读 [J/OL]. 中华损伤与修复杂志（电子版），2018，13（1）：64-68.

[57] 姜珊，康琳，刘晓红. 2019 亚洲肌少症诊断及治疗共识解读 [J]. 中华老年医学杂志，2019，39（4）：373-376.

[58] 刘娟，丁清清，周白瑜，等. 中国老年人肌少症诊疗专家共识（2021）[J]. 中华老年医学杂志，2021，40（8）：943-952.

[59] 中国痴呆与认知障碍诊治指南写作组，中国医师协会神经内科医师分会认知障碍疾病专业委员会. 2018 中国痴呆与认知障碍诊治指南（三）：痴呆的认知和功能评估 [J]. 中华医学杂志，2018，98（15）：1125-1129.

[60] 吕晓强，丁福. 老年人口腔健康研究进展 [J]. 中国老年保健医学，2020，18（5）：98-101.

[61] 陈也，王成爽，曾铁英，等. 老年人口腔健康相关生活质量测量工具的研究进展 [J]. 护理学杂志，2019，34（3）：103-106.

[62] 陈可冀，曾尔亢，于普林，等. 中华老年医学 [M]. 南京：江苏凤凰科学技术出版社，2016.

[63] 于普林. 老年医学 [M]. 北京：人民卫生出版社，2019.

[64] 于普林. 老年医学. [M]. 2 版. 北京：人民卫生出版社，2017.

[65] 仝慧娟，李欣，孙晓菲. 沈阳市城乡老年人社会支持现状及其影响因素分析 [J]. 中国老年保健医学，2018，16（2）：21-24.

[66] 胡月. 老年人健康促进的社会支持系统研究 [J]. 产业与科技论坛，2019，18（7）：105，106.

[67] 唐莉，程红梅，雷彬，等. 不同养老模式下老年人社会支持现状 [J]. 中国老年学杂志，2020，3（40）：1328-1331.

[68] 罗玉茹，罗婧，石镁虹，等. 不同养老模式下高龄老人抑郁与生活质量、社会支持的相关性分析 [J]. 护理研究，2019，8（15）：2675-2677.

[69] 刘立珍，李雅，唐凤平，等. 养老机构老年人焦虑抑郁情绪与社会支持的相关性研究 [J]. 全科护理，2019，12（34）：4241，4242.

[70] 王琳琳，臧凝子，王娜娜，等. 生活质量评价研究概况 [J]. 中华中医药杂志，2020，35（4）：2081-2085.

[71] 刘明月，吴善玉. 我国不同养老模式下老年人生活质量研究综述 [J]. 中国老年保健医学，2018，16（2）：74-77.

[72] 吴吉惠，刘明月，李阳. 养老机构老年人生活质量评价指标体系 [J]. 中国老年学杂志，2019，39（24）：6142-6145.

[73] 张少华，刘建军，郎新庆，等. 两种生活质量量表评估老年人群健康状况的效果及价值 [J]. 国际老年医学杂志，2020，41（4）：259-261，269.

[74] 杨泽，唐振兴，苏志刚，等. 老年健康生活环境的宜居（适老）性评估标准（案）[J]. 中国老年保健医学，2018，16（05）：12-18.

[75] 中国老年医学学会高血压分会，国家老年疾病临床医学研究中心中国老年心血管病防治联盟. 中国老年高血压管理指南 2019 [J]. 中国心血管杂志，2019，24（1）：1-23.

[76] 李世军. 老年心力衰竭流行病学和病理生理学及预后的研究进展 [J]. 中华老年心脑血管病杂志，2021，23（3）：318-320.

[77] Writing Group Members，Mozaffarian D，Benjamin E J，et al. Heart disease and Stroke statistics-2016 update：a report from the American Heart Association [J]. Circulation，2016，133（4）：e38-e360.

［78］ 中华医学会糖尿病学分会．中国 2 型糖尿病防治指南（2020 年版）［J］．中华糖尿病杂志，2021，
　　　13（4）：315-409.

［79］ 国家老年医学中心，中华医学会老年医学分会，中国老年保健协会糖尿病专业委员会．中国老年糖
　　　尿病诊疗指南（2021 年版）［J］．中华老年医学杂志，2021，40（1）：1-33.

［80］ 中国老年医学学会老年内分泌代谢分会，国家老年疾病临床医学研究中心（解放军总医院），中国
　　　老年糖尿病诊疗措施专家共识编写组．中国老年 2 型糖尿病诊疗措施专家共识（2018 年版）［J］．
　　　中华内科杂志，2018，57（9）：626-641.

［81］ 中华医学会呼吸病学分会慢性阻塞性肺疾病学组，中国医师协会呼吸医师分会慢性阻塞性肺疾病工
　　　作委员会，陈荣昌，等．慢性阻塞性肺疾病诊治指南（2021 年修订版）［J］．中华结核和呼吸杂
　　　志，2021，44（3）：170-205.

［82］ 童朝晖．中国老年慢性阻塞性肺疾病临床诊治实践指南［J］．中华结核和呼吸杂志，2020，43
　　　（2）：100-119.

［83］ 尤黎明，吴瑛．内科护理学［M］．6 版．北京：人民卫生出版社，2017.

［84］ 褚娇娇，陈旭娇，严静．亚太老年人衰弱管理临床实践指南解读［J］．中华老年医学杂志，2019，
　　　38（11）：1213-1215.

［85］ 中华医学会肠外肠内营养学分会老年营养支持学组，韦军民，朱明炜．中国老年患者肠外肠内营养
　　　应用指南（2020）［J］．中华老年医学杂志，2020，39（2）：119-132.

［86］ 贺蓓，周新．呼吸系统疾病诊疗基础［M］．北京：中国医药科技出版社，2018.

［87］ 中华医学会肿瘤分会，中华医学会杂志社．中华医学会肿瘤分会肺癌临床诊疗指南（2021 版）
　　　［J］．中华医学杂志，2021，101（23）：1725-1757.

［88］ Sung H，Ferlay J，Siegel R L，et al. Global cancer statistics 2020：GLOBOCAN estimates of inci-
　　　dence and mortality worldwide for 36 cancers in 185 countries［J］．CA Cancer J Clin，2021.

［89］ 赫捷，李霓，陈万青，等．中国肺癌筛查与早诊早治指南［J］．中华肿瘤杂志，2021，43（3）：
　　　243-268.

［90］ 肖佳龙，郑莹．全球肺癌的流行及预防进展［J］中国癌症杂志，2020，30（10）：721-725.

［91］ 郑荣寿，孙可欣，张思维，等．2015 年中国恶性肿瘤流行情况分析［J］．中华肿瘤杂志，2019，41
　　　（1）：19-28.

［92］ 国家卫生健康委脑卒中防治工程委员会．中国脑卒中防治报告 2019［M］．北京：人民卫生出版
　　　社，2020.

［93］ 王亚楠，吴思缈，刘鸣等．中国脑卒中 15 年变化趋势和特点［J］．华西医学，2021，6：36.

［94］ Global Burden of Disease Collaborative Network. Global burden ofdisease study 2019（GBD 2019）re-
　　　sults.（2020-10-17）［2021-05-07］．http：//ghdx. healthdata. org/gbd-results-tool.

［95］ 中华医学会神经病学分会，中华医学会神经病学分会脑血管病学组．中国急性缺血性脑卒中诊治指
　　　南 2018［J］．中华神经科杂志，2018，51：666-682.

［96］ 张玲，黄娅琴，卢波，等．阿尔兹海默病发病机制及其免疫治疗的研究进展［J］．现代实用医学，
　　　2019，31（2）：147-226.

［97］ Shang-Ti Chen，Clare Stevinson，Tian Tian，et al. Accelerometer-measured daily steps and subjec-
　　　tive cognitive ability in older adults：A two-year follow-up study［J］．Experimental Gerontology，
　　　2020：133.

［98］ 王英全，梁景宏，贾瑞霞，等．2020-2050 年中国阿尔茨海默病患病情况预测研究［J］．阿尔茨海
　　　默病及相关病，2019，2（1）：289-298.

[99] Jack C R J，Bennett D A，Blennow K，et al. NIA-AA Research Framework：Toward a biological def inition of Alzheimer's disease [J]. Alzheimers Dement, 2018，14（4）：535-562.

[100] 张辉，王运良. 帕金森病的发病机制及治疗进展 [J]. 中国实用神经疾病杂志，2021，24（15）：1371-1380.

[101] 何月月，刘思雨，尹安春，等. 帕金森病老人姑息照护的研究进展 [J]. 中华护理杂志，2020，55（5）：786-790.

[102] David T D，Peter J. Parkinson disease：from pathology to molecular disease mechanisms [J]. Free Radical Biology and Medicine，2013，62：132-144.

[103] 梁建庆. 帕金森病的发病机制、诊断标准及治疗策略 [J]. 解放军医学杂志，2018，43（8）：631-635.

[104] 焦倩，姜宏. 帕金森病病因与发病机制研究现状及其诊治意义 [J]. 青岛大学学报（医版），2021，57（2）：159-162.

[105] 任红丹，闫咏梅，周粉峰，等. 帕金森病运动并发症的影响因素及预防研究进展 [J]. 预防医学，2021，33（4）：364-368.

[106] 刘庆华，何金，王萌. 康复运动训练对帕金森病老人肢体功能及生活自理能力的影响 [J]. 齐鲁护理杂志，2021，27（11）：150-152.

[107] 李儒军，林剑浩. 骨关节炎流行病学的研究进展 [J]. 中国临床医生，2018，38（7）：6-10.

[108] 中华医学会骨科分会关节外科学组，吴阶平医学基金会骨科学专家委员会. 膝骨关节炎阶段治疗专家共识（2018年版）[J]. 中华关节外科杂志，2019，13（1）：124-129.

[109] 张文艳，金莹. 规范化约束管理在社区老年住院老人中的应用 [J]. 湖南中医药大学学报，2018，4（1）：986,987.

[110] 陈萍萍，金宗兰，陈梅霞，等. 老年综合评估模式在老年前列腺增生病人衰弱管理中的应用 [J]. 实用老年医学，2020（4）：394-397.

[111] 李文霞，沈燕. 居家老年前列腺增生患者排尿困难自我管理体验的质性研究 [J]. 中华现代护理杂志，2019（9）：1109-1112.

[112] 赵颂贤，强万敏，马雪玲，等. 直肠癌患者在携带预防性回肠造口期间症状体验的质性研究 [J]. 中国护理管理，2021，21（08）：1174-1178.

[113] 杨国艺，王泠，李硕. 结直肠癌造口病人心理弹性研究进展 [J]. 护理研究，2020，34（12）：2175-2178.

[114] 云红，张怡，郑薇等. 预防性回肠造口术后粪水性皮炎的危险因素及护理对策 [J]. 中华结直肠疾病电子杂志，2019，8（4）：413-416.

[115] 葛均波，徐永健，王辰. 内科学 [M]. 9版. 北京：人民卫生出版社，2018.

[116] 中国医师协会肾脏内科医师分会，中国中西医结合学会肾脏疾病专业委员会营养治疗指南专家协作组. 中国慢性肾脏病营养治疗临床实践指南（2021版）[J]. 中华医学杂志，2021，101（08）：539-559.

[117] 中华医学会肾脏病学分会专家组. 中国慢性肾脏病老人血钾管理实践专家共识 [J]. 中华肾脏病杂志，2020，36（10）：781-792.

[118] 刘莉，吕继成. 非透析慢性肾脏病老人的贫血管理 [J]. 中国实用内科杂志，2020，40（11）：895-898.

[119] 老年综合评估室设置标准编写专家组. 老年综合评估室设置推荐标准 [J]. 中华老年病研究电子杂志，2021，8（3）：1-3.